1人で**イチ**から始めたい先生のための

訪問診療
マネジメントガイド

医療法人みどり訪問クリニック 理事長
編著 **姜 琪鎬**

日本医事新報社

謹 告

本書に記載されている事項に関しては，発行時点における最新の情報に基づき，正確を期するよう，著者・出版社は最善の努力を払っております。しかし，医学・医療は日進月歩であり，記載された内容が正確かつ完全であると保証するものではありません。したがって，実際，診断・治療等を行うにあたっては，読者ご自身で細心の注意を払われるようお願いいたします。

本書に記載されている事項が，その後の医学・医療の進歩により本書発行後に変更された場合，その診断法・治療法・医薬品・検査法・疾患への適応等による不測の事故に対して，著者ならびに出版社は，その責を負いかねますのでご了承下さい。

はじめに

　在宅医療の経験のない医師が訪問診療を専門とするクリニックを開業したとする。つまり，院長になるのであるが，どんな仕事が待ち受けているだろうか。図1は訪問診療を専門とするクリニックの院長の仕事を院外と院内に分けたものである。特に力を注がなくてはならない仕事を太枠で囲んだ。

　院外の場合は外部との交渉が仕事であり，それぞれの相手で交渉の仕方が変わってくる。最初のうちはすべて院長が前面に出て交渉を行うことになる。ここで最もクリティカルな交渉相手は，多職種の代表である訪問看護師やケアマネジャーであるが，交渉というよりは患家をともに支える仲間としてのコミュニケーション力が求められる。質のみならず頻度も重要であり，外部の相手の中では最も院長の時間を費やすことになる。

　続いて，院内の太枠で囲んだ仕事を見ていく。

　往診：医師が院長だけである限り，院長が昼夜・週末を問わず対応しなくてはならない。慣れようが慣れまいが，突発的な業務なので心身ともに負担は大きい。

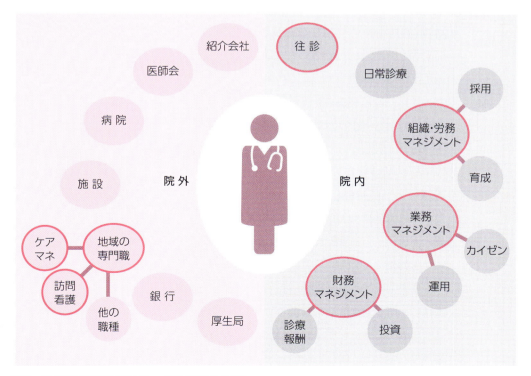

図1　訪問診療専門クリニックの院長の仕事

組織・労務マネジメント：事務職でもアシスタント職でも，最初は院長が募集から面接まですべてを行うことになる。採用後は，業務を遂行できるような育成が必要で，これも院長の仕事である。また，職員がモチベーションを落とさぬよう院長が絶えず気を配らなくてはならない。

　業務マネジメント：訪問診療は外来診療の業務の流れとはまったく違うので，これまでの経験はあまり役立たないことが多い。訪問を重ねる度に段取りに不具合が見つかるので，常に改善が必要である。院長が率先して改善していかない限り，成果は出にくい。

　財務マネジメント：在宅医療の診療報酬は外来の診療報酬とはまったく違う体系に基づいている。おまけに介護報酬の知識も必要になってくる。医療事務経験者でも，在宅の診療報酬の詳細を知っている者は極めて少ないので，結局，事務任せにできず，自身も一緒に学ぶことになる。また，収益が出た段階で次の投資も必要になってくるが，院長自身が費用対効果を算出して意思決定しなくてはならない。

　なお，この図では日常の訪問診療にはあえて触れなかった。在宅医療の未経験者であれば，診療をしながら必要なスキルを学ばなくてはならない。実は横断的かつ奥行きの深い領域であるので，在宅医療の臨床に必要なスキルは9章を参考にしてほしい。

　このように，院長の仕事は多岐にわたり，常に多忙を極める。ここで院内の仕事の組織・労務マネジメント，業務マネジメント，財務マネジメントに注目して欲しい。この“マネジメント”という仕事こそが，院長になって初めて経験し，悩まされることになるのだ。それはなぜかを解説したい。

突然，院長になる悲劇（図2）

　医師が経営をうまくできない理由は2つある。1つは準備期がないままマネジメントをしなくてはならないこと，もう1つは院長が“マネージングプレイヤー”になってしまうことだ。

1）マネジメントを準備できなかったこと

　医療の外の世界を見れば，係長や課長補佐など，マネジメントの入門編のような役職がある。この時期に，部下の育成や業務評価などのマネジメントの一部を任されることが，一人前のマネージャーになる準備として役立つと言える。

　そもそも，医師の所属意識の優先順位は大学の医局が高いため，現在勤務している病院への所属意識が薄くなりがちである。仮にマネジメントを経験する機会を与えられても我が事として身が入るものではない。さらにはマネジメントは事務職がやる面倒な雑務だという認識も強いので，学ぼうとする動機も弱いのだ。

　だから，開業を思いついても，マネジメントに関してはできるなら誰か，大抵は

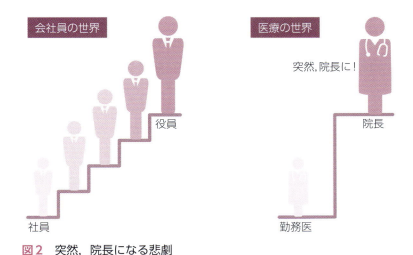

図2　突然,院長になる悲劇

医業経営コンサルタントか,自院の看護師に丸投げして,自身は診療だけに専念したいのだろう。

　面倒なマネジメントとはできるだけ距離を置きたい。しかし,院長になってしまうとそんなわけにはいかない。院長になった途端に,どのようにスタッフを育成すればよいかがわからないまま,財務,マーケティング,業務,組織,労務などのマネジメントに取り組まざるを得ないのだ。財務,マーケティングあたりは,高額なフィーを支払えば,顧問税理士や医業経営コンサルタントに丸投げも可能だろう。しかし,業務の設計および効率化に関しては,在宅医療の場合あまりにも進化が著しく,ノウハウを持っている医業経営コンサルタントは,日本中探しても五指にも満たないのが現状である。最も難関である組織や労務マネジメントに関して言えば,労務契約などの管理的側面では社会保険労務士が助言可能だろう。また,医業経営コンサルタントはあるべき姿についても助言可能だろう。しかし,実行するのは院長自身である。丸投げしようにも,実務を担ってくれる人物は院内には存在しない。

　特に,最もハードルの高い組織マネジメントと正面から向き合うことを避けていれば様々な弊害が起こる。たとえば,スタッフが問題行動を起こし,スタッフにとって耳の痛い話をしなくてはならないとする。病院勤務時代に,精神論や根性論の教育を受けて嫌な思いをしているので,「あんなことはしたくない」と思っているものの,実際にどうすればスタッフが育つかという具体的な方法がわからない。結局,言いたいことがあっても遠慮して口をつぐんでしまう。院長が意を決して言えば真意が上手く伝わらず,逆に相手を怒らせてしまうなどの失態が続くだろう。最悪,院長からのフィードバックをスタッフにまったく拒否されることもあり得る。

2) マネージングプレイヤーであること

　院長は，自身もプレイヤーとして訪問して，収益の担い手にならなくてはいけない。マネジメントという役割を担いつつも，プレイヤーであるということは，プレイングマネジャーというよりも，マネージングプレイヤーということである。つまり，プレイヤーがメインになってしまうのだ。

　診療に追われているうちに1日はあっという間に過ぎてしまうので，スタッフとじっくり向き合う時間がないのも無理はない。余裕がないのである。かくして，マネジメントに関する業務の優先順位はどんどん下がり，院内のどこかに問題があると漠然と感じながらも先送りしがちである。だから，on the job training (OJT)にしても，本来の意味からかけ離れて，「お前ら(O) 自分(J) でやれ，頼るな(T)」状態になってしまう。

マネジメントから逃げることによる負のスパイラル（図3）

　人を育てられないために，最初からできるスタッフに頼りきりになってしまうことが多々ある。その結果，仕事を任せられないスタッフは暇になる一方で，できるスタッフに仕事が集中するようになる。すると，できるスタッフと任せられないスタッフの間の実力格差がどんどんひらいていくので，何年経ってもスタッフは育たず，一部のできるスタッフに頼りきる状況が続いてしまう。しかし，こんな状態が長続きするはずもなく，できるスタッフも長年激務にさらされていれば，体調を崩したり，メンタルに不調をきたす恐れが出てくる。つまり，仕事のできるスタッフほど疲弊してしまうのだ。

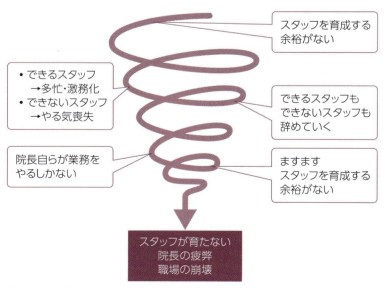

図3　マネジメントから逃げることによる負のスパイラル

一方で，仕事を任せられないスタッフもまた，やりがいのある仕事を任せてもらえないことからモチベーションを喪失し，結果，「こんな職場ではやっていられない」と辞めていってしまう。そうなれば，辞めたスタッフの仕事は他の誰かがやらなくてはならない。直接的にしろ間接的にしろ，院長に業務負担が転嫁される。院長としては，ますます人を育てる時間がなくなり，さらに業務負担が増えるという負のスパイラルに陥ってしまうのだ。

マネジメントの正体

マネジメントの仕事の難しさは，他者を通じて物事を成し遂げなければならない[1]ことに尽きる。プレイヤーだった頃は，自分の力で物事を成し遂げればよかったのに対し，院長というマネジメントをする立場になれば，自分が動くだけでなく，他者も動かさなければならない。

この他者の代表が自院のスタッフであるが，1人ひとり能力も違えば，モチベーションも異なる。キャリアに対する意識も，組織や職場に対するコミットメントもまるで違う。このような人たちに，院長が望むように動いてもらうためには，個々の価値観を理解しながらコミュニケーションの仕方を考えなくてはならない。筆者自身も四十代になってからひしひしと感じていることだが，年齢の離れたスタッフの悩みを理解するのに時間がかかるようになっている。彼らと同じ視点に立つことができず，何に悩んでいるのかわからないこともある。なんとか相手の立場に立って問題解決を支援したいと思っていても，「わからない」と悩む相手の「何をわからないか」が，院長自身にも「わからない」ことはよくあるのだ。

何事も適切な経験を積めば熟達していく。一方で，熟達は，熟達者から「非熟達者であった頃の思いや感覚」を奪っていくものである。熟達者が改めて非熟達者の段階にいる者の立場に立って，彼らの抱えている問題を理解しようとしても，最初に直面する「わからない状態」自体がわからないのだ。そうした堂々巡りの状況に陥るケースは少なくないはずである。

マネジメントはあなただけの課題ではない

スタッフを育成することや動かすことに苦労しているのは，院長だけではない。これは，“あなただけの課題”ではなくて，“クリニックの経営に携わる全員が直面している課題”なのだ。そして，それらは“あなた”が特に悪いわけではなく，マネジメントを軽んじてきた医療界において構造的に生み出されてしまったものなのだ。

しかし，院長となってしまった以上，もはや，マネジメントから逃げるわけにはいかない。時代のせい，環境のせいにしていても何ら問題は解決しない。腹をくくって，マネジメントと向き合うしかないのだ。

院長は，動かなくてはならない。

院長は，動くことで，成果を残さなければならない。

　先述したように，マネジメントとは，他者を通じて物事を成し遂げる技術である。本書では，院長である筆者自身の経験と，その経験から得た教訓をまとめた。いわば，経営のヒント集のようなものである。だからこのヒント集で，在宅医療のクリニック経営における"真っ当なマネジメント"のコツをつかんで頂ければと思う。院長の身体は1つなのだから，皆に支えてもらうしかない。また，筆者だけでなく，在宅医療の経営において卓越した成果を出されている院長，事務長，コンサルタントの方々にも，珠玉の知見を披露していただいている。

　在宅医療のアウトプットは，患者さんとご家族の安心と納得感にどれだけ寄与できるかである。だから，我々の仕事には創造性や思いやりが求められる。そのためにも，ともに働く仲間たちにいきいきと自律的に動いてもらうことが必要条件となる。本書で紹介したヒントを参考にして，賢い経営を実践して頂き，明日の在宅医療がより良くなれば幸いである。

文献

1) Koontz H, et al：Principles of management：An analysis of managerial functions. 5th Revised. (McGraw-Hill series in management). McGraw-Hill, 1972.

2019年9月　　**姜　琪鎬**

編著者

姜　琪鎬　医療法人みどり訪問クリニック 理事長

執筆者 (執筆順)　　　　　　　　　　　　　　　　　　　　執筆項目

市橋亮一　医療法人かがやき 総合在宅医療クリニック 理事長　　1-3-2, 2-1-2, 2-3-1, 2-6, 4-3, 5-1, 5-2-2

島田菜々絵　株式会社まる 取締役　　　　　　　　　　　　　2-7

鎌形忠史　株式会社まる 代表取締役　　　　　　　　　　　　2-7

守屋文貴　株式会社アクリート・ワークス 代表取締役/医師　　7-2

木原信吾　医療法人ゆうの森 専務理事　　　　　　　　　　　7-6

遠矢純一郎　医療法人社団プラタナス 桜新町アーバンクリニック 院長　　7-7

堀田　豊　医療法人みどり訪問クリニック 事務長　　　　　　8-1

鈴木愛子　医療法人みどり訪問クリニック 看護師　　　　　　8-2

● 目 次 ●

1章 在宅医療クリニック開業とは

1 訪問診療という "商い" ……………………………………… 2

2 時期ごとに考えるべきこと ………………………………… 12

3 院長が身につけておくべきスキル
- ① マネジメント能力 ……………………………………… 25
- ② リーダーシップ ………………………………………… 28
- ③ リーダーシップとマネジメントの違い …………………… 32

2章 医師などの人材確保

1 医師リクルーティング
- ① グループ診療をめざすためのマジックナンバー4 ……… 36
- ② リクルーティング活動の前に …………………………… 47
- ③ 採用マーケティング ……………………………………… 52

2 医師確保（1年以内）……………………………………… 61

3 医師確保（2年目以降）
- ① リクルーティング活動〜同行研修 ……………………… 73
- ② 自院と合わない場合 ……………………………………… 76

4 医師定着のポイント：
常勤医師に継続的に働いてもらうために ………………… 81

5 医師以外の人材確保 ……………………………………… 84

6 地域連携の重要性 ………………………………………… 94

7 採用におけるwebの活用 ………………………………… 99

3章 開業前の準備（オフィス・モノ）

1 オフィス 108

2 モノ：すべてのモノは消耗品である

　[1] 総論 112

　[2] 各論 119

4章 マーケティング

1 マーケティングとは 158

2 マーケティングフレームワーク 162

3 開業後のマーケティング 170

5章 業務マネジメント

1 開業前 176

2 開業後

　[1] 紹介時・インテイク・初回訪問時・往診時 187

　[2] 日・週・月単位での平準化 194

3 開業後に発生する問題 197

6章 財務マネジメント

1 開業前：知っておいたほうがよい会計知識 220

2 開業後の財務 235

7章 組織マネジメント

1 組織マネジメント概説 246

2 組織力をどのように高めていくか：3Sと4S 261

3 育成の方法：めざすべきは離職率が低い自律的な組織

.... 270

4 フィードバックの仕方 279

5 エンゲージメント 288

6 事務長学 296

7 「チーム全体」で考える働き方 301

8章 労務マネジメント

1 労務管理のポイント 308

2 残業ゼロへの取り組み 312

9章 マネジメントの推薦書

書籍から学ぶ，院長が身につけておくべきスキル 320

あとがき 337

索 引 340

1章 在宅医療クリニック開業とは

1章 在宅医療クリニック開業とは

1 訪問診療という "商い"

1 理想の在宅医療実現のためには

　いきなり "商い" という言葉を用いると医療人は嫌悪感を示されるかもしれない。おそらく「商い＝金儲け」を想起してしまい，金儲けを究極の目標と捉えてしまうからだろう。しかし，得られるお金は真っ当な診療をしたからこその報酬であり，そのお金は理想の在宅医療を実現するための手段にすぎない。

　"商い" の経営哲学として，近江商人の「三方よし」が広く知られている。「商売において売り手と買い手が満足するのは当然のこと，社会に貢献できてこそ良い商売と言える」という考え方である。「売り手によし，買い手によし，世間によし」を示す「三方よし」という表現は，近江商人の経営理念を表現するために後世につくられたものであるが，医療人にも適応できるのではないだろうか。つまり，「医療者・介護者によし，患者・家族によし，地域によし」の精神である。

　そういう意味で，真っ当な訪問診療の結果として収益を得，その利益を組織の成長に投資して地域によしとなるのである。そこであえて訪問診療を "商い" という側面から考察したい。

　まずは，外来診療と訪問診療の "商い" の違いを理解したい。

2 将来の患者数と開業数の推移

1）外来の利用需給のトレンド

　1日の外来利用者数は2025年まで増加する。しかし，ピークはそこまでで，以降は，5～9万人／日のペースで減少していく。2050年に入る頃には，ピーク時と比較して1割弱の利用者が減ずることになる。1割弱の減少にとどまるのは，総人口の減少以上に，医療機関需要の高い高齢者の大幅増加によるものだ。むしろ，外来診療で深刻なのは競争の激化だろう。診療所医師数は2011年と比較して，2050年には約1.4倍になるのだ。単純に，1日の外来利用者数を診療所医師数で割って，診療所医師1人1日当たりの利用者数とすると，2050年には3割以上の減少となる。つまり，縮小する外来患者のパイをより多くの医師で取り合うのが，将来のイメージである（**図1**）[1]。

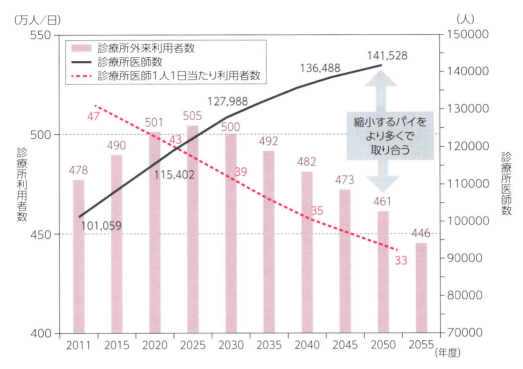

図1 診療所の外来利用者数の将来推計　　　　　　　　　　　（文献1をもとに作成）

2）訪問診療の利用需給のトレンド

　一方で，訪問診療のニーズは，仮に要介護3以上のサービス受給者を訪問診療の潜在的な対象とするならば，2015年から2060年までで1.9倍の増加が見込まれているので，訪問患者のパイは拡大することが推察される。

　それでは，増大する需要に対して，供給する側の在宅療養支援診療所の現状であるが，2010年の12,487件から2014年の14,662件までは順調に増えていた。しかし以降は減少しており，2018年は13,696件で，ピーク時と比べて約1,000件も減ってきている。しかも，全在宅療養支援診療所の47％は看取り実績がない。つまり，本来の訪問診療に求められる要件を満たしている医療機関はいまだに少ないのだ。そのため，看取りまでをきちんと完結できる在宅療養支援診療所は，その活動実績だけで競争力があると考えてよい。将来的には"多死の時代"は必然であるので，看取りを着実にこなせる真っ当な在宅療養支援診療所にとっては需要の心配は不要であろう。

3）収益モデル

　収益モデルを単純化すると，外来診療はフローモデルであり，訪問診療はストックモデルと言える。フローモデルとは，季節・天候などにより患者数が増減するモデルである。ストックモデルとは，死亡・入院などの脱落がない限りは，患者数が蓄積していくモデルである。ストックモデルのメリットは，訪問予定を工夫すれば，フローモデルと

比べて1日の労務負荷を平準化しやすく，計画的にスタッフの増員が可能な点である。結果的に人件費のコントロールもしやすい。

4）都市部と都市部以外の違い

都市部とその近郊は，医療以外の他職種による訪問サービスや医療対応が可能な入所施設の参入が活発であり，多職種連携は構築しやすい。しかし，都市部以外はそれほど充実しておらず，参入が活発でない場合には自院で在宅医療を補完する他職種のサービスを立ち上げて経営するしかない。多職種のサービスを自院で揃える自己完結型の経営は，一貫性を持って，自院の理念に基づいたケアができる反面，院長の管理スパンも広げざるをえず，マネジメントの負担は少なくないと思われる。本書では取り上げないが，もう一段高いマネジメントの視点が必要になってくる。

5）訪問診療のエリア選定

外来診療の場合，集患を左右する要素としては，4割が「立地」である。地域の患者にとって利便性の高い場所であることが大切なのだ。郊外ならば，比較的交通量の多い道路沿いで，目立つ立地というのが，外来診療成功の必要条件だろう。しかし，訪問診療の場合，特に目立つ場所にある必要はない。外来診療とは求める要件がまったく違うのだ。たとえば，外来の診療圏と比べて，訪問の場合，半径16km以内が診療圏となるので，自由度が高いのである。訪問診療のクリニックでエリア選定に当たり，求める要件は3つある。

①競合

とにかく，「強い競合に近づかないようにする」ことである。特に，既に居宅患者100名以上，看取りも年間で20名以上のクリニックが車で15分以内に存在するエリアは避けたほうがよい。居宅患者が100名以上の診療所は，そのエリアにおいて多職種連携がかなり強固になっている可能性が高い。つまり，参入障壁が高いのだ。また，看取りも年間20名以上の場合は，在宅医としての責務も果たしていると考えてよいので，地域住民からの信頼も厚いはずである。競合に挑むためには，後述するが，マーケティングプロセスにおける，自院の"認知度"を上げ，専門職からの"試行"を促す活動が重要となる。しかし，それさえも，既存の訪問診療のクリニックが，地域の専門職との関係に何らかの問題があることが前提になる。前述したような強い競合の場合，専門職側に大きな不満はないはずなので，あえて冒険をして新規参入のクリニックへスイッチすることはしないだろう。もう1つ難しい点は先発の強い競合を意識しすぎることにより院長自身に余裕がなくなることである。姑息的な施策に終始し，本来，腰を据えて取り組むべき活動がおろそかになることもありうるのだ。やはり強い競合とは距離を置き，雑音の少ないエリアでの開業が好ましい。

ただし，規模は大きくても，施設患者の比率が7割を超えるクリニックは，エリアを拡大するあまり地域の専門職との関係が希薄であったりするので，専門職が不満を持って

いることはありうる。その場合は，訪問看護ステーションやケアマネジャー側の"試行"のハードルが低くなる可能性があるので，まずはテスト的に"御用聞き"活動をしてから参入の可否を決めてもよいだろう。

②駐車場

　駐車場はクリニックから近隣に確保できるエリアを探したい。可能であればクリニックの前が好ましい。これは往診車のためのスペースである。クリニックの入口に近いほど使用物品の運搬効率は上がり，雨天や炎天下での運搬のストレスも下がる。1台のみではすぐに窮屈になるので，3台分は確保しておきたい。また，オフィスが1階であれば問題ないが，オフィスを2階以上に構えるのであれば，日々の物品の運搬を考えるとエレベーターが必須である。階段での重量物の運搬はスタッフの身体負荷が増すし，事故に繋がる恐れがあり，避けるべきであろう。

　都市の中心部では，駐車場の確保が難しかったり，駐車場の賃料がオフィスの家賃より高くなったりすることがあるので，注意が必要である。駐車場とオフィスの距離は日々の業務の効率性に大きく影響を与える。駐車場の不足が将来のクリニックの成長を妨げる因子になりうるので，気をつけておきたい。

③人材の泉

　人材の泉の"人材"とは，医師のことである。クリニックを立ち上げて誠実な診療を行えば，患者数も増えていく。居宅患者数が60名を超えるあたりから，医師が院長1名だけではかなりきついと感じるようになる。なぜなら，院長は診療のみならずクリニックの経営に費やす時間も増えてくるからである。供給力を補完する方策として，紹介会社から医師を紹介してもらうのも1つの手段だが，近隣に医師が多数従事している病院があれば，その病院もしくは医局と交渉して，非常勤医師を紹介してもらうほうがよい。

　特に大学病院は，大半の若手医師が近隣の医療機関に非常勤医師として出向していることが多い。医局と交渉してみる価値は十分にある。その際に，単にアルバイト先という話を持ちかけるよりも，「若手医師が訪問診療を学べる場」であることをアピールしたほうがよいだろう。居宅患者中心で，末期がんの看取りまで完遂できるクリニックは，研修の場としても意義があるのだ。当院の場合，近隣の大学病院の医局から紹介された若手医師から，大変勉強になると評価してもらい，常勤に移行したケースもある。

3　ゲームのルールを理解する

1）診療報酬改定＝ゲームのルール変更

　施設の訪問診療の患者紹介ビジネスが問題視されて，2014年度の診療報酬改定から，施設系の訪問診療に対する締めつけが厳しくなってきた。2016年度には施設系のみな

らず，訪問診療全体にも様々な条件がつくようになってきた。

　2016年度診療報酬改定から，訪問診療を専門とする在宅専門診療所の新規開設が認められた。「直近1カ月の在宅および外来患者の合計数に占める在宅患者割合が95％以上の診療所」が在宅専門診療所とみなされる。これまでは，訪問診療専門での開業が認められていなかったため，訪問診療専門でも新規開業ができる緩和策に思われるが，実は開設要件（**表1**）と施設基準（**表2**，**3**）が設定されている。特に施設基準は，開設初期の段階のクリニックにとってはかなり厳しい。

　この施設基準をクリアできない在宅専門診療所は，在宅時医学総合管理料・施設入居時等医学総合管理料の点数が，在宅療養支援診療所（在支診）（後述）の届出をしていたとしても，在支診の届出なしの点数まで引き下げられてしまう（**図2**）。2018年度の診療報酬においても施設基準は存続している。

　施設基準のポイントを解説したい。全患者数に占める訪問患者数の割合が95％以上の場合，在宅専門診療所として下記の実績を満たすことが求められる。

　①1年に5箇所以上の医療機関からの新規患者紹介実績

　②看取り実績が年20件以上，または15歳未満の超・準超重症児の患者が10人以上

　③「在総管・施設総管の件数」に占める「施設総管」が70％以下

　④「在総管・施設総管の件数」に占める「要介護3の患者＋重症患者」の割合が50％以上

　この実績を満たさない場合は一般の在宅専門診療所とみなされ，診療報酬が減額されることになる。特に，③を式として表すと，

　　施設入居時等医学総合管理料数÷（在宅時等医学総合管理料数＋施設入居時等医学総合管理料数）≦0.7

となる。施設訪問の比率を7割以下に抑制せよということだが，今後さらに抑制に傾く

表1　在宅専門診療所の開設要件

- 無床診療所
- 在宅医療を提供する地域をあらかじめ規定し，その範囲（対象とする行政区域や住所など）を周知する
- 在宅医療を提供する地域の患者から往診や訪問診療を求められた場合，医学的に正当な理由などなく断ってはならない
- 在宅医療を提供する地域内に協力医療機関を2箇所以上確保するか，地域医師会から協力の同意を得る
- 地域内で在宅医療を提供し，在宅医療の導入にかかる相談に随時応じていること，医療機関の連絡先などを広く周知する
- 診療所の名称・診療科目などを公道などから容易に確認できるよう明示した上で，通常診療に応需する時間にわたり，診療所で患者や家族などからの相談に応じる設備・人員などの体制を備える
- 緊急時を含め，随時連絡に応じる体制を整える

表2　在宅専門診療所が在支診を届け出る場合の施設基準

① 直近1年間に5箇所以上の病院または診療所から，文書による紹介を受けて訪問診療を開始
② 過去1年間の在宅看取りの実績20件以上または15歳未満の超・準超重症児に対する在宅医療の実績（3回以上の定期的な訪問診療を実施し，在宅時医学総合管理料または施設入居時等医学総合管理料を算定している場合に限る）10件以上
③ 直近1カ月に在総管・施設総管を算定した患者のうち，施設総管を算定した患者の割合が7割以下
④ 直近1カ月に在総管・施設総管を算定した患者のうち，要介護3以上または特掲診療料の施設基準等別表第8の2に該当する患者（表3）の割合が5割以上

表3　在総管・施設総管における「厚生労働大臣が定める状態」（特掲診療料の施設基準等別表第8の2）

以下の疾患に罹患している患者
・末期の悪性腫瘍　・指定難病　・脊髄損傷　・スモン ・後天性免疫不全症候群　・真皮を越える褥瘡

以下に掲げる状態の患者
・在宅自己連続携行式腹膜灌流を行っている状態 ・在宅血液透析を行っている状態 ・在宅酸素療法を行っている状態 ・在宅中心静脈栄養法を行っている状態 ・在宅成分栄養経管栄養法を行っている状態 ・在宅自己導尿を行っている状態 ・在宅人工呼吸を行っている状態 ・植込型脳・脊髄刺激装置による疼痛管理を行っている状態 ・肺高血圧症であって，プロスタグランジンI_2製剤を投与されている状態 ・気管切開を行っている状態 ・気管カニューレを使用している状態 ・ドレーンチューブまたは留置カテーテルを使用している状態 ・人工肛門または人工膀胱を設置している状態

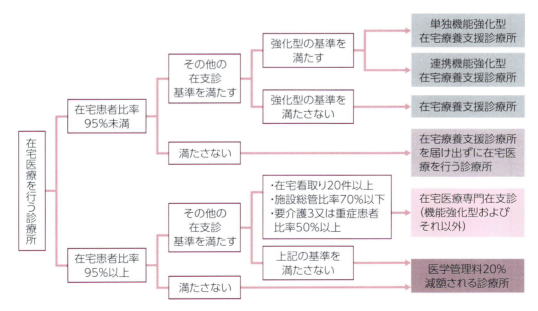

図2　在宅医療を行う診療所の分類　（2016年3月4日厚生労働省告示第52号をもとに作成）

可能性が高い。その場合，外来患者の割合を増やして，施設基準における4つの実績が課されないような回避策で対応するが，いずれは，外来患者の割合は上げられることになるだろう。同様の改定がくり返されるたびに姑息的な回避策に走っているようでは，自院の安定した成長は望めないのである。

　我々はゲームのルールはつくれないのだ。ゲームのルールの背景を理解するのはもちろんだが，「我々が退場を強いられるようなら，在宅医療自体が終わりになる」ぐらいの覚悟を持った，骨太な戦略を貫くことが必要だろう。2018年度の診療報酬改定でも，一見するとゲームのルールが厳しくなってきているように見えるが，実は，訪問診療に真摯に取り組んでいれば，決して高いハードルではない。

　我々がすべきことは，地域のゲームメーカーになることである。地域のゲームメーカーとは，「訪問診療と言えば，XXXXクリニック！」と地域の専門職や病院に一番に想起してもらう頼りがいのある存在である。

2）ゲームメーカーになるメリット

　ゲームメーカーになることにより，以下①～③のメリットがある。

①競合の参入障壁

　新規参入を考えている医療機関にとって，その地域の専門職へのヒアリングを通して市場調査をするはずである。地域に強く根づいている競合の存在がわかれば，そのエリアでの開業を躊躇する。つまり，強い医療機関と競うことは避けたくなるものである。

②集患

　競合の存在が乏しければ，ケアマネジャーや訪問看護師に代表される地域の専門職から自院への“紹介”率は高まると考えてよいだろう。

③スタッフ確保

　成長に伴い人員増を迫られることは必至である。なるべくなら，地域からスタッフを雇用したいところである。地域での評判がよければ口コミで伝わりやすく，スタッフの確保がしやすくなる。

　地域のゲームメーカーになるためには，地域の専門職の意識下に自院の“信頼残高”を増やす必要がある。“信頼残高”は，約束を守る，礼儀正しく振る舞う，地域の期待に応えるといった当たり前レベルの行動を繰り返すことによって増えていくものであるが，急に増えるものではない。年単位で成果がやっと見えてくると言ってよい。だからこそ，医師のみならず，院内スタッフが一丸となって，粘り強く残高増加に寄与する行動を継続する必要があるのだ。

4 在宅療養支援診療所（在支診）とは

1）在支診の類型

在宅療養支援診療所（在支診）は，医科点数に規定されている特掲診療料の施設基準で定められ分類されている（**表4**）。まず第一に在支診には，在宅で療養する患者等の連絡を24時間受け付け，求めに応じて往診・訪問看護を提供または手配できる体制を整備することが求められている。

また，医療機関の体制や実績によって，①機能強化型（単独型），②機能強化型（連携型），③機能強化型以外，の3つの類型が設定されており，共通の施設基準と類型別の基準がある。

2）在宅療養支援診療所に求められる体制

在支診の類型ごとの基準を示す（**表5**）。機能強化型とそれ以外にわかれ，さらに機能強化型は単独型と連携型にわかれる。連携型は，連携している医療機関全体での実績クリアと，それぞれの医療機関で設定されている実績のクリアが必要になってくる。

なお，在宅看取りに関しては，一定の条件を満たせば，病院等に入院し死亡した場合もカウントできるようになっている。

表4　在宅療養支援診療所（在支診）

- 在宅で療養する患者等の連絡を24時間受け付け，求めに応じて往診，訪問看護を提供または手配できる体制の整備を行い厚生局に届け出た医療機関
- 在宅を担当する医師数や看取りの実績等により，①**機能強化型（単独型）**，②**機能強化型（連携型）**，③**機能強化型以外**の3つの類型で区分
- 2016年に在宅専門の施設基準が追加，2018年に看取り実績の要件が緩和

在宅療養支援診療所に求められる体制等（①～③の類型ごと共通）

- 診療所である
- 当該診療所において，**24時間連絡を受ける保険医又は看護職員をあらかじめ指定**し，連絡先を文書で患家に提供している
- 当該診療所において，又は別の医療機関の保険医との連携により，患家の求めに応じて，**24時間往診が可能な体制**を確保し，**往診担当医の氏名，担当日等を文書により患家に提供**している
- 当該診療所において，又は医療機関若しくは訪問看護ステーションとの連携により，患家の求めに応じて，当該診療所の保険医の指示に基づき，**24時間訪問看護が可能な体制**を確保し，**訪問看護の担当者の氏名，担当日等を文書により患家に提供**している
- 当該診療所において，又は別の医療機関との連携により，**緊急時に在宅での療養を行っている患者が入院できる病床を常に確保**し，受入医療機関の名称等を予め地方厚生局長に届け出ている
- 連携する医療機関又は訪問看護ステーションにおいて緊急時に円滑な対応ができるよう，予め患家の同意を得て，その療養等に必要な情報を文書（電子媒体含む）で医療機関又は訪問看護ステーションに提供できる体制をとっている
- 患者に関する診療記録管理を行うにつき必要な体制が整備されている
- 当該地域において，他の保健医療サービス及び福祉サービスとの連携調整を担当する者と連携している
- **年1回，在宅看取り数等を地方厚生局長に報告**している

表5 在宅療養支援診療所に求められる体制等

①機能強化型（単独型）「別添1の第9の1の(1)」
「各類型共通」の体制等に加えて，下記の要件を自院のみで満たす
• 在宅担当常勤医師**3名**以上 • 過去1年間，緊急往診等実績**10件**以上 • 過去1年間，在宅看取り実績又は15歳未満の（準）超重症児の在宅医療の実績**4件**以上
②機能強化型（連携型）「別添1の第9の1の(2)」
複数の医療機関が連携して，①機能強化型（単独型）及び下記の要件を満たす
• 連携する各医療機関が単独で過去1年間，緊急往診等**4件**以上 • 連携する各医療機関が単独で過去1年間，在宅看取り実績又は15歳未満の（準）超重症児の在宅医療の実績**2件**以上 • 患者からの緊急時連絡先の一元化 • 患者の診療情報の共有を図るため，連携医療機関間で月1回以上の定期的なカンファレンスを実施 • 連携する医療機関数は自院含め**10未満**，連携先全てが在支診・在支病を想定 • 病院が連携に入る場合は200床未満病院のみ
③機能強化型以外「別添1の第9の1の(3)」
「類型ごと共通」の体制等を満たす

〈在宅看取りの実績〉
あらかじめ聴取した患者・家族の意向に基づき，受入医療機関で7日以内の入院を経て死亡した患者に対し，当該診療所が，当該入院日を含む直近6カ月間において訪問診療を実施していた場合（当該医療機関が，在宅患者訪問診療料（Ⅰ）の「1」，在宅患者訪問診療料（Ⅱ）の「イ」又は在宅がん医療総合診療料を算定している場合に限る）も，在宅における看取りの実績に含めることができる。

表6 在宅専門に該当の場合の追加実績要件

在宅専門	外来・在宅患者数に占める在宅患者数が**95%**以上（直近1カ月）
在宅専門診療所として新規に開設した診療所だけでなく，既開設の場合も実績次第で対象になりうる	

在宅専門に該当する場合
通常の在宅療養支援診療所の施設基準 ＋ 〈直近1年間の実績〉 ①**5軒**以上の医療機関から，文書による患者紹介を受けて訪問診療を開始 ②看取り**20件**以上，又は15歳未満の（準）超重症児の医学管理**10件**以上 〈直近1カ月の実績〉 ③在医総管・施設総管の患者数に占める施設総管の患者数が**70%**以下 ④在医総管・施設総管の患者数に占める要介護3以上又は重症者*の数が**50%**以上 ＊：在総管・施設総管における「厚生労働大臣が定める状態」（**表3**）

〈①〜④を満たさない場合〉
在宅療養支援診療所ではなくなるだけでなく，在宅時医学総合管理料（在医総管）と施設入居時等医学総合管理料（施設総管）は，在支診以外の区分の点数の80%で算定

表7 在宅療養支援診療所等の届出に必要な書類様式

届出書類様式	機能強化型		機能強化型以外
	単独型	連携型	
① 特掲診療料の施設基準に係る届出書（別添2）	○	○	○
② 在宅療養支援診療所の施設基準に係る届出書添付書類（別添2の様式11）	○	○	○
在宅療養支援診療所，在宅療養支援病院に係る報告書（新規・7月報告）（別添2の様式11の3）	○	○	
在宅支援連携体制に係る報告書（新規・7月報告）（別添2の様式11の4）		○	

届出書類様式	在宅緩和ケア充実診療所・病院加算	在宅療養実績加算
① 特掲診療料の施設基準に係る届出書（別添2）	○	○
② 在宅療養支援診療所の施設基準に係る届出書添付書類（別添2の様式11）	○	○
在宅療養支援診療所，在宅療養支援病院に係る報告書（新規・7月報告）（別添2の様式11の3）	○	
③ 在宅療養実績加算に係る報告書（新規・7月報告）（別添2の様式11の5）		○

3）在宅専門に該当する場合における追加実績要件

2016年に新設された在宅専門に該当する場合の，在宅療養支援診療所の施設基準を示す（**表6**）。在宅専門で新規開業した場合だけでなく，既に開業している診療所も対象となりうる。

1カ月の実績をみて，往診または訪問診療を実施した割合が95％以上であった場合は，診療報酬上の「在宅専門」となる。その場合は，さらに①～④にある基準を満たすことが求められ，そうでない場合は，在医総管，施設総管の点数を80％で算定する必要がある。

4）在宅療養支援診療所等の届出に必要な書類様式

在宅療養支援診療所の施設基準は，地方厚生局（都府県事務所）へ定められた様式を用いて届出を行う（**表7**）。届出様式は，各地方厚生局のホームページからダウンロード可能となっている。

文 献

1) 辻　哲夫：かかりつけ医と在宅医療の推進. 2012.

（姜　琪鎬）

1章 在宅医療クリニック開業とは

2 時期ごとに考えるべきこと

訪問診療を専門とする開業を決意した場合，何から着手すればよいのだろうか。本項では開業前から開業後3年程度までに達成すべきことを概観するとともに，そのために必要な経営資源の選択と集中について解説する。

1 開業前

クリニック開業の指南書はたくさんあるが，外来クリニック開業のための本がほとんどである。訪問診療の開業を指南した本は，永井康徳先生の「在宅医療をはじめよう！」（南山堂），新城拓也先生の「超・開業力 在宅医療・クリニック経営の新常識と新城式」（金原出版），株式会社メディヴァの「在宅医療 経営・実践テキスト」など，数えるほどしかない。そこで少なくとも開業前に行っておくべきことを順に説明したい。

まず，コストと売り上げについて把握しておく。コストは，開業までに必要な費用（初期投資）と，毎月の運転に必要な費用（運転資金）にわけられる（**表1**）。

1 初期投資

1）流用によるコストダウン

まずは，開業までに必要な費用（初期投資）について解説する。初期費用は，オフィスの費用（賃料・敷金・礼金・仲介手数料），駐車場代（賃料・敷金・礼金・仲介手数料），人件費，物品費，カルテとレセコン費，車両費，光熱費，通信費，セキュリティ費，広告・宣伝費，医師会入会金にわけられる。

切り詰めた場合の極端な例を出してみる。切り詰めようと思えば初期費用は1,000万円以内に収めることも可能である。外部からかかってくる人件費に関しては，アシスタントをつけずに1人で訪問し，電話を転送にすれば留守番のスタッフも必要ない。請求作業など診療以外の業務や雑務も，開業時からしばらくは患者数が少ないので，自ら行えば，事務スタッフの雇用も先送りできる。物品も私物のノートPCを持っているのなら流用可能であり，往診車もこれまで通勤車として使っていた車両を流用できる。医

師会入会も必須ではないので，地域によっては入会するメリットとデメリットを量って
スキップすることは可能である。

このような手持ち品の流用による切り詰め策は決して悪い選択肢ではない。収益が上
がるごとに買い替えていくのは真っ当なやり方なのだ。第一，何から何まで新品で揃え
るのは，所詮は見栄えの問題にすぎず，コスト的には決して少なくない額になる。また
初期費用がかさむと返済計画に無理が生じかねない。

2）オフィスと駐車場は特別である

切り詰める努力は徹底したほうが良いのだが，オフィスと駐車場だけはこの範疇に入
れないほうがよいだろう。なぜなら，在宅医療を取り巻く需給環境を考えれば，関東圏
と関西圏の一部を除けば圧倒的に供給不足であり，ほとんどの地域では，診療と他職種
との連携を丁寧に行っていれば1年以内に患者数は増えるのだ。その時点でオフィス移
転や駐車場の拡充が必至となる。

しかし，オフィス移転にはかなりエネルギーを要する。物件探し，契約交渉，改装，
引越し作業に加えて，保健所への申請と厚生局への届出などが必要なためである。その
上，紹介料・保証金・家賃・引越し業者の費用がさらにかかる。しかし，患者が順調に増
えているようなら，院長自身が診療に追われているので，移転に割ける時間はごくわず
かになり，院長自身の疲弊をまねきかねない。だからこそ，はじめから，1～3年後の
クリニックの規模をイメージしておくことが大切なのである。特にオフィスと駐車場の
問題は，理念とは別の面でクリニックの在り方を決定するものなのだ。

一見，訪問診療は患者宅で行うものであり，患者が来ないオフィスは関係ないと思い
がちだが，決してそうではない。実は，リクルーティングや多職種との関係構築，業務
の効率化のためのバックオフィスとして大きな役割を果たす。つまり，投資に見合うだ
けの価値があるのだ。オフィスと駐車場がある程度の規模を確保できれば，その規模に
見合うようにクリニックは成長していく。自院が痛感して得た教訓を紹介したい。

当院は，駐車場2台分，倉庫兼駐車場1台分（60m²），事務スペース（60m²）の2階
建てのオフィスを確保してスタートしたが，1年ですぐにキャパシティを上回ってしま
った。この時点で患者数は約70名になっていた。手狭になったため現在の物件を探し
契約したのだが，ここで問題が生じた。開設した診療所と移転先の診療所が2km以上
離れていたのだ。実は，厚生局が定めた診療所移転に関する法規制*を後で知ったので
ある。そこで急ぎ，開設した診療所から半径2km圏域で希望に合う物件を探したが結
局見つからず，契約した物件を新しいオフィスとすることになった。

しかし，厚生局に当院の事情を説明したが移転を認可してもらえなかったので，現状
の診療所と移転先の診療所の双方から2km以内の場所に仮の移転物件の契約を結ばざ
るを得なかった。いったん仮の移転物件で移転開設の届出をしたあと，さらに現在の物
件に移転開設の届出をすることになった。単なる引越し以上に，煩雑な手続きの手間と

余計なコスト（紹介料・保証金・家賃・引越し業者の費用などはすべて2倍）がかかってしまったのだ。筆者自身もスタッフもかなりのエネルギーを費やし，最初から1～3年後を想定したオフィスのイメージを持っておく大切さを痛感した。

＊：至近の距離の移転として認める場合は，移転先がこれまで受診していた患者の徒歩による日常生活圏域の範囲内にあるような場合で，原則として移転先が2km以内の場合となる。それ以外は移転とは認められず，旧診療所の廃止，新規開設などの手続きが必要になる。

3) ソフトウェアの費用

当院における物品費や，カルテとレセコン，介護保険請求のためのソフトウェアの費用などは**表1**にて確認されたい。最初からクラウド型を導入したい。クラウド型の場合，コスト面，セキュリティ面，メンテナンス面でも安心感がある。コスト面とセキュリティ面に目が行きがちであるが，実はソフトウェアの更新作業などのメンテナンス面のメリットのほうが大きい。メンテナンスをベンダーに委託することにより，院長が余計なストレスを抱えずにすむので，必ず確認しておきたい。

また，レセコン導入に関しては自分で判断せず，必ず導入するカルテのベンダーに導入予定のカルテとの連携を確認しておきたい。レセコンによってはカルテと連携不可の場合があるためだ。

なお，忘れてはならないのが介護保険の報酬請求用のソフトウェアである。在宅医療の報酬には，医療保険の範疇で請求する診療報酬のほかに，介護保険の範疇で請求する報酬もあるので，専用のソフトウェアが必要になる。こちらもベンダーにカルテとの連携の可否を確認したほうがよい。

4) 広告宣伝費，人件費

後述するが，看板広告や地域のミニコミ誌への出稿は費用対効果を考えると割に合わない。投資すべきは，ホームページ，"3種のツール（名刺，クリニックの紹介パンフレット，印象に残るノベルティ）"（☞4章-1），それと多職種へ挨拶するための院長の時間である。

人件費は，看護師1名，事務スタッフ1名は確保しておきたい。開業までに業務の流れの確認などのトレーニング期間として，開業の1～2カ月前より雇用する必要がある。この場合，運転資金ではなく初期投資と考える。院長が訪問診療の経験があったとしても，雇い入れるスタッフは訪問診療未経験ということが多い。訪問診療の知識を深めてもらったり，業務の流れを相互ですり合わせる必要があるので，開業前までにかかる研修費用，人件費はすべて初期投資なのだ。

開業後は看護師にも同行してもらうが，開業直後は院内で想定外の問題が頻発するはずであり，その都度，内部の改善にかなりの時間を要する。その場合，看護師は院内で作業をしてもらい，医師ひとりで訪問することを覚悟したほうがよい。2名確保できれば交替で分担は可能なのだが，準備できる資金次第で雇用する人数を決めることになる。

表1　開業前後12カ月のキャッシュフロー

4/17開業

	1月	2月	3月	4月	5月	6月	7月	8月	9月	10月	11月	12月
家賃・駐車場代		119	19	19	19	19	19	19	19	19	19	19
通信費・電気代・水道代・FAX		8	8	8	8	8	8	8	8	8	8	8
車両費・保険・ガソリン		180	4	4	4	4	4	4	4	77	7	7
PC		20	5	5	5						5	
家具		60										
改装費			20									
備品			10			5		5				
医薬品				20	5	5	5	5	5	5	5	5
人件費		15	30	30	50	50	50	50	50	70	70	70
レセコン・介護保険請求ソフト			2	2	100	2	2	2	2	2	2	2
電子カルテ			8	8	20	8	8	8	8	8	8	8
社労士			2	2	2	2	2	2	2	2	2	2
税理士				5	5	5	5	5	5	5	5	5
単月費用	0	402	108	103	218	108	103	108	103	196	131	126
累積費用	0	402	510	613	831	939	1042	1150	1253	1449	1580	1706
単月収入（会計上）	0	0	0	5	40	210	250	410	450	500		
単月収入（キャッシュベース）	0	0	0	0	0	5	40	210	250	410	450	500
累積収入（キャッシュベース）	0	0	0	0	0	5	45	255	505	915	1365	1865
単月損益（キャッシュベース）	0	−402	−108	−103	−218	−103	−63	102	147	214	319	374
累積損益（キャッシュベース）	0	−402	−510	−613	−831	−934	−997	−895	−748	−534	−215	159

■：出ていくキャッシュの底, ■：この時期にやっと単月で黒字化, ■：この時期に累積で黒字化　（単位：万円）

2 運転資金

1) 光熱費

　光熱費はオフィスの面積に比例する（**表1**）。夏季と冬季は冷暖房がフル稼働すると高くなるので，ここには入れていないが季節変動があることは知っておいたほうがよい。

2) 通信費

通信費は，固定電話料金，携帯電話料金，ブロードバンド敷設費用となる。

固定電話料金（FAX通信も含まれる）は1台で十分であろう。携帯電話は，最初は2台確保したい。1台は院内に置いておき，もう1台は訪問時に持参する。院内の1台は，院内から訪問チームや院外の多職種への連絡用として使うことになる。固定電話があるのではないかという意見が出るが，もし，その固定電話を院内の用件で使用して通話が長引けば，院外からかかってきた電話に迅速に対応できないのだ。だからこそ，院内からの「発信用」の携帯電話の確保が必要である。2台の携帯電話はスマートフォンであることが好ましい。なぜなら，患者宅，外部専門職の連絡先登録が同期できるからである。また，訪問に携行する携帯電話もスマートフォンであると，Wi-Fiルーターの役割も果たせるので，ルーター専用機を購入せずにすむ。訪問診療業務で動画閲覧の機会はほとんどないので，月当たり10GBのデータプランで契約すれば余裕があるだろう。

3) セキュリティ費

セキュリティ費は，警備会社のセキュリティシステムを導入する際の費用である。かなり差があるため大手1社のみからの見積もりではなく，必ず数社の比較をしたほうがよい。特に初期工事費用の有無，契約期間，問題発生時の警備員出動で支払う費用などについては必ず確認しておきたい。

3 売り上げに影響する2つの因子

売り上げは医療保険由来の診療報酬と介護保険由来の介護報酬に分けられるが，9割近く占めるのは診療報酬であるので，在宅医療の診療報酬について触れたい。居宅の在宅医学総合管理料が請求できる患者の場合，1名あたりおよそ月に6〜8万円の幅に収まるとして，その人数分と見当を立てておく。この幅に大きく影響する因子は2つある。

1つ目は，1人当たりの訪問回数である。落ち着いていれば月に2回の訪問が大半を占めるはずだが，重症患者は週に4回以上訪問することもあるので，患者1人当たりの報酬が上昇する。

2つ目は，強化型の連携を構築しているか否かである。病院もしくは診療所と連携を構築していると加算を請求できる。加算額は連携している診療所の医師数と病床数で変動するので注意したい。参考までに2018年度改定時の加算点数を示す（**表2**，**3**）。

4 実際の開業における資金の動き

1) 開業資金はいくら準備すべきか

コストと売り上げについて説明をしたが，最初の数カ月はひたすら現金が出ていく。

表2　往診料と加算点数

	在宅療養支援診療所			在宅療養支援診療所の届出なし
色文字は，往診料（720点）に加算点数を加えた点数	機能強化型		機能強化型以外	
	病床あり	病床なし		
C000 往診料（1回につき）	720点			720点
緊急往診加算* （診療時間中の緊急往診）	850点	750点	650点	325点
	1,570点	1,470点	1,370点	1,045点
夜間・休日往診加算* 〔午後6時～午前8時・休日（深夜を除く）〕	1,700点	1,500点	1,300点	650点
	2,420点	2,220点	2,020点	1,370点
深夜往診加算* （午後10時から午前6時）	2,700点	2,500点	2,300点	1,300点
	3,420点	3,220点	3,020点	2,020点
死亡診断加算	200点			200点
1時間超の患家診療時間加算	（30分またはその端数を増すごとに）100点			100点

＊：在宅緩和ケア充実診療所・病院加算，在宅療養実績加算1・2の届出施設は，さらに当加算を算定できる。

①往診料は，患者または家族等患者の看護等に当たる者が，医療機関に対し電話等で直接往診を求め，当該医療機関の医師が往診の必要性を認めた場合に，可及的速やかに患家に赴き診療を行った場合に算定できるものであり，定期的ないし計画的に患家または他の医療機関に赴いて診療を行った場合には算定できない。

②同一の患家または有料老人ホーム等で，2人以上の患者を診療した場合は，2人目以降の患者については，初診料または再診料等及び特掲診療料のみを算定する。この場合，2人目以降のそれぞれの患者の診療に要した時間が1時間を超えた場合は，その旨を診療報酬明細書の摘要欄に記載し，診療時間加算を算定する。

③往診後，患者またはその家族等が単に薬剤を取りに医療機関に来た場合は，再診料等は算定できない。

④特殊な事情がなく，患家の希望により16キロメートルを超える往診をした場合の往診料は算定が認められないことから，患者負担とする。

⑤往診に要した交通費は，患家の負担とする（自家用車は対象，自転車，スクーター等は対象外）。

⑥往診を求められて患家に赴いたが，既に他医に受診していたため，診察を行わないで帰った場合の往診料は患者負担とする。

⑦特定の被保険者の求めに応ずるのではなく，保険診療を行う目的をもって定期または不定期に事業所へ赴き，被保険者（患者）を診療する場合は，往診料として取り扱うことは認められない。

患者もなかなか伸びないかもしれない。当院もそんな状況であった。では，実際の開業ではどのあたりで底をつくのだろうか。

当院の開業前後12カ月のコスト，売り上げ，手元に残る現金の一覧を見て頂きたい（**表1**）。前提は以下である。

●院長給与なし（人によって生活費は変わってくるので，本項ではあえてゼロに設定）

●オフィスを借りて3カ月で開業

●医師会に入会せず（郡市医師会によって入会金の差があるので，本項ではあえてゼロに設定）

表3　在宅患者訪問診療料

C001　　在宅患者訪問診療料（Ⅰ）
C001-2　在宅患者訪問診療料（Ⅱ）

	在宅療養支援診療所						在宅療養支援診療所の届出なし	
	機能強化型				機能強化型以外			
	病床あり		病床なし					
	主治医	他医依頼	主治医	他医依頼	主治医	他医依頼	主治医	他医依頼
在宅患者訪問診療料Ⅰ（同一建物以外）	888	884	888	884	888	884	888	884
在宅患者訪問診療料Ⅰ（同一建物）	213	187	213	187	213	187	213	187
在宅ターミナルケア加算	6500	—	5500	—	4500	—	3500	—
看取り加算	3000	—	3000	—	3000	—	3000	—
死亡診断加算（看取り加算と併算定不可）	200	—	200	—	200	—	200	—
乳幼児加算（6歳未満）	400	400	400	400	400	400	400	400
診療時間加算（1時間超 30分増すごと）	100	100	100	100	100	100	100	100
在宅患者訪問診療料Ⅱ（併設施設）	150	150	150	150	150	150	150	150
在宅ターミナルケア加算	6200	—	5200	—	4200	—	3200	—
看取り加算	3000	—	3000	—	3000	—	3000	—
死亡診断加算（看取り加算と併算定不可）	200	—	200	—	200	—	200	—
乳幼児加算（6歳未満）	400	400	400	400	400	400	400	400
診療時間加算（1時間超 30分増すごと）	100	100	100	100	100	100	100	100

●往診車は新たに購入。ただし自家用兼用

●事務員1名とパートタイム看護師1名を雇用。開業2カ月目で事務員1名追加

　ここで注意しておきたい点がある。当月の売り上げは，その月の手元に入る金額に反映されない。支払基金に請求しても，請求日によって2～3カ月のずれがあるのだ。よって，単純に当月の損益で経営計画を試算してはいけない。現金が入ってくる「期ずれ」も織り込む必要があるのだ。この「期ずれ」は支払う場合も同様に生ずる。今回は，支払いの「期ずれ」は織り込まなかったが，取引業者との「支払いサイト」（取引代金の締め日から支払日までの猶予期間）の交渉はしておく意義はある。

2）黒字に転換する時期（表1）

　単純に月ごとの売り上げ－費用でみれば，単月で黒字になったのは開業3カ月目であった。しかし，その月に入ってくる現金ベースであればマイナスなのだ。先述のように，「期ずれ」で支払基金から現金が振り込まれるためである。売り上げ－費用が黒字でも，入ってくる現金がプラスに転じないと手元の現金は減っていくのだ。

　当院の場合，入ってくる現金がプラスに転じたのは5カ月目（**表1**・8月の単月損益を参照）であった。3カ月目の黒字分の現金が入ることにより，単月損益がプラスに転じ

たのだ。つまり，開業4カ月目まで（**表1**・7月の累積損益を参照）減少一方の手元現金が底を打ったのだ。ここからは，患者紹介が順調に増えて黒字となり，2カ月遅れで現金が入ってくる。累積での手元現金のマイナス幅は小さくなり，開業9カ月目（**表1**・12月の累積損益を参照）にはキャッシュベースの累積損益をプラスにすることができた。

今回は，売り上げのみの「期ずれ」を織り込んだ上で，当院のような大都市近郊の開業の場合，1,000万円は必要であったことがわかる。

2 開業後

1 開業1年目（表4）

1）財務の黒字化

外来診療が中心の一般的な開業の場合，5～10年で，開業に要した債務を完済することが多い。この期間で返済を終えることができたら上出来かもしれない。一方で，訪問診療を専門とし

表4　開業1年目

- 1年以内に黒字化をめざす
- 地域での認知
- 訪問診療専門医療機関ならではの診療
- 業務フローの確立
- レセプト事務の安定化
- アシスタントの採用
- 非常勤医師1名採用の目処をつける
- 社労士を置く

て開業するのなら，もっと早期の完済をめざしたい。できるなら1年以内にである。理由は2つある。1つ目は，お金の出入りをシビアに見ていくことで会計感覚が養われるからである。これは院長が身につけておかなくてはいけない重要なスキルの1つである。2つ目は，2年目以降に来る新たな「医師の雇用」というかなり高額な投資に備えての資金確保のためである。1年目に黒字化を実現できれば資金にも余裕ができる。次の段階に成長したいのなら，必ず黒字化をやり遂げるという強い意志を持ちたい。少し余裕ができたからといって，往診車を新車にするなどの浪費は戒めたほうがいい。実は当院が新車をリースで導入したのは，開業6年目である。それまでは，すべての往診車は中古車だったのだ。この時期はコスト管理に気が緩みがちなので，引き続き，切り詰める努力を怠るべきではない。

2）地域での認知

訪問診療で開業する場合，病院勤務時代の実績はそのままでは地域の専門職に通用しないと考えたほうがよい。つまり，地域のニーズに適うように発想を転換する必要がある。最初のうちはアウェイで勝負していることを自覚しながら，地域の専門職にどんな貢献ができるのだろうかという"giveの精神"で訪問を心がけたい。彼らに視点に配慮する姿勢を貫けば，地域の専門職は必ず評価してくれるはずである。効果を実感するのに時間はかかるので忍耐を要するが，集患への最も確実な道であるのだ。

3）業務フローの確立

まずは常勤医師1名最適化でOKである。その後，2人目の医師を雇用する際の業務見直しは他項にて詳述したため，ご参照頂きたい（☞ **2章-2**）。

4）レセプト業務の安定化

訪問診療のレセプト業務は非常に特殊であり，経験者は少ない。レセプト業務を代行する業者にアウトソーシングするのも1つの方策ではあるが，診療報酬の知識を積み上げていくとクリニックのノウハウになることを考えれば，院内でスタッフの育成を図ったほうがよい。ちなみに，育成には院内全体で取り組むべきで，具体的には「たんぽぽ先生の在宅報酬算定マニュアル第5版」（日経BP社）の重要度SとAの項目は，全スタッフが目を通すようにしておきたい。

5）アシスタントの採用

訪問診療で医師に同行するアシスタントは当初は1名でよいが，患者が増えてきた段階で2名体制に移行したい。1名は訪問に同行してもらい，もう1名は院内で物品やマニュアルの整備をしてもらって，複数医師雇用の下地づくりをしてもらうためである。

6）非常勤医師1名の採用

最初から常勤医師を採用するのは費用・業務フローのどちらで考えても負担が大きすぎる。これまで医師1人用で最適化してきた業務フローを常勤医師2人用に再設計するのは骨が折れる作業であり，不測のトラブルも頻発しやすい。もし非常勤医師であれば週1日の勤務のため，トラブルが起きたとしても，比較的軽微であり1週間後までに改善すればよい。採用しやすさという意味では，非常勤医師1名の採用の方がハードルが低い。

7）社労士との契約

組織をつくる以上，就業規則や組織制度まで，雇用の細かい取り決めが必要になる。そして，人のトラブルも発生する。院長が独りで対応すれば，不慣れな業務であるだけに疲弊は必至である。そのための専門家として社労士とは契約しておきたい。

2　開業2年目（表5）

この時期には，経営計画を立案し，常勤医師を採用する。最も大事なのは医師雇用後の資金繰りと業務フローのレベルアップである。医師に支払う報酬は収益に大きな影響を与えるので，損益分岐点に至る集患が必要となる。業務フローに関しては，1年目は1人最適化で問

表5　開業2年目

- 経営計画立案
- 人材採用計画（常勤医師1名）
- 医師雇用後の資金繰り
- 業務フローのレベルアップ（1人最適化からの脱却）
- 理念固め

題なかったが，2年目以降に常勤医が入ってくる場合，1人最適化から脱却をしなければいけない。つまり，汎用度の高い業務フローにレベルアップしなくてはいけないのだ。

また，医師1名にはアシスタントとドライバーがセットになると考えてよい。つまり医師1名を雇用すると，合計3人のユニットがもう1つ加わることになる。1年目は医師（院長）＋レセプト業務兼事務スタッフ1名＋アシスタント2名の計4名で運営しているが，上述のように3名加わることで，7名の組織になる。もしくはレセプト担当に少し余裕を持たせたいからもう1名……となると，8名というやや大きめの組織になってくる。こうなると組織をきちんと固めるための理念をつくっておく必要が出てくる。

3 開業3年目

この時期に求められることとして，院長が抱えている院内業務を，いかにスタッフに委譲できるかが重要になってくる。委譲に成功するパターン（図1）と失敗するパターン（図2）を示す。

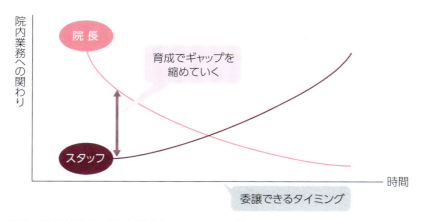

図1 院長が抱える院内業務をスタッフに委譲

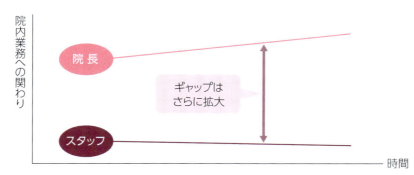

図2 院内業務の委譲に失敗

3 選択と集中

1 戦略とは

　戦略とはもともと戦争から生まれてきた考え方である。戦略の「戦」は戦うこと，「略」は謀り考えること。つまり，「戦争に勝つためにあれこれ考えること」が始まりである。戦略の定義に関しては，多くの戦略家や研究者が長い歴史の中で様々な言葉で表現してきた。

　戦略をビジネスの文脈で表現すると以下のようになる(図3)。
- 戦略の定義：目的を達成するために経営資源を配分する「選択」のこと

ここで，目的と経営資源は以下のように定義できる。
- 「目的」：達成したいこと
- 「経営資源」：自分たちが使えるお金や人員などのこと

　もう少しくだけた表現をするならば，「戦略とは，何か達成したい目的を叶えるために，自分の持っている様々な経営資源を，何に集中するのかを選ぶこと」である。

2 なぜ戦略が必要なのか

　戦略の意味を理解するためには，戦略がなぜ必要かを理解しておきたい。必要な理由は2つである。
　①達成すべき目的があるから
　②経営資源は常に不足しているから

　つまり，目的がないなら戦略は必要ないし，経営資源が無限にあるのなら戦略は必要ないのだ。しかし現実は，達成したい目的に対して経営資源は常に足りない。資源が足りない中で目的を達成するためには，限られた経営資源をどれだけ無駄なく有効に使う

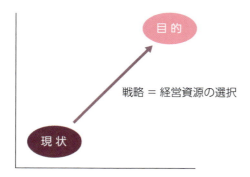

図3　ビジネスの文脈での戦略とは

のか，考えぬく必要がある。そして，選ぶことで足りるようにするのである。その選択こそが戦略なのだ。

3 経営資源とは

「経営資源」は主に6つある。「カネ，ヒト，モノ，情報，時間，ネットワーク」である。「カネ」はお金のことであり，「ヒト」は人間の質と量，人的資源のことである。「モノ」は機械や設備などの物理的資源のこと。「情報」は患者さんや携わる多職種の理解に関する情報である。「時間」も，優れたサービスはある程度時間をかけないとできないことばかりなので，重要な経営資源である。最後の「ネットワーク」とは，クリニックがその地域で外部の専門職，病院，施設との絆のことである。この絆を太くすることは"信頼資産"を積み上げることと同義である（☞p159「⑵ 信頼資産」）。

ここで大切なのは，経営資源は，使う人が認識できていないと使えないということである。たとえば「ヒト」という人的資源の場合，院内のスタッフが特殊な資格を持っていたとしても，院長がそれを知っていなければ，活用して成果を出すことはできないのだ。逆に言えば，経営資源は認識することによって増やすこともできるということである。

4 選択と集中

戦略の中の大事な方策に選択と集中がある。なぜ，選択と集中が大切かを解説する。クリニックを地域に認知してもらうプロモーションのための経営資源が100あるとする。これを予算ととらえても構わないし，スタッフの人員配置もしくは院長の時間とみなしてもよい。この100の経営資源をどのような施策に配分すればよいか考えてみたい。図4のように，100を，5つのプロモーション活動のすべてに均等に割り振るとする。この場合，どのプロモーションにおいても資源が足りず，「成果が出るレベル」に届かない。

「成果が出るレベル」とは，そこまではやらないと意味のある効果が見込めない，ある一線のことである。あれもこれもやらないと不安になるので，あれこれ手を出して限りある資源をどれも中途半端に消費してしまうことがめずらしくない。

この場合，"選ぶ"ことで勝率を上げることが可能になる。図5のように，中間顧客への訪問と多職種研修の開催に集中し，看板や雑誌やウェブ媒体への広告はやらないことを選ぶことで，中間顧客への訪問と多職種研修の開催においては，「成果が出るレベル」に届く経営資源を集めることができるのだ。

経営資源は常に足りないものなので，選ぶことで足りるようにするのである。つまり，何に集中するのかを選ぶのだ。やることを選ぶということは，同時にやらないことを

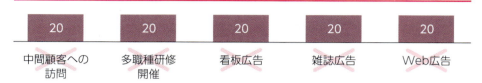

図4 成果が出せない例

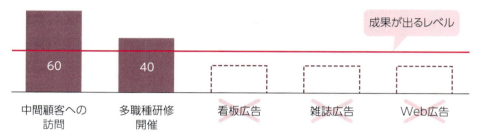

図5 成果が出せる例

選ぶということである。これが，戦略の核となる考え方の「選択と集中」である。すべてをやろうとすること，つまり選ばないということは，戦略がないということである。とりあえずすべてをやろうとすることは，意味なく経営資源を分散させてしまうだけなのだ。

　ちなみに，実際の経営判断において，この「成果が出るレベル」が明確にわかっていない場合が多い。だからこそ，選びに選びぬいた施策に経営資源を集めるべきなのだ。

（姜　琪鎬）

1章 在宅医療クリニック開業とは

3 院長が身につけておくべきスキル

1 マネジメント能力

クリニック経営のポイントは以下である。順を追って説明する。

①マネジメントとは目的をいかに達成するか（how）ということ

②マネジメントは決して難しくないが，継続的に向かい合う覚悟が必要

③逃げずに取り組めば，スタッフも自身も成長を実感できる

1 マネジメントとは目標達成のためのツール

マネジメントとはそもそも何だろうか。最もシンプルに定義すれば，目的をいかに達成するか（how）ということである。いわゆるノウハウとは一線を画する，骨太な考え方である。

院長はマネジメントに真摯に向かい合う覚悟が必要である。クリニックを開業する以上，マネジメントに取り組むことは必須である。地域に愛されるクリニックは一定の質を担保した診療サービスを継続することが最も肝要で，マネジメントはそのための重要なツールなのだ。

良い立地で診療を行って返済計画さえきちんとしていれば，クリニックは安泰だろうと考えがちだ。偶然に良い人材に恵まれていれば，上手くいくこともあるかもしれない。しかし，良い人材が辞めた途端に脆弱な体制になってしまうことはよくあることだ。マネジメントはそんな事態に陥らないための“仕組み化”と考えてもよいだろう。つまり，院長がどれだけ真剣にマネジメントに向かい合うかで大きな差がつく。この差は，中長期で顕著に表れる。

マネジメントは最終責任者である院長を追いかけてくる。診療に逃げても常に追いかけてくる。逃げれば逃げるほど，マネジメントのツケはさらに大きくなって，院長に重くのしかかってくる。たとえば，スタッフの不満が爆発しがちで離職率が高くなる事態などは，組織マネジメントが稚拙なまま放置されれば必至なのだ。院長にとってもストレスであり，負の循環のループ（図1）に陥ってしまう恐れがある。転ばぬ先の杖ではないが，日々のマネジメントの積み重ねが重要と言える。

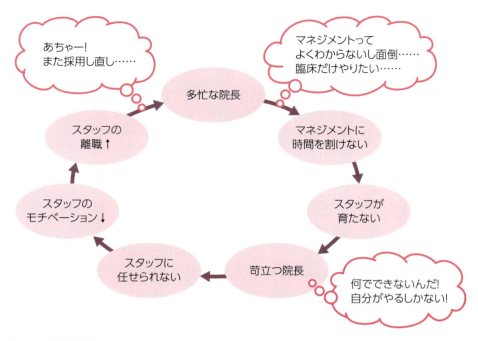

図1　負の循環のループ

2　マネジメントを避けるのはなぜ？

　なぜ，医師はマネジメントを避けるのだろうか。その理由は2つ考えられる。1つ目は，わからないという漠然とした苦手意識。マネジメントは研修システムのカリキュラムにも存在しないし，マネジメントの巧拙を評価される機会は総合診療の一部の勉強会ぐらいしかない。運良く，マネジメント全般に秀でた病院で勤務することがあれば学ぶ機会があるかもしれないが，そういうチャンスを得る医師は少ない。臨床に没頭してきた医師にとって，マネジメントとは得体のしれない厄介事なので，今さら取り組むにも気が重いのである。

　2つ目は，単なる"金儲けの仕方"という先入観。医師の頭の中では，何をおいても診療であり，患者さんのためである。筆者のところに毎年10人近くの医師が開業相談目的で見学にやって来るが，「僕は経営とかマネジメントとか，そんなことをやっているヒマがあったら，診療で患者さんときちんと向き合いたいんですよ」と9割近くの医師がコメントする。"マネジメントは面倒なこと"ととらえているのだ。ほとんどの医師にとってマネジメントは優先順位の低い仕事なのである。

3 難しくもなく，金儲けでもない

マネジメントを避ける理由の1つ目だが，マネジメントは決して高尚な学問ではなく，日々の気づきとリンクしているので構える必要はない。また，小規模組織で押さえておくべきマネジメントのポイントはそれほど多くはないので，心構えだけでも十分であるし，クリニックを運用しながら学ぶことも可能である。むしろ，クリニックを運営しながら学んだほうが身につきやすい。

また，理由の2つ目の，マネジメントが"金儲けの仕方"であるという認識は誤解と言える。マネジメントを金儲けだけに絞り込んでしまうのは視野が狭すぎるし，自身の成長機会を逃しているようなもので勿体ない。実用的な知恵ではあるが，広く奥深いもので，本書では4領域に分類した。

①業務マネジメント：チームが円滑に業務を遂行できるようにする（☞5章）
②財務マネジメント：利益を意味のある投資に配分する（☞6章）
③組織マネジメント：チームが自律的に成果を生み出せるようにする（☞7章）
④労務マネジメント：スタッフが不安なく職務に集中できるようにする（☞8章）

筆者自身，ビジネススクールでマネジメントを学び，前職で役員としてマネジメントを実践してきた。今回はクリニック経営の世界に飛び込んだわけだが，業態と組織は変わってもマネジメントの原理原則は普遍であることを再認識した。

4 早い決意と学び

開業を決意したのなら，早く頭を切り替えて，これらの4領域のマネジメントを診療と同等に考えるべきである。初期の時点では決してハードルは高くない。むしろ，後回しにすればするほど，問題が複雑化し，ハードルが高くなる。診療に逃げずに，早期から向かい合ったほうが心理的にも余裕ができる。そして，マネジメントを通じてスタッフと自身の成長を実感できると，学びはもっと楽しくなる。

（姜　琪鎬）

1章 在宅医療クリニック開業とは

3 院長が身につけておくべきスキル

2 リーダーシップ

1 リーダーシップとは何か？

　組織がうまくいくとき，そこには統率する誰かがいる場合（リーダー）と，いない場合（サーバント・リーダーシップ）がある。リーダーシップに関する書籍は山とあり，筆者はそれらの専門家でもないが，実務者としての考え方をここで共有する。

　専門家集団が時間のある中で協議する場合，リーダーは多元性となる。たとえば栄養については管理栄養士が，リハビリについては理学療法士，作業療法士などがリーダーとなって行うリハビリテーションについてである。組織運営については各部門に全体に目を配る役としてのリーダーを配置することが多い。また，組織が小さければ全員が全員を思いやることもできるであろう。このような多職種がともに働く環境を束ねるのは，創業者が，まずはこのチームがどのような存在であって，どの方向におおよそ向かっていきたいかを決めて始まる。ここにおいて創業者がリーダーとなる。

　一方で，様々な職種，専門家が集結するにあたってその間を調整する職種，いわゆるマネジャーが必要となる。この場合，それぞれの専門家が力を発揮するためにはどのような環境が適切かを考えられ，要点を外さない人であれば，どのような職種の誰が行っても可能である。緊急時にはその事態について最も見識ある者がリーダーになるし，緊急でないときには衆知を集め，熟慮して判断したほうがよい。

　ところが，リーダーとなる人が多くの人と情報を共有することがなかったりすると，それぞれのメンバーは自分の知りうる範囲でのベストをめざすこととなり（部分最適），全体として最適なところに到達することが難しくなる。衆知を集めるためには，状況に応じた情報を全体と共有することが必要になってくる。

2 リーダーシップは進化する

　創業者はそれだけでカリスマ的になりやすい。ありとあらゆることを自分で考えて実行していくため，通常のスタッフよりもその学びが深く，時間も長いためだと考えられる。しかし，カリスマにはスタッフの自主性を阻みやすく，それゆえに自由な活動を阻害しやすくなってしまうという落とし穴がある。

そのため，ある程度チームができてきたら創業者はなるべくコントロールを手放し，自主性を重んじながら全体の整合性を保つようにしていくことがよいと思っている。できればドラッカーが指摘するように，「連邦制」として小さな組織をすべて任せてしまうぐらいの権限委譲が望ましいと考えている。10年経たないと組織は安定しないという見方もあるが，逆に言うと10年経ったときにはそれぞれの部門長にほとんどの権限が移譲されているのがよいだろう。創業者は教育活動へ移行していき，現場は自然に回っていくよう図るのが理想ではなかろうか。

3　めざすべきはサポーティブ

　一方，冒頭で述べたように，統率するリーダーが存在しない，サーバント・リーダーシップという形もある。サーバント・リーダーシップとは，1人のカリスマではなくサーバント（召し使い）によってチームが運営される様子である。スタッフ全員に仕える形で運営していき，それぞれが自主的に活動を進化させていく形をめざす（図1）。

4　決断力

　最終的に運営者に求められることは「やる，もしくはやらない」という決断力である。通常は組織に参画しているメンバーに最終決定権が付与されるのが自然だが，そのプロセスは衆知を集め，検討を重ねていくことが最も有用と思われる。その際，経済的な目標とい

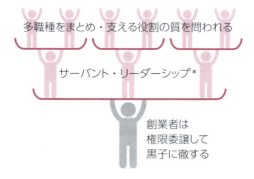

＊：サーバントリーダーシップ[1]
利点
- 参加者の好きなことをやってもらうことが主になるため，「やらされ感」が少なく，実践するときに参加者が主体的に取り組める（主体的関与）。
- 発言権の強い人に気兼ねせず意見を闊達に出せるので，多方面からの意見を集め最終的に良いアイデアにたどり着ける（衆知を集めやすい）。
- 最終的に実行する人がその人なりの正解の方法でできるので，実行に無理がない（実行レベルで実現可能性が高まる）。
- 自主性が重んじられるために各メンバーの成長が促されやすい（成長モデル）。

欠点
- 緊急時に指揮命令系統がはっきりせず，意見の対立を短時間で解決する必要があるときに対応できない。
- 自ら気づき実行することが不得意なメンバーばかりの場合には成立しづらい。

図1　リーダーシップもシフトする

うより，本当にこの活動が患者や家族，ひいては社会にとって必須のものかどうか，自院以外の組織にこれを行うことができるのかが焦点になってくる。時には外部の専門家を招聘してのヒアリング，特に経営に携わっているような人に意見を求めることも有効である。

5 レジリエンス (resilience) とは

「脆弱性 (vulnerability)」の反対の概念であり，「自発的治癒力」の意味である。「精神的回復力」，「抵抗力」，「復元力」，「耐久力」などとも訳されるが，訳語を用いずそのまま「レジリエンス」と言うときもある。創業者である院長は自らが新しい組織を立ち上げることにより，精神的にも肉体的にも疲労が溜まりやすい状況にある。1人で在宅医療を長期に行っていくと，「レジリエンス」がむしばまれやすくなる。つまり，「自然治癒力」が低下してしまう。結果として，家族に負担をかける，好ましくないことが起こりやすくなる，などが予想されるため，自身の疲労の具合を常に意識したい。疲労回復のためにはまずは寝ることが大切になってくる。在宅医療を興した創業在宅医たちは夜9時には寝てしまうような人が多い。夜9時に寝てしまえば，0時に起こされても3時間は眠れるし，AM3時に起こされても6時間の睡眠はあるという状態を実現しうるから，自然にそのような生活スタイルになってしまうのだろう。様々なことがあっても，よく眠り，体力と気力が回復できることが最初の3年間には特に重要になってくる。

6 外部発信力

「よいことをしているので誰にも知られなくていい」。それもまた真なり。

だが，知られることによって多くの人が自分たちの活動に参加し，推進力を与えてくれ，より多くの人を救うことができるとしたら，発信しないことはかえって罪ではないか。論文と同様に自分たちなりの考えや実践，成功や失敗を伝えることが次世代に資することになる。自分たちだけでできなければ，専門家に外注することもよいだろう。出会いと縁を大事にしていれば活動に興味を持ってくれる人がきっと現れてくる。

7 ネットワーク力

同じ海域にいても出会う魚と出会わない魚がいる。出会わない魚，それはたとえば浅瀬に住む魚と深海魚だ。深さが違うため絶対に会えない。反対に，海を回遊する魚では海域は異なるが，同じ深さにいるものであればどこかで必ず会える。絶対と言ってもよいだろう，類は友を呼ぶので大きな魚群になって出会うのだ。

会いたい人に会えていないのであれば，①適切な深さにいないか，②十分泳いでいないかのどちらかではないか。特に多くは，②の十分泳いでいない（＝活動量が少なすぎる）ことが考えられるので，様々な講演会に出かけていき，見学をし，教えを請う。これだけでも随分と知り合いも増え，しかも出会いの価値から考えるとコストもほとんどかかっていない，お得な方法なのだ。

　一方で，十分泳いだ（＝活動した）のに出会えていない場合。それは①の適切な深さが違うため，自分が出す周波数が本当に会いたい人と一致していないのだ。真剣に悩み，苦労していれば，出会ったのに出会った気がしないということは起こらない。それは波長が一致する身体に自然となっているからだろう。

文 献

1) ロバート・K・グリーンリーフ，著，ラリー・C・スピアーズ，編，金井壽宏，監：サーバントリーダーシップ. 英治出版，2008.

（市橋亮一）

1章 在宅医療クリニック開業とは

3 院長が身につけておくべきスキル

3 リーダーシップとマネジメントの違い

　リーダーシップとマネジメントは混同されがちであるが，リーダーシップについてより理解を深めるために，マネジメントとの違いを整理しておく。

　コッターによると，マネジメントとは「予算作成，組織統制，物品管理，業務管理，情報管理，小さな改善を通して，既存システムの運営を続けること」である[1]。ここで重要なポイントは，リーダーシップは，組織の危機への対応や組織の変化を生み出すために機能し，対するマネジメントは，組織の安定性や持続性を維持するために機能する，という違いである（図1）。

　訪問診療の仕事で考えると，訪問患者に対しては定期訪問とその合間に入る往診をバランスよくこなして，日々の訪問診療がスムーズに進むように，スタッフに指示をしていく必要がある。この働きかけこそがマネジメントに該当する。

　一方で，人口構造の高齢化に伴い，地域包括ケアシステムにおける訪問診療の役割は，単なる訪問診療から拡大して，地域ぐるみで在宅療養者を支える体制づくりにまでなっている。10年前の訪問診療を提供しているだけでは"時代遅れの訪問診療"となり，地域のニーズに応えきれない。その場合，院長は，地域全体も視野に入れた訪問診療の体制づくりをめざして，院内スタッフの意識と仕事のやり方，地域の多職種連携のレベル

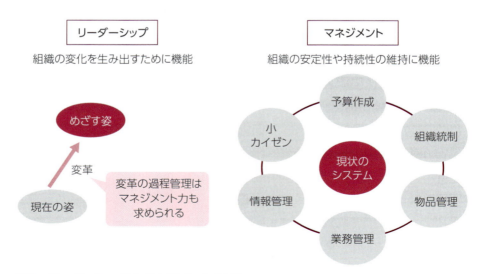

図1　リーダーシップとマネジメントの違い

アップを図らねばならない。ここで院長に求められる働きがリーダーシップである。

変革したい，つまり「これまでのやり方をなんとか変えたい」場合，組織の安定や持続のために機能するマネジメントだけではなく，組織の変化を生み出すためのリーダーシップを発揮することが，院長にはより多く求められる。

一方で，変革を成功させる上でマネジメントも不可欠である。たとえば，変革の過程が長期にわたる場合は，その過程の管理としてマネジメント力が要求されるし，一度起こした変革を定着させるという局面では，組織の安定や持続のために機能するマネジメントを行っていくことが求められる。

そういう意味で，変革（＝大きなカイゼン）を成功させることができたなら，効果的にリーダーシップとマネジメントを発揮できたと言える。つまり，コッターが「成功を収める変革は，70～90％はリーダーシップによってもたらされ，残りの10～30％がマネジメントによってもたらされる」と述べているように，院長は，どの局面でリーダーシップもしくはマネジメントが求められているかを常に意識する必要がある。

文献

1）ジョン・P・コッター：ジョン・コッターの企業変革ノート．日経BP社，2003．

（姜　琪鎬）

column

医師はなぜマネジメントが苦手なのか

　医師は「誇り高き職人」である。医師個人の性格もあるのだが，医師が組織人としての規律を若いうちから教えられていないことも一因であろう。医師以外のキャリアの場合，新入社員としてある程度の規模の企業に入社すると，組織人としての立ち振る舞い方を徹底的に仕込まれる。医師の場合，臨床研修病院や所属する医局によってそのような教育はまちまちであり，教育機会に恵まれなければ組織人としての自覚すらできないまま歳を重ねることになる。

　組織における自身の立ち位置がわからないと，組織がどのように機能しているかという，抽象度の高いマネジメントの概念は理解できない。ましてや，組織を成果に結びつけるリーダーシップもわからないことが多い。学生時代にリーダーシップが要求される部活動（オーケストラ，一部の体育会系など）を経験した人が卓越したリーダーシップを発揮することがあるが，稀であり，医療の世界では組織人として成果を上げる規律教育は体系化されていないのだ。

（姜　琪鎬）

column

リーダーシップは院長だけに求められる能力ではない

　「変革」という大規模なカイゼンの場合は院長がリーダーシップを発揮すべきであるが，比較的中規模のカイゼンに当たる「改革」の場合，部門長もしくは全員がリーダーシップを発揮すべきである。リーダーシップというとチームを統率する一部の人の能力と思いがちだが，「目標達成のため，チームメンバーに影響を与える力」と捉えれば，内気な者も，マイペースな者も，自分の強みを発揮することでチームの目標を達成することは可能である。つまり，リーダーシップは限られた人が持つ特別な素質ではなく，誰でも学習できるとも言える。

- 変革：物事を変えて新しくすること＝大規模なカイゼン
- 改革：基盤を維持しつつ，改め変えること＝中規模なカイゼン

（姜　琪鎬）

2章 医師などの人材確保

2章 医師などの人材確保

1 医師リクルーティング

1 グループ診療をめざすためのマジックナンバー4

1 訪問診療展開の際の心構え

　訪問診療を地域で展開するのなら，サービスの継続が前提となる。質を担保したサービスを継続するためにはグループ診療が必要条件だ。なぜなら，在宅療養支援診療所の場合，24時間・365日の対応が前提となるため，院長1人でこなすことは疲弊につながり，継続性はおろか質にも影響を及ぼしかねないからだ。以降に，訪問診療に特化したクリニックを1人の医師で開業し，グループ診療をめざすケースで解説したい。

1）多くのクリニックにありがちな成長停滞パターン

　医師1人で開業する場合を想定して，まずは開業後に陥りがちな成長停滞パターンについて解説する（図1）。

　他項にて述べたように（☞p249「3）患者・多職種の視点の要諦」），3者（ケアマネジャー，訪問看護師，病院連携室のソーシャルワーカー）との信頼関係構築が功を奏すると，患者もしだいに増えてきて忙しくなってくる。早くて開業1年前後で常勤医師を雇用することになるだろう。

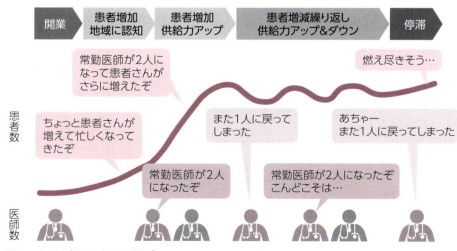

図1　ありがちな成長停滞パターン
常勤医師1人と2人を行ったり来たりしているクリニックが大半である

常勤医師が２人になったことが地域に認知され，患者が順調に増えていく。しかし，また元の１人医師の状態に戻ってしまう。医師の募集→雇用→退職，そしてまた募集……を繰り返す。その不安定さに「先生がコロコロ変わって，あそこ大丈夫？」となり，先ほどの３者も含め，周りが紹介することを躊躇しはじめる。

　この供給のアップダウンを繰り返すうちに，成長が停滞ペースに入ってしまう。実はそのようなクリニックは少なくない。

2）患者数増加とは，診療とマネジメントの負担増である

　訪問診療に特化したクリニックは，サービスの需要が見込める適切なエリア選定と多職種連携に配慮した診療を続ければ，外来専門のクリニックと比較して増患の可能性は高い。しかし，患者数が一定数を超える時点（居宅なら60名程度）で院長は負担を感じるようになる。なぜなら，患者数が増えるほど，往診などの緊急対応の頻度が増えるからだ。クリニック同士で輪番にして夜間休日の往診を行っている地域もあるが，汎用性の高い成功事例は非常に少なく，１人で対応せざるをえないクリニックのほうが多い。

　患者数が増えるにしたがいサポートするスタッフを補充するので，管理スパンが広がり，マネジメント自体の負担も大きくなっている。つまり，患者数が増えるということは，院長にとっては診療とマネジメントの負担が大きくなることと同義なのだ。

　初期には，院長は情熱でこの負担を乗り切ろうとする。しかし，どんなに頑張っても３年が限界だろう。心身ともに疲弊すれば診療が雑になり，地域での評判が落ちる。そこに競合のクリニックが現れれば，先行者としてのアドバンテージはほとんどない。むしろ，落ちた評判は競合を利することとなり，いつの間にか追う立場になっているかもしれない。ようやく自院の後退に気づいて巻き返しを図ろうと考えるのが医師の増員である。この時点で偶然，医師が常勤として入ってきてくれたとする。しかし，その医師が働いてくれるのはせいぜい１年が限界だろう。早ければ３カ月で辞めかねない。

3）グループ診療の土壌

　せっかく自院に来てくれた医師がすぐに辞めてしまう。それは，外部からの医師が働くための“土壌”が組織に存在していないのが原因だ。開業時からグループ診療の土壌を耕しておく必要があったのだ。

　ここで，“土壌”について解説しておく。“土壌”とは，グループ診療を想定した業務設計と組織づくりのことである。“土壌”が耕されていないと，どうなるのだろうか。院長１人で開業すると，業務・組織は１人最適化に向かってしまう。日々の仕事が標準化されず，院長の気まぐれで仕事が進行するようになる。スタッフも，そんな状況に臨機応変に合わせることがスキルと勘違いし，ほとんどの業務フローが暗黙知レベルにとどまってしまうのだ。

　院長１人の最適化が常態化したところで，非常勤／常勤を問わず，外部から新しく医師が加わったとする。オリエンテーションも入職者視点になっておらず，マニュアルも

整備されていないので，業務の標準的な流れと自身の裁量の範囲がわからない。スタッフに尋ねても明確な回答が得られない。自己流で行えば院長から注意を受ける。これが日々のやり取りで繰り返されれば，入職者にストレスが蓄積していくのは必然である。入職した医師は，やる気満々で加わったにもかかわらず，日々の仕事の手応えを感じることが出来ず，フラストレーションのみがうっ積していく。そして，グループ診療でやれるような組織ではないと失望し，立ち去っていく。

この時点で筆者のところに相談に来られる院長は多い。何がいけなかったんだろうと。そういう先生方に，開業当初から2人目の医師が働くことを想定していたかを尋ねると，皆無に等しい。患者数が増えたら医師1人では辛くなるだろうとの漠然とした不安感を抱きながらも，無策だったのだ。だからこそ，医師のリクルーティング活動と同時ではなく，もっと早期からグループ診療を想定した業務設計と組織づくりを行うべきなのだ。1人最適化というのは，俺流の業務になりかねず，そこには合理性，汎用性，スタッフの納得感が欠落しがちである。もし，グループ診療の業務設計・組織づくりができているのなら，入職して間もないスタッフに対しても，「なぜ，そうしているのか」が明確に説明できるはずなのだ。

4）どの時点で何をすべきか

前述のようなパターンがあった場合，初期からグループ診療前提の組織づくり，もしくは業務設計を厳格に行うべきであったと言える。「患者が増え始めた＝地域で認知されてきた」ことであり，組織づくり（業務設計）を1人最適化から2人最適化に変更していくことを意識すべきだ。

具体例として，業務フローの標準化とマニュアル作成が挙げられる。医師1人で診療を行っているクリニックの場合，マニュアルなど作成されていないのがほとんどである。たとえば，医師の「ん！」，「おい」というスタッフへの声がけ，その声の高低でわかるくらいに指示を理解しろという，前時代的な"暗黙の了解"が支配している組織は少なくない。そんな組織に医師を迎え入れて早く慣れろと伝えても，医師も困惑するばかりである。

入職する医師に業務に早く慣れてもらって日々の診療に手応えを感じてもらうためにも，地域での認知ができた段階（図2）で先行投資をして，「医師1人最適化を戒める施策」を開始するのだ。この時期はまだ利益もそれほど出ていないが，院長自身の時間は十分にあるはずである。具体的な施策は以下であり，詳細はp41 ③ を参照されたい。

● 業務フロー標準化

● マニュアル作成

● アシスタントチームの充実

この先行投資は医師雇用の仕組みづくりの基礎固めという意味があるので，今後の組織の成長のためには不可欠であり，十分なリターンが期待できる。この投資を怠れば，

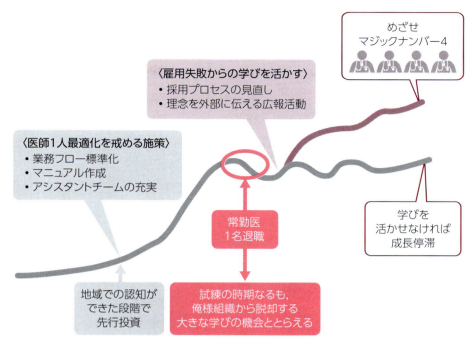

図2 どの時点で何をすべきか
初期からグループ診療前提の組織づくりに着手すべきと言える

組織の成長は早期に停滞するだろう。

しかし，医師を迎え入れるための基礎固めを入念に行っても，医師に退職されてしまうことが多い。理由は他項（☞ p82「2. それでも医師は去っていく」）に詳しいが，比較的初期の段階では，雇用される医師の心構えと院長の理想のギャップが修復不能になる場合がほとんどである。ギャップの主な原因は，理念がきちんと伝わっておらず，共鳴してもらっていないことによるものだ。当院の場合，朝の会議で定期的に理念を再確認するのだが，その時間帯に限ってスマートフォンを操作し始める医師がいた。何度も同じ行為をするので注意したところ，自分は診療第一で来ているので理念の確認が重要とは思えないとの回答だった。この医師は理念と診療がどうリンクしているかを気にも留めないし，理解する気もなかったのだ。医師の一挙手一投足は他のスタッフへの影響力が大きく，放置すれば組織全体が悪影響を受けかねない懸念があり，その医師とは話し合って3カ月後に退職してもらった。

医師の退職前後は，マネジメントにおいても診療においても最も負荷のかかる時期である。医師の規律を欠く行動が組織全体に与える動揺に加えて，退職に伴う担当患者数の増加などが負担になり，試練の時期を経験することになる。この試練を学びとして次の施策を打てるのか，他責的に心の折り合いをつけてしまうかで，組織の成長は分かれると考えたほうがよい。後者であれば，成長は停滞したままだろう。

この試練を乗り越えるためにも，次の施策として以下を早期に実行しておきたい。

①採用プロセスの見直し

②理念を外部に伝える広報活動

③泉を探す

①採用プロセスの見直し

実は，この試練の時期になって，初めて理念が大きな意味を持つことになる。採用プロセスにおいても，臨床スキルと訪問診療をすることの覚悟をチェックするだけでなく，理念（当院の場合，理念の中にプロフェッショナルとして，組織人としての心構えも盛り込んでいる）に本気で共鳴してくれているのかも確認しておきたい。理念に共鳴できない医師を雇用すると，院長にとっていずれはストレスフルな状況になることを学んだのであるから，この教訓を活かしたい。診療の担い手が足りないから喉から手が出るほど欲しくても，同じ過ちを繰り返すべきではないのだ。

②理念を外部に伝える広報活動

併せて，院長は理念を外部に伝える広報活動を講演会やホームページを通じて継続的に行うことになる。特にホームページは，最初の段階では患者確保のために作成するが，資金的な余裕ができた段階で，採用のためのコンテンツを充実させるべきなのだ。ホームページ作成を依頼する際，業者の選定はとても重要で，単なる制作会社ではなく，自院の理念も理解した上で，インタビューを繰り返しながら一緒に作り上げてくれるような業者を選定すべきである。

③泉を探す

他項（☞p5「③人材の泉」）でも述べたが，大学病院のように医師が多数勤務している医療機関は“人材の泉”である。たとえば，大学病院の場合は役職のない若手医師の基本給はそれほど高くなく，アルバイトで補っている医師が多いため，非常勤医師として働いてくれる可能性が高い。実は理想的な常勤医師獲得は，アルバイトとして来てもらっている非常勤から常勤に昇格してもらうことである。中長期的な視点ではあるが，この段階から“人材の泉”を探しておくことが重要である。試練を糧に施策を打ち続けることで，**図2**のごとく，在宅医療のグループ診療における1つの到達点である常勤医4名（マジックナンバー4）をめざしたい。

5）常勤医師1人／2人を行き来しているクリニック

開業後，最も大変な時期は医師が2名から1名にダウンしたときである（**図2**）。おそらく院長には様々な葛藤が起こる。さらには，2名で分担していた患者を，1名に戻ったときにすべて1人で引き受けなくてはならず，診療の負荷がいきなり過大になる。繰り返すがここでの院長にとっての試練は，実は先述の1人最適化の俺様組織から脱却するための大きな学びの機会なのだ。これを辞めていった人間を罵るのではなく，学びの時期ととらえることができれば院長自身のリーダーとしての成長にもつながるだろう。

2 めざすべきは常勤医師4名＝マジックナンバー4

たんぽぽクリニックの永井康徳先生も提唱しておられるが，マジックナンバー4，つまり常勤医師4名の体制を構築できるのが理想である。理由は3つある。

1) 夜間・休日の往診負担の軽減

4名というのはわかりやすく負担を分散できる数なのである。1週間のうち，月曜日～木曜日までの夜間待機当番は4日なので，4人で割り切れる。そして，金曜日～日曜日までを1つのブロックと考えれば，月に4ブロックがほとんどであるので，4人で割り切れる。常勤医師にとっても，これくらいは頑張れるというレベルの負担感（週1日，夜間待機。月1回強，週末待機）なのだ。

2) 患者の管理スパン

これは，常勤医師同士が把握しうる患者の範囲のことである。当院の場合，毎夕に医師全員で患者の申し送りを行っている。その日に訪問した患者全員のレビューを行い，最重症患者，重症患者，要注意患者の確認をしている。4人が訪問した患者数は，1日あたり50名以下におさまるし，3つのカテゴリー（最重症，重症，要注意）に該当する患者は20名以下なので，情報共有にそれほど時間を要さない。

3) 常勤医師をマネジメントする管理スパン

院長の重要な仕事のひとつに，雇用した常勤医にパフォーマンスを発揮してもらうためのケアがある。ここでのケアとは彼らとのコミュニケーションのことで，1対1のときもあるし，1対3になることもある。このケアを怠るとグループ診療の絆は脆くなってしまう。院長は医師以外にもケアしなくてはいけないマネジメント業務が膨大にあるので，きちんとケアできる範囲はせいぜい3名ぐらいであろう。これ以上になると，院長1人でこなしきれないことは知っておいてほしい。この程度が院長にとっても目が行き届く常勤医師の管理スパンなのだ。

4名の常勤医師によるグループ診療体制は理想だが，急ぐあまり，自身以外の3名の常勤医師をいきなり雇用するのは財務的にも組織的にも現実的ではない。まずは常勤医師1名の定着をめざしたい。そのための具体的な施策を以降に示す。

3 医師1名の定着を図る

最低限準備しておきたい事柄を**表1**に挙げる。この準備は非常に面倒かもしれない。特に，訪問診療が医師1人で余裕がある時期は他者視点に乏しく，1人最適の業務からの脱却をどうしても先延ばしにしてしまう。しかし，自身のキャパシティをオーバーする日は確実にやってくるのだから，グループ診療を想定した準備は早ければ早いほどよい。

実は，1人最適の期間が長いほど，組織の柔軟性は低下するようである。いざ準備を

表1　医師の定着を図る準備

①業務設計
・医師ごとに変わるのではなく，統一した業務の流れを意識して作り上げる ・複数の訪問レーンが動いた場合を想定する
②マニュアル
・オリエンテーションマニュアル ・業務をリファレンスできるマニュアル
③情報共有
・1日1回は院長と話す機会をつくり，不安点を吸い上げて改善項目にする
④スタッフによるサポート
・困りごとがあれば，院長以外で相談できるスタッフ（事務長が好ましい）を傍に置く

行おうとしても，現状維持に慣らされたスタッフから思わぬ抵抗に遭うことがあるのだ。できるなら開業時点から意識して着手するのが，院長の精神衛生上も好ましい。

4　非常勤医師採用からスタートの場合のメリット

　いきなり常勤医師を雇用するのはリスクが大きいので，非常勤医師の雇用から始めたほうがよい。これは医師マネジメントの"慣らし運転"と考えたい。以下に非常勤医師採用のメリットを3つ挙げる。

1）コスト

　コストとは，医師の人件費だけではない。ドライバー，アシスタントの人件費も付随するし，PC，往診車，診療に必要な物品類も一式揃える必要がある。非常勤医師1名ならコスト調整が可能である。たとえば，専用の往診車が1台しかないとする。非常勤医師が出勤する日は院長は自分1人で自家用車にて訪問すれば，付随する人件費も往診車代も節約できる。これが，常勤医師1名採用となると，一定期間は院長1人で訪問するにしても，いずれはドライバーとアシスタント1名ずつの採用が必要となるし，もう1台往診車の購入が必要となってくる。だから累積の赤字が一掃される目処が立たない限り常勤医師採用に踏み切るのは難しい。

2）タイミング

　コストから考えれば，非常勤医師1名採用の場合，患者数が順調に増えていると手応えを感じているのなら単月が赤字の段階で採用してもよいだろう。目安としては，居宅患者数が30名を超える時点で考えても問題ない。非常勤医師の応募者は常勤医師と比較して圧倒的に多いこと，意識の高い若手が多いことから，非常勤医師のほうが間口は広いと言える。

3) 学び

　1人最適の組織文化から脱却するための第一歩ととらえれば，外部から医師を迎え入れること自体が今後の組織の成長のきっかけとなる。院長にとってもリーダーとして成長のための絶好の機会である。そして，新しい医師が違和感なく働けるような仕組みづくりのプロセス自体がクリニックの強みとなるので本格的に取り組みたい。

　具体的なアクションとしては，週1回の非常勤の形態であれば，1日を終えるたびにフィードバックをもらい，次週までに修正するサイクルを回せばよい。このサイクルを3カ月間ぐらい回せば，常勤医師を迎え入れる際の業務の仕組みづくりの基礎を完成させることが可能である。非常勤医師1名であるならば，院長は週に1日だけ1人で訪問すればよいのだから，ドライバー，アシスタントなどの新規スタッフ採用は後回しにでき，既存スタッフは医師1名の業務定着に集中できるのだ。

　また，院長にとっても，訪問診療の作法，他職種との連携の取り方などを伝授することを通じて"教える力"が鍛えられるようになる。これは今後の講演活動にも役立つ訳だから，双方にとってwin-winなのだ。実は教える以上に，彼らのニーズや悩みどころを把握できるのは大きい。なぜなら，そのような情報が次の医師のリクルーティングに必ず役立つからである。

　これが常勤医師を採用となると，週5日勤務となるため付随するスタッフも同時に採用しなくてはならず，余裕のない陣容で医師に付随するスタッフの研修にも注力するのは，かなりの負担が生じるし，修正サイクルも十分に回せなくなる恐れが出てくる。

5　院長がグループ診療を躊躇する理由

　院長がグループ診療をなかなか決断できない理由にも踏み込んでおきたい。

　繰り返すが，自身のキャパシティをオーバーする日は確実にやってくるのだから，グループ診療を想定した準備は早ければ早いほどよい。しかし，なかなか決断できない。それには以下の理由が考えられる。院長の悩みは尽きないのだ。

1) 理由1：面倒だし余裕がない

　患者数も増えて診療が忙しくなっているところに，慣れぬ院内マネジメントもしなくてはならず，現状を回すだけで精一杯。とても未来の準備にかける余裕などない。

2) 理由2：ノウハウを持っていかれるのではないか

　せっかく働いてくれてもすぐに辞めて，結局はノウハウだけを吸収し，独立されてしまうのではないか。ひょっとして競合にもなりかねないのではないか。

3) 理由3：医師のマネジメントが大変

　まったく面識のない医師を迎えると，その人の個性や適性もよくわからないので，どんな指示を出してよいのかがわからない。各医師はそれぞれの訪問ルートで動くので，

実際の診療をモニタリングできるわけではない。その医師が問題を起こしてもすぐには把握できず，問題が大きくなってから発覚し，尻拭いをさせられるのではないか。

6 解決へのアドバイス：グループ診療決断へ

1）理由1へのアドバイス

　面倒で余裕がないというのは，**表1**の①②を行うのが面倒と感じているのだろう。しかし，①②は，医師が入職しようとしまいと，本来やるべきマネジメントの範疇なのだ。患者数が少ないうちから，新しく医師が来た場合の準備をスタッフと話し合っておきたい。せめてマニュアルは整備すべきである。

　ここで重要なのはマニュアル作成のプロセスである。このプロセスを経ること自体が「なぜ，そうしているのか」に答えることになるのだ。当院の場合も，この作成プロセスのお陰でいかに業務を漫然と行っていたかに気づき，業務の合理化（単なる効率化ではない。「その業務，本当に必要なの？」というレベルまで落とし込んで！）を図ることができた。

2）理由2へのアドバイス

　訪問診療のクリニックで働いてみればわかることだが，院長として働くことと雇われて働くこととは，大きな隔たりがある。院長には，院内のマネジメントを含めて大きな負担がかかってくる。雇われる医師もしばらく一緒に働いてみれば，どんなに多忙かを院長が説明しなくても，おのずとわかってくる。仮に独立を志しても，最も大きな不安材料のひとつが24時間365日対応である。当分の間は自身ですべてを負わなくてはならないのだ。だからこそ，独立をせずにここで働き続けるメリットを打ち出すべきである。

　メリットとしては，労務負担の軽減や報酬もあるが，それ以上に理念に沿った在宅医としてのやりがい，診療のしやすさ，良好な組織風土が重要なファクターになるだろう。特に業務の実行のしやすさ，良好な組織風土などがクリニックに残る理由として挙げられれば，地道に正しいマネジメントを遂行してきた成果と言える。

3）理由3へのアドバイス

　医師雇用における失敗の9割は採用プロセスでの躓きが原因と考えられ，リクルーティングにこそ注力すべきである。リクルーティングに関しては後述する。

　ようやく医師を採用しても，1人目は1年以内に辞めてしまう確率は高い。特に初めて採用する医師が常勤医師の場合，失敗する確率は更に高い。失敗する確率を下げることと，失敗後のダメージを最小化することを考えるのであれば，非常勤医師1名から採用を開始したほうがよい。

4）採用後の失敗におけるダメージ

　採用後の失敗とは，一緒に働いてみて自院にフィットしないことである。失敗がもたらすダメージとして，コストはもちろんのこと，組織のマインド低下，院長の心身の疲弊にまで影響を及ぼす。ダメージについては詳述するが，院内での影響力は常勤医師と比較して，非常勤医師のほうが小さいので，退職時にダメージが生じても比較的軽傷ですむことが多い。たとえ採用後の雇用が失敗であっても院長自身がつくり上げてしまった1人最適システムを考え直す機会ととらえ，支払った代償は"授業料"と考えたほうが前向きになれる。

（姜　琪鎬）

column

規律と自由の間

　ドクターの採用基準として「真摯さ」(ピーター・ドラッカー) が重要だと考えるようになった。ある一定数の医師の間では「診療業務さえすればよい」というスタンスもあるが,在宅医では通用しない。

　在宅医は外来とは異なり,多職種から見られる職業である。特に医師という職業は職位が高い。立ち居振る舞いを周りはよく見ていることを忘れてはいけない。その姿を一緒に働くスタッフは判断基準にしていることが多いのだ。医師がモラルを欠いていても「ドクターがこうだから,このままでよいのかな」という判断になってしまう。

　たとえば,過去にクロックスのサンダルが院内で流行った時期があった。靴なのかサンダルなのか判断しがたいが,身だしなみに関して細かく指摘をして窮屈になり退職をされるのは困る……という弱さもあり,指摘をせず見守ることにした。失うものがないときは強気で言えるが,失う物があるがゆえの弱腰である。規則でがんじがらめにすると院長の指示待ち人間しか成長しなくなる。それは絶対にしたくないと思い,ある程度の自由は仕方ないと,サンダルの件はお咎めなしとした。

　そのうち,あるドクターがクロックスのまま診療に行くようになった。するとスタッフ間で「クロックスのままで患者宅へ行ってもよいらしい」という暗黙の了解事項が定着してしまった。後悔先に立たず。案の定,そのドクターは移動時間の車中でスマホゲームをしたり,訪問時間を勝手に早めたり,勉強会に参加をしなかったりと,規律から程遠いレベルになってしまった。ここでやっと,注意をするようになったところ,不機嫌になり,最後はその医師と同様にモラルを欠いたアシスタントとともに退職をしてしまった。もっと早く介入すれば増長することはなかったし,他のスタッフへの影響も軽微だったのではと後悔が残る経験であった。規律と自由のバランスを考えないと,モラルのない組織があっという間にできてしまうのである。

（姜　琪鎬）

2章 医師などの人材確保

1 医師リクルーティング

2 リクルーティング活動の前に

1 どんな人物に適性があるのか

1）採用ルールの決定「人が好きな人を採用する」

　ここでは筆者が代表を務める医療法人かがやき総合在宅医療クリニックでの事例を述べる。

　人の苦しみと喜びの多くは人間関係に起因している。それを考えると，患者や周囲のスタッフと良好な関係を持つことのできる人材が重要である。

　採用後に変えられる能力と，そうでないものがあるという。**表1**[1]にコンピテンシー（高い業績・成果につながる行動特性）改善の難易度を示す。ここには記載がないが，我々の組織では「人の良さ……時としてお人よしと言われるような……」という性格が

表1　コンピテンシー改善の難易度

比較的改善しやすい	苦労するが，可能である	改善が非常に難しい
リスクをいとわない	判断力／意思決定力	知性
リーダーとしての姿勢	戦略スキル	分析スキル
学歴	現実主義	構想力
経験	実績	創造性
組織力／計画性	処理能力／自発性	誠実性
自己認識／フィードバック	心構え	発言力
第一印象	主体性	先見性
顧客に対する姿勢	ストレス管理	カリスマ性
協調性	適応力	行動力／推進力
コミュニケーション力（口頭）	好感度	熱意／情熱
コミュニケーション力（文書）	傾聴力	向上心
政治的手腕	交渉スキル	粘り強さ
選択眼	説得力	
訓練／人材育成／指導	チームづくり	
目標設定	改革力	
権限の委譲	紛争管理	
業績管理	ニーズの両立	
二流，三流プレイヤーの再配置	私生活とのバランス	
多様性		
会議の進め方		

（文献1をもとに作成）

あることが望ましいと考えている。それぞれの組織で必要とする人物像は異なるだろうが，能力的なことや知識的なことは働き始めてからなんとでも習得することができる。一方で，人としてのありようは変えることができない。その意味ではどのような性質をチームが必要とするのか検討することが大切である。

　当院では「アフリカの部族ルール」という採用原則をスタッフが15名くらいになるまで行っていた。すなわち，「部族全員の同意があったときのみ，採用」というものである。他の言い方をすればチームすべての人に「採用しないという拒否権」がある状態とも言える。人によって対応を変える人や，人間性が「既に組織内にいる人が違和感を持つレベル」であれば当院に合わないものと判断して断ることにしている。現在不足しているいかなる職種であっても，このルールで合わないと判定すれば採用とならない。代表である筆者自身が連れてきた人物であっても拒否権が発動されることはあるが，それは採用後に今いる人とのミスマッチで問題が発生するのであれば，予見し，対応しておいたほうがよいだろうという考えからである。

2) 採用は急がず「一緒に働ける人」を慎重に選ぶべし

　採用でのトラブルは，人手不足などで急いでおり，違和感があっても採用してしまうときなどに起こりやすい。十分余裕がある段階で，先取りしながらの人材採用戦略が必要である。安易な人数の増加は組織内でのコミュニケーション不全を引き起こしやすい。人数の増加は人材が確保できたという意味では成功であるが，人数増加により様々なコミュニケーションを改善できなければ明日の失敗の種になる。そういう意味でも，ある程度の拒否権をスタッフ全員が持ちながら，自分が一緒に働く人を選べる職場環境が有効であるのは，人類に普遍的なルールなのではないかと考える。ちなみに現在はスタッフが34名となり全員での面接は不可能なので，部門の長と，応募者が入る部門のスタッフとの面談で全員から許可が出た場合に入れることにしている。拒否権には明確な言語化は不要で，「なんとなく合わなそう」といった主観的なものでも十分としている。

2 リクルーティング活動前に決めておくこと

1) 採用のプロセス

　当院では以下のような流れだが，採用というものは非常に奥が深い。

　①見学に一度来てもらう

　②勤務希望があれば採用プロセスを説明する

　③履歴書を提出してもらい，クリニックスタッフと会うチャンスを設ける

　④SPI（リクルートの適性検査）

　⑤働き方の希望を聞く，条件などの提示をする

　⑥勤務開始日を決定する

2）採用のコツ

● なるべく紹介会社からではなく，顔見知りで採用するべし

　誰しも社会経験があれば採用の場でナイスな人を装うことは可能である。だから普段の"人となり"を知るのは容易ではない。特に惑わされるのは「とても能力があり，レジュメが素晴らしい人」である。即戦力が欲しいため採用したくなるが，職人気質で周りの人とうまくやっていけなかったりするとトラブルになりやすいと感じている。譲れないところが多い人は難しくなるリスクが高く，その場合は周りの人が譲歩する形になるが，それでやっていける範囲に収まるかが問題となるのだ。

　また，前職との違いが大きくなったときに「普通こうするんだけど……」が多い人もミスマッチのもとになりやすい。特に大きく，しっかりした組織から来た人には中小企業のルールのなさ，変化の大きさが不安に思え，不満につながりやすい傾向にある。このように自分なりの「常識」から一歩も譲れない人との折衝に疲れると，それぞれの職場にある「あたりまえ」を最初から伝えることができるメリットを持つ若手社員を採用しようという機運が，より高まる。

　いったん入職してしまうと辞めさせることはかなり難しく，労力のいるものである。以上の苦い経験を踏まえると，普段の"人となり"がわかっている人を採ることが好ましい。

　通常，新卒採用は難しくコストもかかるが，インターンシップの学生や教育現場を通じた採用により，よい人材を確保できることがある。そのようなスタッフは長期育成が可能になる。

3）採用する側の体制の重要さ

①採用希望者リストをあらかじめつくるべし

　困ってから採用するのではなく，採用したい人のリストをあらかじめつくるために様々な活動を行っておくのがよい。採用につながる一番の活動は，「自院への研修を受けてもらうこと」である。研修期間を通じて自院の強みや仕事のやりがいを実際に見せることで働いてみようと思ってくれることがよくある。そのような出会い・縁を大切にしていると研修後に「働きたい」と帰ってくることがある。

②非常勤医師は紹介会社の利用もよい

　人が少ないときには医師の採用が難しいことがあり，知り合いのいない地域であればなおさらである。年収の2〜3割程度が手数料で取られるが，それでも採用したほうがよいし，新たなつながりができたりする。当院も最初のうちは非常勤医師のみ紹介会社経由で採用していたこともあった。

③ホームページは充実させるべし

　ホームページは重要で，軌道に乗ったら是非ホームページをつくるのがよい。医療機関の専門のホームページを作成してくれる制作会社を探すよりも，自分が気に入ったホーム

ページの制作会社に依頼するのが最も精度が高いと言える。最初はリクルーティングのページを作る余裕はないと思われるが，むしろ，ホームページをつくる目的が「採用」であることを考えると，なるべく早い時期から採用のためのコンテンツを仕込んでおきたい。先にも述べたが紹介会社が年収の2～3割を持っていくこと，最終的な採用時の人数なども併せ考えると，自分のところから直接雇用するメリットは大きい。人数が増え始めると，新しく入る医師の負担も少ないのでさらに採用が楽になってくるため，最初の採用が最も難しいのではないか。

3 自院はどんな組織か振り返る

ホームページをつくる際には様々な点を明確にする必要がある。特にスタッフがどのような人か，創業者はなぜこの組織を始めたのか，そういったことが問われるようになってくる。この組織でどのように成長していけるのか？　働いている人はどういう思いでいるのか？　それが伝わるホームページになると満足な採用が行えるので，「どんな組織であるか」という現在像，「今後どんな組織になっていきたいか」という未来像，その総和が組織のオーラとして伝わるものとしていく。

4 自院が求める人物像のイメージ

どのような人物を求めるのかがはっきりしていると有利だが，明確に言語化することは難しいのではないか。最近我々は，これまで採用した人物に共通する点を，総合在宅医療クリニックの求める人物像のイメージを表す

表2 総合在宅医療クリニックの求める人物像「3O（サンオー）」

- おひとよし
- おせっかい
- おっちょこちょい

言葉として「3O（サンオー）」と呼んでいる（**表2**）。「おひとよし」と「おせっかい」はいいとしても「おっちょこちょい」はどうだろうか？　と思われる方もいるかと思うが，ここでいう「おっちょこちょい」とは，専門的なミスではない（専門的にミスをすることはないレベルで採用されている）。

「おっちょこちょい」がない専門家は，「ゆるぎない完璧」をめざす傾向があるが，それは「変化」を嫌い，新しいものに挑戦せず，現状の延長線上の結果を良しとする傾向と一致する。それでは激動する在宅医療分野や地域ニーズ，患者さんへの対応として好ましくない硬直化したサービスにつながりやすい。「変化に対して寛容になれる」ことを性格として表現した際，最もフィットした言葉が「おっちょこちょい＝チャレンジ精神」であった。このように自分たちに合う人材の特徴を言語化できると，チーム内での視点を持ちうるようになる。

5 コアコンピテンシー (core competency)

　在宅を行う上で最も重要な資質は何であろうか。我々の組織では「プロフェッショナル・オートノミー (professional autonomy)」であると信じている。これは職業人としての個人は，プロフェッショナルとして自律的に自分の仕事を設計・改善・実践する権利と義務を持つという意味である。専門家として他の専門家と協力すべきときは協力し，与えられた状況でどんなときにもベストを尽くし，学ばなければいけないことがあれば自ら設計して学ぶ，こういった人々を採用している自負が我々にはある。よって裁量権も広く，自ら考えることが多くなる。通常，他の人に相談するときに「あなたはどう考えるのか？」と問われる組織である。

　その中でさらに成長していくとすれば，他の人の意見に耳を貸すことのできる素直さがあれば申し分ない。素直であれば周囲も教えられるし，自らの間違いにもいつかは気が付く。素直さがなければ改善はおろか，自分が間違ったことさえも気づかないであろう。

　「実るほど頭を垂れる稲穂かな」

　素直さを持ったプロフェッショナルという存在が，チームをより良い方向に導いてくれるのだ。

文 献

1)　Bradford D, et al：Topgrading：How Leading Companies Win by Hiring, Coaching and Keeping the Best People. Portfolio, 2005, p255.

（市橋亮一）

2章 医師などの人材確保

1 医師リクルーティング

3 採用マーケティング

1 採用を始める前に

訪問診療において「人材」の悩みは尽きない。訪問診療は「労働集約型産業」の一面があり，人材採用・定着の状況が経営に大きく影響を与える。継続性を理解するためにも，人材の確保・定着については常に考えておかなくてはならない。

最初に確認しておきたいのは，「なぜ採用活動をするのか」である。この点について院長や採用担当者（たいてい事務長が兼任），そして組織全体が理解し，統一した考えのもとに行動することが重要である。

採用活動は，一面的にみれば，確かに自院の経営を維持させるために必要なものである。しかし，別の面からみれば，採用活動とは地域で働く仲間を増やすことであり，仲間を増やすことは，訪問診療を必要とする人々へ医療を届ける手段であると言える。「訪問診療の対象は個人や家族だけではなく，コミュニティや地域も含まれる」という前提に立つとすれば，地域で働く仲間を増やす採用活動は，目の前の人に医療を届けることと同様に，クリニックの地域への働きかけの一部であると考えている。

2 間接採用と直接採用

1）間接採用（図1）

小規模なクリニックの場合，医師紹介会社に頼って採用を進める，いわゆる間接採用が多いのではないだろうか。医師を紹介してもらう代わりに金銭を支払う手法が悪いわけではない。急に医師を雇う必要に迫られても短期間で採用できる可能性があり，採用に至る過程の一部を任せることで業務負担を分散できるメリットもある。しかし，間接採用に依存することによるデメリットも確かに存在する。デメリットとして以下が挙げられる。

①高コスト

医師紹介エージェントに支払う紹介報酬は推定年収の2〜3割が平均的な数値である。年収1,500万円の医師の場合であれば，300〜450万円程度になる。まだ開業して数年のクリニックにとっては高負担であり，不足していれば，資金の確保や回収によ

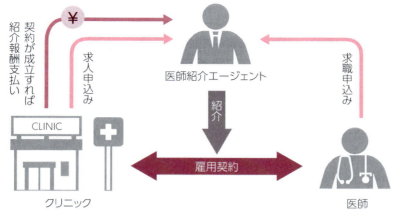

図1 間接採用

って運営が歪む可能性もある．たとえば，資金確保のために訪問件数をノルマのごとく増やさなければならなくなったり，スタッフ教育や職場環境改善の予算がカットされ，結果としてスタッフの疲弊や職場満足度の低下などが起こってしまう．

②離職リスク

　医師紹介エージェント経由の場合，求職者はクリニックが出している求人票などを見て応募に至る．求人票に書かれる情報は給与や勤務時間，勤務場所であり，それらの諸条件とのマッチングとなる．ここで重要なのは，応募者は自院の理念に共感したわけでも，院長の診療姿勢に惹かれたわけでもないということである．給与や勤務時間・場所などの外発的な動機（後述）のみでは，働く側のモチベーションは長く持続しない．つまり，外発的な動機がさらに高まるような求人案内があれば，その人は転職してしまう可能性がある．もちろん，医師紹介エージェント経由でも，クリニックの理念や診療に対する姿勢がマッチし，長く勤務してくれる医師はいるかもしれないが，経験上，大なり小なりのミスマッチが多いように感じる．

　以上のように医師紹介エージェントのデメリットを挙げた．とはいえ，それ以外の採用経路がない（知らない）から，仕方なく利用したというクリニックがほとんどだろう．

2) 直接採用（図2）

　もう1つの採用の方策として，直接採用を考えておきたい．直接採用の手法をとる場合，一体誰に，どのような形で呼びかけていくべきかを考える必要がある．つまり，決して大規模ではないクリニックが医師を直接採用で確保するには，戦略的な採用マーケティングが欠かせないのだ．

①採用マーケティングとは

　マーケティングとは，組織の活動のうち，顧客のニーズを解明し，顧客価値を生み出すための経営哲学，戦略，仕組み，プロセスを指す．言うならば，顧客に価値をもたらすことにより利益を確保する，好循環の仕組みづくりのことである．

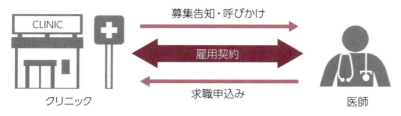

図2 直接採用

　では，クリニックにおける集患のためのマーケティングとしてどのようなものが挙げられるだろうか。たとえば，地域のニーズを把握した上で，「認知症対応に強い」，「がん緩和ケアに強い」などの特徴を，地域の専門職や病院連携室に周知することがある。つまりリサーチに則った広報活動であるが，これに加えて自院に気軽にコンサルテーションしやすいように顔の見える関係を構築すれば，集患のためのマーケティングと言える。詳細は他項（☞4章-1）で解説する。採用についてもマーケティングの視点でとらえ直してみたい。

　まず，自院の採用における顧客（＝ターゲット）は誰か。当然，採用という文脈では，医師がターゲットになる。自院の採用戦略は，ターゲットである医師のニーズを把握した上で組み立てられているかを考える必要がある。

②採用マーケティングによるアプローチ（**図3**）

　当院では，採用活動の情報を届けたいターゲットを「転職潜在層の医師」や「開業志向の医師」に設定している。"転職潜在層"とは，「まだ転職に対して具体的な活動を行ってない医師」のことを指す。なぜ，この転職潜在層に目を向けるのか。「転職先を探して動き出している医師（＝転職顕在層）に呼びかけたほうがリーズナブルだ」と反論されがちだ。それも確かにひとつの方策である。しかしながら，当院のような小規模クリニックにとっては必ずしも得策ではない。転職顕在層に対しては，既に医師紹介エージェントなどの企業が多額の広告費をかけてリーチしようと仕掛けているからである。資本力のあるエージェントがひしめき合う競争の激しい領域，いわゆるレッドオーシャンに小規模のクリニックが参入し，勝ち抜き，よい人材を確保するというのは至難の業と考えられる。そこで，転職潜在層に目を向けようと考えたのだ。

　ただし，転職潜在層は，アプローチの時点では「転職しよう」と考えていないので，その層への働きかけには工夫が求められる。またこの場合，転職潜在層への働きかけから実際の採用に至るまでには，半年〜数年ほどかかる。そのため，採用計画も年単位で計画立案しなくてはならない。しかし，時間がかかることが必ずしもデメリットになるとは考えていない。というのは，時間をかけながら自院をよく知ってもらうことが，結果的に入職後のミスマッチを減らし，定着に結びつくからだ。

　転職潜在層の医師が当院と出会い，その活動を知っていくなかで理念に共鳴し，実際

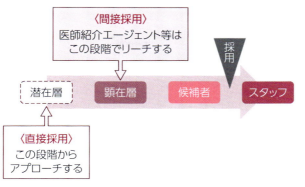

図3 採用マーケティングによるアプローチ

に勤務するようになるまでの過程は，入職後の定着に大きく影響している．つまり，時間をかけながらでも自院のことをよく理解した上で働いてもらったほうが，働き始めてから知った場合より入職前後のミスマッチが少なくなり，その後の定着につながるのである．それは結果的に，教育や定着にかかるコストが節約できることを意味するので，手間と時間はかかるものの，全体(採用〜定着まで)の費用対効果は高いものになると言えよう．

3 組織の構築

　直接採用や，転職潜在層に呼びかけることの重要性を示してきた．しかし，自院の存在を知られたところで，そもそもクリニック自体に魅力がなければ，入職に至ることも，ましてや「ここで働いてみようかな」と医師が考えることもない．そこで，採用を見据えて，どのように組織をつくっていけばよいかを①理念の作成，②ペルソナの設定，③シナリオの作成，④環境調整，の順に説明する．当院でも，このステップを意識しながら，直接採用ができる組織，採用候補者が働きたいと思う組織をつくってきた．

1) 理念の作成
①理念の重要性
　入職した医師が在宅医療を専門とするクリニックに適応していくために最も重要なことは何か．それは診療技術や臨床経験ではない．実は組織文化への適応なのだ．そして組織文化の形成の起点になるものが理念である．この理念が明確にされていないと，人材の採用基準があいまいになるし，仮に入職したとしても，定着の土台が不安定なままである．

　理念とは，組織の存在意義や使命のことである．理念があることにより，目的とクレドが導き出される(**図4**)．つまり，理念は3つの概念の上位に位置するものである．目的は組織が将来成し遂げたいことである．クレドは組織が大切にしている価値観に基づ

いた行動規範である。では，なぜこれらが必要なのだろうか？　この疑問に答えるには，理念がない場合について考えたほうがわかりやすい。理念がない場合は，図の下向きの三角に示すような事態をまねく可能性が高い。つまり，存在意義の消退，将来性・夢の喪失，判断基準の欠落によるモラルに反する行為である。すべてではなくとも，どれかに該当する組織になれば，そこで働くスタッフは組織を導く明かりを失ったようなもので，暗闇をさまようことになる。そして組織は迷走し，衰退が始まってしまう。だからこそ，その根源である理念はとても重要なのだ。

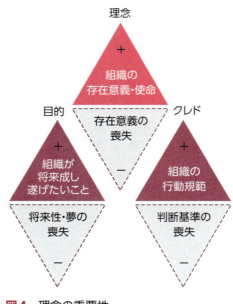

図4　理念の重要性

　院長自身の在宅医療にかける熱い思いはあるはずだ。しかし，成長し続ける組織となるには，院長の思いだけではなく，組織としての理念や目的，クレドを明確にし，共有可能なものにする必要がある。そのためには，院長の思いをしっかり組織の理念にまで昇華させる作業，そしてスタッフにしっかり浸透させる働きかけが欠かせない。共有可能な理念ができれば，スタッフが判断に迷うような場面も，「院長の言葉」ではなく，「クリニックの理念（もしくはクレド）」が行動を決めるための軸になる。自律的なスタッフに成長してもらうためにも必要なことなのだ。

　このように，理念は組織の存在意義に関わるとともに，採用の入口や定着にも影響する重要な概念なのだ。実際，採用がうまくいかないクリニックは理念がない，もしくは理念はあってもスタッフの共通言語にまで至っていない（つまり，院長しか理解していない）ことが多い。

②動機づけ（**表1**）

　ここで，人は何を目的に働くかについて考えたい。動機は様々であるが，長くモチベーションが継続するのは，「内発的・利他的動機」に基づくものだと言われている。

　内発的動機とは，自分自身がワクワクし，仕事そのものにやりがいを見出している状態である。これに対するものとして外発的動機があり，こちらは給与や他人からどう見られているかを基準に行動する状態を指す。また，利他的動機は，他者や社会のために行動している状態。対する利己的動機は，自分のために行動している状態を指す。つまり，内発的・利他的動機とは，「自身がやりがいを持ち，楽しいと思える診療行為

表1　動機づけのマトリックス

	利己的動機	利他的動機
内発的動機	・人間的に成熟できる ・スキルが身につく ・訪問診療自体が楽しい ・自信がつく ・見聞が広がる	・患者さんの喜ぶ顔が嬉しい ・社会に必要な仕事 ・困っている人を助けたい ・世の中をよくしたい
外発的動機	・報酬がよい ・将来の開業のため ・注目を浴びたい ・通勤が楽 ・制服がかっこいい	・家族ケアをしたい ・チームでの仕事が好き

内発的・利他的動機にフォーカスする！

が，他者の役に立っていると感じる状態」を指し，これが最もモチベーションが維持されやすいとされる。医師が訪問診療へのキャリアチェンジを考えたきっかけは，「退院後の患者さんを引き続き家でフォローしたい」，「もっと患者さんのために寄り添える医療がしたい」などの内発的・利他的動機に基づくとわかる声があった。そこに「給与を上げたいから」，「訪問診療は楽そう」などといった声（＝外発的動機づけ）はない。このように考えると，採用候補者がキャリアチェンジを意識したときに目を向ける情報に，内発的・利他的動機に働きかけるものがあることが望ましい。しかし，多くのクリニックが医師募集を呼びかける際に行っているのは，いわゆる「求人票」の提示，つまり給与や勤務場所，福利厚生などの情報提示である外発的動機・利己的動機への訴えかけにとどまるものではないだろうか。それらも確かに提示すべき情報ではあるが，「それだけ」を伝えても，採用候補者の心をつかむことは難しいだろう。

　実際，居宅中心の訪問診療という仕事は，施設中心の訪問診療に比べると高額な報酬は提示できないし，病院に比べると，福利厚生が十分でなく，外発的動機や利己的動機のアピールは不利になる。その反面，居宅それぞれの生活文化を理解した上で，他職種と連携しながら工夫し行動する場面が多い。また，患者さんと家族からの感謝をダイレクトに実感できる点では，内発的・利他的動機に働きかけやすく，強みであると思われる。患者さんとのコミュニケーションにこだわってきた医療人であればこそ，こうした点に魅力を感じる人も決して少なくないだろう。クリニックはしっかりと「あなたがやりがいを感じる医療を必要としている患者さんが，地域に多くおり，ここではそれを実践できる」というメッセージをまずは伝えるべきである。その上で採用候補者に共感してもらえる理念を掲げ，選んでもらう必要があるのだ。

　なお，動機づけの理論だけでは人材は人材のままであり，組織に貢献できる"人財"に育つことは難しい。動機づけの限界を踏まえた上で，エンゲージメントに取り組む必要がある。詳細は他項（☞ **7章-5**）を参照して欲しい。

2) ペルソナの設定

　ペルソナ設定とは，「求める人物像の明確化」を意味する。医師採用がテーマなら，ペルソナ設定＝採用候補者の医師像の明確化となる。明確な像を描けていなければ，採用担当者が「どのような人が雇うべき人材であるのか」がわからないし，雇用したいタイプの医師に「働きたい」と思ってもらえるようにするために，自院をどのような職場環境にすべきか考えていくことも困難である。ペルソナを作成し，共通認識を持つことができると，次の3つのメリットがある。

　①採用チームで必要な環境設定のための共通認識がそろう

　②採用活動で行う評価の基準や軸ができる

　③誰を雇わないかの判断ができる

①ペルソナの重要性

　グループ診療の確立に苦労している院長は「応募があれば誰でも内定を出したい！」というほど人材獲得に困っており，実際にそのようにしていることが多い。しかしこうしたときこそ，ぐっと耐え，明確な基準を設け，ペルソナに合致する医師を採用することが重要である。「とりあえず医師の頭数をそろえておけば，なんとかなるだろう」と自院にとって採用すべきでない人を近視眼的に組織に迎え入れると，それをきっかけに組織そのものが崩壊することも起こりうる。実際，ある在宅のクリニックでは，組織文化に合わない1名の常勤医のために，もといたスタッフ数名と他の常勤医師が離職に至り，組織を立て直すのに3年かかったことがあるのだ。これは採用した医師個人に問題があったのかもしれない。しかし採用したクリニックにも問題があった可能性もある。つまり組織適応化や定着のための支援が十分できなければ，同様のケースを繰り返すことになる。

　特に，多くのクリニックはスタッフが20人以下の小さな組織である。その中でキャリアやライフステージのあらゆる段階の人に対し，それぞれの望みどおりの働き方を提供できるまでの柔軟性を持ち合わせることは，リソースが限られている以上，不可能である。だからこそ，自院にとってのペルソナをしっかり設定し，今，誰を雇うと定着するのか，逆に誰を雇うと希望に沿わない可能性があるのかを明確に判断する必要がある。

　「ということは，ペルソナでない候補者は採用しないのか」と聞かれることがある。実際は当院でも，設定していたペルソナではない医師も勤務している。しかしこれをもって「ペルソナ設定の意味がない」とはならない。ペルソナ設定のプロセスによって，採用担当者の人材像の共有が図れ，その設定ができれば人材管理について判断する軸，検討するための材料となるのだ。「ペルソナでない候補者だが採用してよいか」，または採用後に「社内の採用担当者がその医師のために講じた何らかの施策が効果的であったか」など，ペルソナ設定の更新や職場環境改善を考える土台とするためにも，まずは初期段階でどのような医師を雇いたいのかを明確にしておくことが必要である。なお，ペ

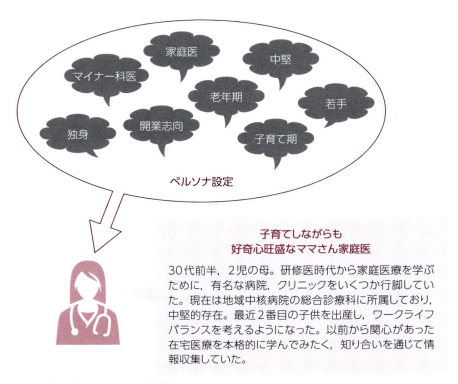

図5 誰を雇いたいのかを明確にする

ルソナ設定にない医師は，多少働きづらい環境である可能性は否定できない．当院はそれでもなお理念に共感し，協力してくれる医師には感謝するようにしている．

②ペルソナの設定の仕方（図5）

まずはペルソナをセグメント（集団）にわけて複数作成し，どのセグメントのペルソナがマッチしやすいのか検討する．セグメントにわける要素は，年齢層，臨床経験，居住地，職場形態（大学病院など），転職歴，価値観やライフスタイルといった，かなり細かい情報が多い．イメージ共有のために，「子育てしながらも好奇心旺盛なママさん家庭医」など，ペルソナに対してわかりやすいタイトルをつけておくとよい．後述するシナリオ作成でも同様であるが，ペルソナは「実際に自院で採用できている医師」のセグメント特定のものではなく，あくまで「組織にマッチする人材」として考え，作成すべきである．つまり，現時点で採用できているかが問題ではなく，どのような人材が自院にマッチするのかを考えたほうがよい．こうしてペルソナを特定した上で，実際にそのような医師に出会えるか，そのような医師は自院の理念や職場環境を魅力的に感じるかなど検証・修正を繰り返していく．複数のセグメント分けの後，その中から実際にペルソナにする採用候補者を選択する．

3）シナリオ（ストーリー）作成（図6）

自院の採用候補者のペルソナ選定後は，シナリオ（あるいはストーリー）を描く．シ

採用候補者の行動シナリオ

Aさんは○○クリニックを見学し，訪問診療の社会的ニーズと訪問診療医としてのやりがいを知る。訪問同行時に，訪問診療の楽しさを説明してくれた3年目の常勤医師が自身のロールモデルのように感じた。また，医師とアシスタントについてくれた親切な看護師とのやり取りを見て，フラットで居心地の良い組織であることを感じた。院長から理念とビジョンを聞かされて，転職を決意した。

- 5W1Hを明確に
- 情緒的に記載する
- 理想でOK！

図6 シナリオの作成

ナリオとは，設定したペルソナがどのようにゴール（自院への応募・採用）に向かうか，その具体的な行動とその背景にあるニーズ（どのような職場に就職したいのか等）を物語風に記述するものである。

ここでは採用候補者がいつ，どこで，どのように自院とそのスタッフとの相互作用があるのかの5W1Hを意識し，時系列に描いていく。採用候補者である医師とクリニックでのシーンや自院の医師や看護師との会話などをイメージし，採用候補者の共感するポイントや，行動から考えうる次の希望・要求を明確化していく。ポイントは採用候補者がどのような感情を抱くかだけではなく，採用候補者側と自院側の両者の行動についても明確にすることである。

4）環境調整

シナリオが完成したら，実際の実現に求められる自院の環境調整を検討し，実行に移す。なお，ここでいう環境は，単に物品や組織の諸条件といったハード面に限らず，職員の働き方や振る舞いに関わるものも含む。クリニックの環境設定が一部抜けてしまうだけで採用に至らないこともあるので，丁寧な環境構築が必要である。たとえば，事例に出した図6のシナリオでは，「クリニック見学への誘導」が転機になっている。これを実現するための工夫を考えなくてはいけない。具体的には，スタッフが地域の勉強会に出席する機会をつくる，クリニックのホームページに見学を促す案内をつくることなどが挙げられる。

直接採用を実現するには，採用候補者に働きたいと思ってもらえる魅力的な組織をつくらなくてはいけない。必要なのは，決して高額な報酬やお洒落なクリニックといったものではなく，共感できる理念とその理念を実現しようとしている様子（医療の姿勢や職場の環境調整）である。

「なかなか良い人材が集まらない」と悩んでいるのなら，ぜひ自院で理念が明確化されているか，スタッフ間でもそれらが共有されているかについて，今一度確認してほしい。

（姜　琪鎬）

2章 医師などの人材確保

2 医師確保（1年以内）

　医療需要の潜在力において，訪問診療と外来診療を比較すると，訪問診療は"ブルーオーシャン"＊と言える。しかし，参入する医療機関が増えれば，今後は"レッドオーシャン"＊になっていく可能性は十分にある（図1）。そのときこそ，選ばれるクリニックになるための差別化としてサービス供給の質が問われることになる。

　サービス供給の質を充実させるために「良い人材を確保して育成することにより，成果を生み出す"人財"にすること」が必要条件となる。

＊：フランスの欧州経営大学院の教授であるW・チャン・キムとレネ・モボルニュの著書「ブルー・オーシャン戦略」で定義された用語である。競争の激しい既存市場を「レッド・オーシャン（赤い海，血で血を洗う競争の激しい領域）」とし，競争のない未開拓市場である「ブルー・オーシャン（青い海，競合相手のいない領域）」を切り拓くべきだと説く。

1 医師採用における流れ

　医師採用の募集に関しては他項（☞2章-1-3）も参照されたい。次に面接（図2のstep 1）を行う。当院の場合，一度の面接のみでは採用を決めない。必ず訪問に同行してもらうことにしている（図2のstep 2）。訪問同行を終えてから内定を出すようにしている（図2）。

　当院では，経営や在宅医療についての記事をZaitakuHacker[1]）というサイトで発信

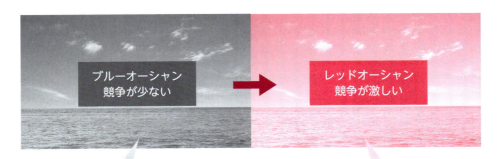

図1　成長に不可欠な"人財"確保

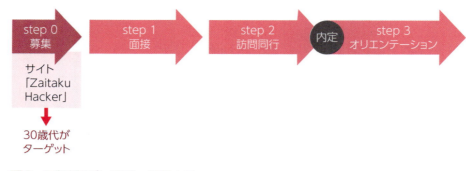

図2 医師採用①：募集〜採用まで

している。これは30歳代の医師をターゲットに「注意・関心を喚起すること」を目的とし，AIDMAの法則に基づいて運営しているサイトである（**図3**）。AIDMAの法則とは，Attention（認知）させて，Interest（関心）・Desire（欲求）・Motive（動機）づけして，感情を揺さぶり，Action（行動）をとってもらうマーケティングの手法のひとつである。当院のアピールポイントは**表1**の通りである。

1）募集から採用へ（step 0）

2018年の箱根駅伝にて4連覇を成し遂げた青山学院大学・原 晋監督の著書で共感できるのが，「採用の原則はチームに貢献できる人」とされている点である。スキルの高さや実績より心根のよい人を採用するほうが，短期的な伸びは小さくても長期的には優れており，当院でもそれを痛感することが何度かあった。大切なことは真摯な姿勢と誠実な人柄である。

以下に，面接（**図4**，step 1）における加点項目と減点項目を挙げる。ちなみに，出身大学はまったく考慮しないようにしている。

①家庭医・総合医：訪問診療と親和性が高い。
②成長意欲：在宅専門医の要件について調べてきている場合はやる気のある証拠。
③理念への共鳴：ホームページを閲覧して関心を示してくれたらやる気のある証拠。

反対に，減点項目は以下のようになる。

①喫煙者：患家の大半は，喫煙者の発する臭いに対して敏感なため。
②基本的なマナー：挨拶ができない，目を見て話せない，椅子の座り方がだらしないなどは必ず患家で悪い印象を持たれ，関係構築が難しくなるため。
③身だしなみ：当院はユニフォームを貸与するが，面接時の服装が乱れていたり清潔感がない場合は採用しない。
④金銭条件：報酬の条件を最初に提示する人間は組織文化に合わないため。

2）訪問同行（step 2）

訪問同行とは，応募者の医師に現場を実感してもらうためでもあるが，我々も応募者が訪問診療に適応できるかを確認している。患者宅に同行する医師は応募者をチェック

ZaitakuHacker
http://zaitakuhacker.com/

ZaitakuHacker（情報サイト）
A：注意　**I**：関心
（へ〜！ 知らなかった！）

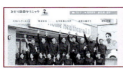 オフィシャルサイト
https://midori-hcl.net/

オフィシャルサイト
D：欲求　**M**：行動
（働きたい・学びたい・知りたい）

採用サイト
https://zaitaku-md.net/

採用サイト
A：行動
（見学する・会いに行く）

図3　ホームページの目的
若手医師の注意・関心を喚起することが目的

表1　応募する医師に対する当院のアピールポイント

①居宅がメインであるため，腰を据えて質を重視した診療ができる
②必ずアシスタントがつくので，診療に集中できる
③診療後に全医師で申し送りを行うので，先輩医師からフィードバックをしてもらえる
④将来の開業を考えている場合には，経営やマネジメントを学ぶことも可能である

step 0 募集 → step 1 面接 → step 2 訪問同行 → step 3 オリエンテーション

〈加点項目〉
• 家庭医・総合医
• 成長意欲
• 理念への共鳴

〈減点項目〉
• 喫煙者
• 挨拶ができない
• 椅子の座り方
• 身だしなみ
• 目を見て話せない
• 金銭条件ありき

出身大学は全く関係ない

図4　医師採用②：面接

しているのだ (図5)。

　応募者の中には担当医しか見ておらず，周囲に配慮できないものがいたりする。例えば患者宅で座布団を用意してくれることを当然ととらえている。だから，主治医が気づかなくても「ありがとうございました」と返せばよいのに，それができない配慮のなさなどが挙げられる。担当医の見えないところでそのような態度であっても，アシスタントは後ろから見ている。結果としてスタッフの1人でも違和感があれば採用を見送る。

　当院もはじめの頃はそういった違和感に対する感度が鈍く，マナーを心得ない人物を採用してしまったことがある。開業初期はとにかく人がひたすら不足するため，採用のハードルが相当下がってしまうためである。スタッフたちに違和感があっても，「人手が足りないのだから，そんなこと言っていられないだろう」と言って採用してしまう愚かな院長……十分注意したい。

3) オリエンテーション (step 3)

　在宅医療に取り組む覚悟の再確認として，他の訪問診療を行っているクリニックに見学に行ってもらう (図6)。他のクリニックの見学以外にも「在宅医療未来道場」という合宿に参加してもらうこともあった。第一線の在宅医の熱い思いに触れることによって，自分たちの使命を実感してもらうことを目的としていた。他施設での態度などを見学先からフィードバックとしてもらっておくと，今後の育成プランに役立つ。

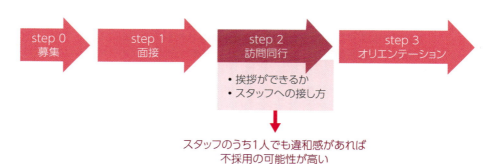

図5　医師採用③：訪問同行

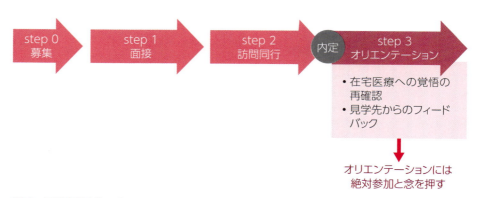

図6　医師採用④：オリエンテーション

どのような形にしろ，オリエンテーションや見学は採用前に組んだほうがよい。絶対参加と念を押すぐらいの強さが欲しい。コストはそれなりにかかるが意義はある。

2 スムーズな入職と定着へ

こうしてようやく採用となる。当院を例に，入職前，入職直後〜1カ月，1〜3カ月後，3カ月目以降の4区分にわけて簡単に説明したい。

1) 入職前 (step 0)

当院では入職ガイダンス（図7）のひとつとして，マニュアルを作成・配布する（図8）。マニュアルには理念とcredo（図9），組織図，入職時の手続きなどが記載されている。業務の概要は，1日・1カ月・1年の流れと定型化しているため，まずは訪問診療の業務のイメージをつかんでもらうようにしている。それから電子カルテの操作法のみならず，ICTツールを使っての他職種との連携をマスターしてもらうためのヒントも記載

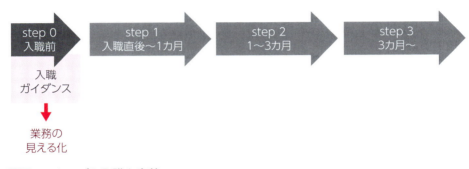

図7 スムーズな入職と定着

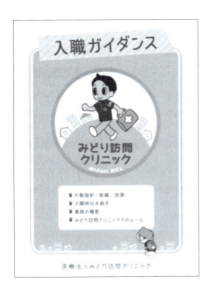

図8 入職ガイダンス
冊子には以下の内容が記されている。
- Credo
- 組織図
- 入職時の手続き
- 業務の概要（1日の流れ，1カ月の流れ，1年の流れ，緊急往診の手順，カルテの作成）
- クラウドサービスの用途と利用方法（モバカル，Google, Evernote, DropBox, ChatWork, Medical Care Station, Teachme Biz, MOV-FAX）
- 就業規則

みどり訪問クリニックの Credo (クレド)

1 患者さんに対して

全ての人が望む場所で
その人らしい時間を過ごせるように支えます

2 共に働く仲間に対して

思いやりの心をもって仲間を尊重し
チャレンジを支え合い
共にいきいきと成長し続ける職場を築きます

3 地域に対して

安心して役割や生きがいをもって
一生暮らすことのできる場を
地域と共に創り上げます

理念を行動規範
に具現化したもの

図9 credo (理念)

されている。ほかには就業規則の要点など，最低限覚えないといけないことが記載され
ている。

2) 入職直後～1カ月 (step 1)

この時期はまだ"定着期間"なので，常に周囲のサポートが必要である。訪問中はア
シスタントが絶えずついてサポートをする (**図10**)。朝・夕の会議では筆者がフォロー
する。毎週の振り返りでは，スタッフが「困ったことはありませんか」と声がけする。
とにかく，困りごとをすぐに解決してあげることで不安を解消することが重要なのだ。

3) 1～3カ月 (step 2)

この時期から待機当番が始まる (**図11**)。夜間は往診車の運転を医師ひとりで行って
もらっている。当院は，患者のサマリーはすべてクラウドサービスで共有しているので
どこからでも患者の状態を把握できる。まだ患者の全体像を把握できていない段階では
ストレス軽減に役立っている。

また，自分が受け持っていない患者の家に確実に到達できるような配慮もされてい
る。具体的にはスマートフォンの連絡帳アプリとナビアプリを連携させることと，患者
の自宅に加えて駐車場の場所までわかるようにしている (☞p145「18. ナビ」)。

4) 3カ月目以降 (step 3)

一通りの診療業務がこなせるようになったので，もう少し視野を広げる時期に入る
(**図12**)。具体的には，地域で開催される多職種研修会に参加してもらっている。そも
そも在宅で療養している患者さんとその家族を支えているのは，医師のみならず，様々
な専門職である。しかし，サービス担当者会議でも開催されない限り，一堂に会する
ことはほとんどない。当院の診療圏の多職種研修会では100名規模で様々な専門職が

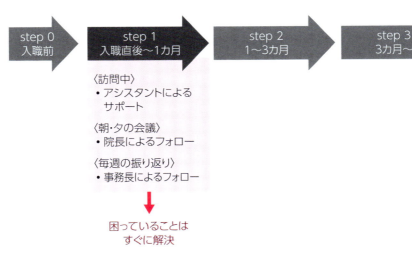

図10　入職直後～1カ月

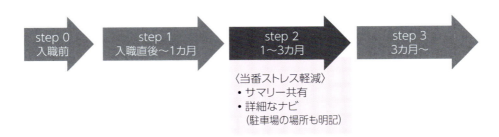

図11　入職1～3カ月

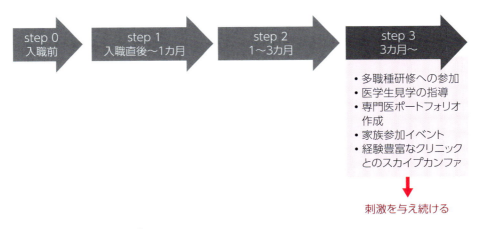

図12　入職3カ月目以降

集まるため，そこで「あの患者さんの担当はこの人だったのか」と初めて顔がわかる。一方で，専門職側にも入職した医師を認知してもらう絶好の機会である。顔の見える関係づくりのためにも参加してもらう。

医学生の地域医療実習は年間約100名以上を受け入れており，毎週数名が医師の訪問に同行している。医学生に説明することで，自身の診療の振り返りとなるし，新鮮な気分になってもらうようにしている。専門医ポートフォリオ作成とは，日本在宅医学会の専門医試験の受験に必要なポートフォリオをつくることである。当院だけではポートフォリオ作成の事例が足りないので，東京の桜新町アーバンクリニックとスカイプで接続して指導してもらっている。つまりこの時期は診療だけでは中だるみが生じるので，常に様々な刺激を受けてもらうようにしている。

　入職後，継続して留意していることは，入職した医師を放置して，孤独にさせないことである。「何か困っていませんか？」が挨拶になるほど，その人の困りごとを解決してあげるのがよい。

　これらの工夫は，当院が初めて採用した医師が当院のルールがわからずに不信感が募り，退職してしまったという苦い経験による。初めての常勤医が入職した頃はこのようなガイダンスもマニュアルもなかったので，常に困惑しながら勤務していたことを後から聞かされて，"土壌"づくりの必要性を痛感することになった。

　もう1点，仕事がしやすい環境をつくってあげる支援は絶対に惜しんではならない。それは医師だからという特別扱いでは決してない。医師も含めたスタッフ全員が仕事をしやすい環境を整えることこそが院長の仕事なのだ。不便を感じるのであれば「○○があると生産性が高まるから購入してほしい」と発言することを奨励している。院長としては，「それが費用対効果に見合うのなら買うよ」と常々言うようにしている。

3　医師確保のロードマップと要諦

　常勤医4名に到達するまでのロードマップ（半年ごとにブロック分け）を図13に示す。図中の大きな赤色の四角は1マス＝常勤医1名，小さなグレーの四角は1マス＝非常勤医1名（常勤医師の1/5と同等），そして黒色の四角は院長を表す。半年ごとに四角の上にある数字は当院の実績に基づいた最低担当患者数と限界担当患者数であり，「最低担当患者数／限界患者数」で示している。最低担当患者数とは，損益が黒字に達するために必要な患者数であり，この人数以下だと赤字になってしまう。限界担当患者数とは，これ以上の患者数を担当すると余裕がなくなり，業務全体に"支障"をきたす人数である。支障とはたとえば，定期の診療の質が下がることにより予防的なケアが十分になされず，時間外の往診が頻回となるケースである。または，院外の専門職との連携がおろそかになり，ケア体制の不備により想定外の入院を余儀なくされるケースなどである。

　なお，この図13では院長の担当患者数は，開業後1年経過してからは減じている。なぜかというと，限界担当患者数まで達すると院長のマネジメントに割く余裕が減じるた

め，組織の脆弱性リスクが高まってしまう。そのため，2年目から院長は常勤医より10名少なくして，ほかの医師に患者を担当してもらうようにしている。その後もマネジメントの負担が増える度に，担当患者数は減じていくべきなのだが，図が複雑になってしまうので，院長の2年目以降の担当患者数はあえて均等に配分した。ロードマップのイメージをざっくりと把握してもらうための単純化であることを承知してほしい。

ロードマップでは，非常勤医はあえてやや多めにしてある。非常勤医は末期がんのような重症患者を担当することは少なく，患者1人あたりの診療の負荷がそれほど大きくないこともあり，1日当たりの訪問件数を常勤医より多くすることが可能なのだ。

非常勤医の雇用は，常勤医雇用で余裕ができても確保しておいたほうがいい。実は非常勤医の雇用継続は，常勤医退職時のバッファーとして必要なのだ。つまり常勤医が退職した場合，すぐに常勤医を雇用できない場合，50名を超える患者を残りの医師が引き継がなくてはならなくなる。院長もしくは常勤医で吸収できればいいが，難しい場合

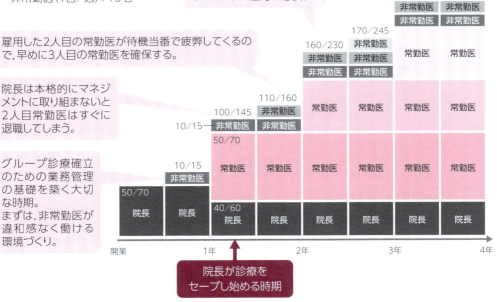

図13 医師確保のロードマップと要諦

非常勤医師は重症系は受け持たないので，担当できる患者数には余裕があるはずである。また，非常勤医師の雇用継続は常勤医師退職時のバッファーとして必要である。院長は，限界担当患者数まで達するとマネジメントに割けるリソースが減じるので，組織の脆弱性リスクが高まる
※非常勤医1名が常勤医1名に移行している

が多い。その場合に，非常勤医が患者引き継ぎを吸収するバッファーとして有用なのだ。常勤医が増えると見かけ上余裕ができて非常勤医を雇う必要がないように思えるが，あえて非常勤医を雇用しておくことはリスクヘッジとしても重要な意味を持つ。

4 2人目常勤医師を辞めさせないためには

1）半年〜1年半

　この時期は，院長は自身の訪問件数をセーブしてマネジメントに注力しないと2人目の常勤医師はすぐに退職してしまう。先述の，1人最適化から2人最適化への試練である。グループ診療確立のための，業務管理の基礎を築く大切な時期でもある。非常勤医師を1名採用するときは，試金石とする（図13）。グループ診療の土壌づくりの練習期間と位置づける。詳細は他項（☞1章-2）を参照されたい。

2）1年目後半〜

　ここで院長に次ぐ2人目の常勤医が入職すれば，院長のフィジカルな負担は軽減される。問題は2人の常勤医の間の覚悟のギャップである。院長たるもの既に覚悟ができているので，3年程度は1人で24時間・365日頑張ろうという決意がある。しかし，新しく加わった常勤医はそこまでの覚悟はなく，2人で交替で待機当番を行うとすれば1年程度が限度となる。つまり，雇用した2人目の常勤医は24時間・365日体制が続くと心身ともに疲弊してくるのである。だから早めに3人目の常勤医を確保して，2人目の常勤医の負担を軽減したい（図13）。

3）2年目〜

　さらに1マス増え，院長含め3人常勤医師体制となる。それに伴ってスタッフも増え，組織マネジメントの複雑さも増す。ここで院長はさらに自身の患者をセーブしてキャパシティを下げるべきである。訪問診療自体は面白いので自身の担当患者数を減らすことをためらいがちであるが，それではマネジメントがおろそかになるため，戦略的に減らすべきである（図13）。

4）3年目〜

　ここまでくると採用しやすい環境となる。なぜなら常勤医が3人以上になると順番に休みをとることもでき，診療以外の業務も分担することが可能である。医師のQOLは1〜2人のクリニックと比べて明らかに向上し，採用マーケティングにおいても他院との差別化が図りやすい。むしろそこをアピールして，4人目を確保するようにしたい（図13）。

　以上，常勤医確保における注意点を述べた。

5 常勤医師雇用の間接費・直接費

　ここで，常勤医1名の採用がどれだけ大きな投資であるかを実感してもらうために，**表2**を示す。なお，月当たりの間接費100万円はかなり低く抑えている数字である。今回，間接費100万円と150万円の2バージョンをつくってみた。

　この間接費とは，採用する常勤医師に紐づく人件費（直接費と解釈する）ではなく，

表2 常勤医師1名の採用（間接費100万円／150万円）

条件：
紹介会社を経由して年俸1,600万円を常勤医師に支払うとする
- 月あたりの医師の人件費＝133万円
- 月あたりのドライバー＋アシスタントの人件費＝37万円
  →月あたりの人件費合計＝170万円

紹介報酬を年俸の20％と考えると320万円，月あたりにすると27万円
1カ月目の患者数：20名（月の後半2週間のみが単独で診療したと考えると，実質は10名分相当）
すべて居宅患者を前提として1名あたりの売り上げ7万円／月とする

月あたりの間接費：100万円

	1カ月	2カ月	3カ月	4カ月	5カ月	6カ月
患者数（人）	10	30	40	50	60	65
売り上げ	70	210	280	350	420	455
人件費	170	170	170	170	170	170
間接費	100	100	100	100	100	100
紹介手数料	27	27	27	27	27	27
単月損益	－227	－87	－17	53	123	158
累積損益	－227	－314	－331	－278	－155	3

間接費を100万円に抑制しても累積損益が赤字から黒字になるには6カ月かかる

月あたりの間接費：150万円

	1カ月	2カ月	3カ月	4カ月	5カ月	6カ月	7カ月	8カ月	9カ月
患者数（人）	10	30	40	50	60	65	65	65	65
売り上げ	70	210	280	350	420	455	455	455	455
人件費	170	170	170	170	170	170	170	170	170
間接費	150	150	150	150	150	150	150	150	150
紹介手数料	27	27	27	27	27	27	27	27	27
単月損益	－277	－137	－67	3	73	108	108	108	108
累積損益	－277	－414	－481	－478	－405	－297	－189	－81	27

間接費によっては，やっと9カ月目で累積損益が赤字から黒字に！

家賃や往診車のリース代など様々な雑費を含めての費用である。当院は債務の返済がないが、債務がある医院ではさらに間接費は高額となる。

採用は紹介会社を経由し、年俸は1,600万円を支払うとする。その場合、月当たりの医師の人件費は133万円となる。先述のようにドライバーとアシスタントが一緒に訪問するシステムの場合、2人合わせての人件費は37万円。月当たりの人件費の合計は医師＋ドライバー＋アシスタントで170万円となる。紹介会社に支払う報酬は年俸の20％として320万円となり、それを月ごとに配賦するとして、月当たりは320÷12で27万円の計算になる。

売り上げは、すべて居宅患者を訪問するとし、患者1名当たりの報酬は7万円/月とした。

患者数、売り上げ、人件費、間接費、紹介手数料とかかるコストを、すべて**表2**のセルに入れて考える（ここでは間接費100万円の場合について述べる）。まず雇い始めの単月損益は、患者10名の主治医になった場合、－227万円である。本来は20名を担当だが、1カ月目は見習いのため、月の前半は筆者（院長）と一緒に回り、患者は持たない。月の後半2週間のみ1人で診療（＝20名担当）したと考えて、実質は月で10名分としている。

次に、1人で月に30名患者を担当しても、まだ－87万円。40名を担当しても赤字である。45名あたりで単月の損益が黒字化する。しかし、累積は依然として赤字のままである。6カ月目にしてようやく累積損益が黒字となるのだ。間接費150万円の場合はもっと遅れ、9カ月目で累積損益が黒字となる。

以上の試算は、常勤医が順調に定着した場合なのだが、累積損益が黒字化するまでにはかなりの期間を要することがおわかり頂けただろうか。だからこそ、常勤医採用には万全の準備で臨みたい。

（姜　琪鎬）

> **2章** 医師などの人材確保

3 医師確保（2年目以降）

1 リクルーティング活動〜同行研修

1 常勤と非常勤の違い

　ここでは筆者が代表を務める医療法人かがやき総合在宅医療クリニックでの事例を述べる。

　あるクリニックで，「2人目の常勤を雇ったが，患者さんからの支持を得られずに辞めてもらった。そのときにはすでに患者数をたくさん増やしていたからとても大変だった」と創業期の苦労話を伺ったとき，2つのことを考えた。

①医師を週5日で雇用すると，辞めたときの負荷が大きくなる

②常勤医師として本当に適正かを見るには，できれば非常勤医師からチェックできると有利

　これを元に，当院は非常勤医師をまず増やしていった。その非常勤医師に夜間の待機も少しずつお願いすることが可能になり，その後，非常勤で働いていた医師が常勤になっていく，という流れになった。

　また，常勤医師も週4日（32時間）[1)]での勤務とし，1日は研究日として近くの大病院の外来などを診てもらうこととした。そうすることでその医師は専門性を維持しやすくなり，人的な交流を通じて病院に在宅医療を伝える「長崎の出島」のような異文化交流の拠点として活躍してもらっている。専門性を維持しながら常勤医師として在宅医療も思い切ってやるための，週4回という形も十分よいものだと考えている。

2 リクルーティング活動

　リクルーティング活動は，現在，自院で働いているスタッフから始まると言える。働きやすいと思える環境をどのようにつくっていくかが最も大事である。スタッフが「1人目の顧客」でもあり，そこを十分にケアすることなくいくら採用しても，すぐに辞めてしまえばコストの無駄である。採用コストを削ってでも自院のスタッフチームに多くの資源を投資することが，最大のリクルーティング活動と考えられる。

　リクルーティング活動の目的は，リクルーティング活動を不要にすることである。ここで働きたいと思う人とどのようにつながり，育てていくのかが課題であり，それに

は人々がどんなときにこの仕事をしていてよかったと思うかを知ることが重要である。

- 患者さんに本当に喜んでもらえてうれしい。
- 自分の能力を最大に活かせたと思うときにうれしい。
- 学ぶことができる環境にいるとうれしい。
- 困ったときに誰かに相談できるとうれしい。
- 楽しいことが日常にあるとうれしい。
- 自分に見合ったチャレンジがあるとうれしい。

このようなことをチーム全体で共有しながら成長できる組織であることが重要である。

3 面接

面接ではなかなか内面まで見られないと言いながらも，面接でわかることは多い。まず，「第一印象」は確実にわかる。見たときの直感，「合うか合わないか」，それだけでもかなり当たる気がしており，履歴書を見るとかえって「できること」に惑わされてしまう。

応募者が前職を辞めた理由と同じ理由で離職につながる場合もあるだろうから，前職の離職理由は重要である。また，細かく，人間観察に優れた人（特に女性）にも必ず同席してもらうのがよい。できればSPI（市販の，webで広く行われている職業における適性検査）[2]の結果が手元にあるとなおよい。SPIの結果で偏りが強いことは後々問題になる場合があるので参考にしてよいだろう。

4 オリエンテーション

オリエンテーションは組織化してくれば手わけして行う。クリニックの理念に関するレクチャーや全体研修などで，理念に関して自分で考える時間を1日とるようにしている。理念ブックを作成しているので，そのなかの1つのストーリーを3人組みになって全体に発表するワークを行い，新入スタッフと古いメンバーが互いに学べる形になっている。

5 同行研修

入職後1カ月ほどは同行し，様々な在宅医療の考え方からルールなどを学んでもらうことになる。また，多人数で伝えるので漏れなどが出ることがあるため，チェック表を作成し，時間があるたびにまだ伝えていないことをつぶすようにしている。

文献

1) 厚生労働省：医療法第25条第1項の規定に基づく立入検査要綱の一部改正について. 2016.
   [https://www.ajha.or.jp/topics/admininfo/pdf/2017/170105_2.pdf]
2) リクルート：中途採用向け 適性検査SPI3.
   [https://www.spi.recruit.co.jp/service/product/spi3_g.html]

（市橋亮一）

2章 医師などの人材確保

3 医師確保（2年目以降）

2 自院と合わない場合

1 いつ判断するのか

　不幸なことに採用した医師が自院と合わないケースが生じることがある。当院の場合，定着期間として3カ月を設定している。この間に判断するようにしているが，最初の1カ月は院長との訪問同行なので，実質的には独り立ちしてもらってからの2カ月間が判断期間である。判断基準は非常勤医師と常勤医師では違ってくる。

1）非常勤医師

　非常勤医師の場合は家の中での診療活動に絞って判断する。つまり，在宅では病院での診療をそのままやるのではなく，療養者視点に立って取捨選択ができること，患者・家族との信頼構築ができることである。前者はカルテの診療録が手がかりになるし，後者は随行するアシスタントからの評価が役立つ。

2）常勤医師

　常勤医師の場合は診療活動が家の外，すなわち地域まで広がるし，組織へのコミットメントも判断基準に入ってくる。

①地域まで広がる診療活動

　地域まで広がる診療活動とは，多職種連携（☞2章-6）によるチーム医療が実践できるかである。この場合，看護職やケアマネジャーなどの地域の専門職とのコミュニケーションを丁寧に行うか，迅速に対応してくれるかが重要になる。判断材料としては，院長自ら，その医師と連携している他職種から評判を尋ねることであろう。ここで留意しておきたいのは，初めて在宅医療の世界に入ってきた医師に対して豊富な知識や経験を求めているわけではないことだ。地域の専門職は我々以上に在宅療養のエキスパートであることが多いので，その医師が現場の専門職の話に傾聴する姿勢を重視しているのだ。「この先生は，上から目線ではない。わかろうと努力してくれている」ということを知りたいのだ。傾聴こそが，フラットな関係を構築するための第一歩なのだ。余裕があれば，専門職に対してアンケート調査を行ってもよい。データを蓄積すれば今後の判断基準がより精緻化するし，自院の組織カイゼン（☞5章-3）にも繋がる。

②組織へのコミットメント

　組織へのコミットメントとは，最終的には組織に対する貢献の意識と実践を指すのだ

が，入職後3カ月以内でそこまで求めるのは彼らにとってハードルが高い。まずは組織人としての常識ある行動をしてくれるかを基準にしている。基づかない行動とは，たとえば全スタッフが集まるミーティングをしたとする。皆が討議している最中に，その医師だけが他人事のようにPCやスマートフォンの画面を眺めたりする。もしくは，院長の目が届かない往診車内でクリニックの方針に投げやりな発言をする，などである。実は，そのような医師に限って公の場で発言できる場を設定しても，何も言わないケースが多い。些細な行動に思えるが，スタッフは意外なくらい医師の立ち振る舞いを観察している。つまり，院内で医師の一挙手一投足の影響は大きい。放置すれば，その医師が"腐った林檎"となり，他のスタッフを腐らせることになりかねない。

しかし，問題と思われるような行動があるスタッフから指摘された場合，いきなり"腐った林檎"と決めつけてはいけない。他のスタッフからも同じ認識だったかの裏とりをするように心がけたい。同じ事象に対しての認知や解釈の差はよくあるのだ。

組織へのコミットメントという観点から言えば，例に挙げたミーティングのように全スタッフで何かをする際に，どういう反応をするかを確認しておくのがよいだろう。

2 どうやって伝えるか

1) 前提に気をつける

前述①②どちらでも，問題点が認識された時点で話し合いの場を設けるべきである。先にも述べたが，設定した定着期間内にあらかじめスケジュール化しておいてもよい。

話し合う前に気をつけておくべきことは，医師はプライドが高い人種だということである。これは自身を振り返ればおわかりかと思う。このプライドは卒後年数と正比例することが多い。そのプライドを踏みにじらないためにも人格や，正しいか誤りかを焦点にしないことである。ここを焦点にすると相手はプライドを踏みにじられた気分になり，建設的な議論ができなくなる恐れがあるのだ。よって，その医師自身が在宅医療と病院医療との違いを理解して視点を変えてくれるのか，理念を理解して組織に貢献したいという思いがあるのかを焦点にすべきである。つまり，訪問診療を通じてその医師と組織がwin-winの関係を構築するために，院長は何を手助けできるのかを論点にすべきなのだ。

話し合う際には，「先生と当院がwin-winの関係を構築するために，僕は何を手伝えるのかを話し合いたい」と前置きしたほうがよいだろう。相手も前向きな気分で臨んでくれるはずである。

なお，具体的に指摘する前に再確認しておきたいことがある。診療活動について指摘したいのなら，在宅医療というものと，在宅でのコミュニケーションについて，どれだけ理解しているのか再度確認したほうがよい。組織のコミットメントについての指摘な

ら，自院の理念やクレドについての再確認から始めたい。自院の論理を展開する上での拠り所を表明しておくのだ。そうしておくと，なぜギャップが生じてしまったのかの理解もしてもらいやすい。

さらにもう1つ，具体的な指摘の前に触れておきたいのは，その医師ができていることもコメントすることである。問題点の指摘に終始せず，相手を客観的に見ているという態度を伝える上でも欠かせない手順である。

2) 事実確認の指摘

ここで具体的な指摘に入るが，絶対に避けたいのは，「なんで，そんなことしてくれたんだ！」のように，いきなり決めつけてから始めることである。相手は逆上して，もはや話し合いにもならなくなるだろう。

まずは事実確認の作業から入りたい。その事実に関して相手の言い分，すなわち認知しているかを確認する必要があるのだ。ここでは院長の解釈が入るコメントは極力排除したい。

本人が否定した場合は，複数の情報源から確認したことを告げるが，再度否定した場合は同様の問題が起きるまで待ったほうがよい。

3) その後の対応

本人が事実として認めた場合は，止むに止まれぬ事情があったのかを確認する。言い訳に聞こえようが，断定せずにきちんと傾聴すべきである。そして，本人の現在の気持ちと，どうすべきだったかを教えてもらう。ここで，指摘した点を反省し，改善に努めてくれるのなら，院長が手伝えることはないかと提案できる。しかし，事実を認めても，深刻にとらえず自身を正当化するのなら，対応を考えなくてはいけない。

ここで，先ほど述べた指摘前の再確認のステップが意味を持ってくる。つまり，その医師のベクトルの向きと自院のベクトルの向きが一致しないことを指摘するのだ。これはどちらが正しいという論争ではない。だから，その医師の方向性が間違っているという指摘は一切しない。単に方向が違うので，今のままだと，win-winの関係になれないということなのだ。そして，「先生と当院がwin-winの関係を構築するために，僕は何を手伝えるのかを話し合いたい」と申し出るのだ。この場合，組織の原理原則とも言うべき理念は変えることはできないことを改めて告げておく。その医師が，組織に合わせての方向性を修正することに苦痛を感じたり，不可能だと言えば，ここで働き続けてもらうことは難しいかもしれない。

3 社労士との役割分担

話し合いに際して，院長は努めて冷静に振る舞うようにしたいが，慣れないうちは難しい。先方にとっては，指摘の内容そのものより感情的な反応が先に出かねないので，

ヒートアップする恐れがあるからだ。

　そうならない方策のひとつとして，第三者を同席させることがある。当院の場合は事務長に同席してもらうことがしばしばある。事務長が存在しない場合は社会保険労務士に同席してもらうのでもよい。同席者は発言や判断をしてもらうのではない。あくまでも，当事者が第三者を意識することにより，冷静な議論をしてもらうために存在するのだ。

4　損失

1）経済的損失

　参考までに，常勤医師1人を雇用し，試用期間の3カ月を経た後に退職する場合のコストを試算したい。今回は最も費用がかかる例として医師紹介会社を経由した場合を想定する。そのほうが3カ月の運転資金に加え，今後のクリニックの成長戦略のためにどれくらいの利益を留保しておくべきかがわかるはずである。

　訪問診療の経験がまったくない医師の場合は，最初の1カ月は院長と同行研修なので，入職した医師単独の売り上げに対する関与は実質ゼロである。その後も，居宅の患者をいきなり40〜50名担当してもらうと負担が過大になるので，20名からスタートする。つまり，1カ月目0名（院長と同行研修），2カ月目20名，3カ月目25名とすると，実質的な売り上げに対する関与は315万円程度（居宅患者1名あたりの診療報酬を7万円/月として）となる。その医師が入職から退職の3カ月間にかかる費用が760万円（**表1**）だとすると，「売り上げ－費用」の概算は445万円の損失となる。

2）組織における損失

　初めての常勤医を雇用するとなると，組織のスタッフも緊張する。これは良い緊張である。自分たちが行ってきた業務を見直し，漫然と行ってきたことを改善しようという気運も高まるからだ。そして，入職した医師に期待し，貢献しようと頑張ってくれる。スタッフの期待感が高い分，入職した医師が不適格であるという違和感は，院長よりもスタッフのほうが感覚的に鋭いことが多い。採用した医師は院長の前では素の姿を見せ

表1　常勤医師1名が退職する際の経済的損失例

- 医師給与：年俸1,600万円（3カ月分であれば400万円）
- 紹介会社報酬：会社によって雇用期間で規定が異なるが，200万円
- 往診車（中古車を新たに購入・諸費用込み）：70万円
- アシスタント1名・ドライバー1名給与（単独訪問時からなので2カ月分）：60万円
- 必要物品（PC・カバンなど）：30万円

　　　　　　　　　　　　　　　　　合計：760万円
　　　　　　　　　　　　　　　　（実質的な売り上げ315万円
　　　　　　　　　　　　　　　　　売り上げ－費用＝445万円の損失）

ないことが多く，院長も自身が採用に関わったのでよく見れているというバイアスもかかり，院長が最も，入職した医師のその後を見ることができていないことは自覚しておくべきである。

ここで組織にとって問題なのは，違和感を指摘されても院長が放置しておくことである。もし本当にその医師が不適格な場合，何も対処しない期間が長引くほどスタッフに失望感が広がる可能性がある。不適格者の退職自体が組織へのダメージではなく，院長の状況認識と決断力の欠如がダメージをもたらすのだ。

3) 外部における損失

医師の入退職は地域での評判に影響する。特に居宅中心となる地域密着型のクリニックは，注意しておきたい。担当医制の場合，担当医師が頻繁に代わると，ケアマネジャーと訪問看護師は不信感を抱いてしまう。当院もそんな不信感から，クリニックの変更こそなかったが，新規の患者紹介が激減した時期があった。

5 失敗を次に活かす

医師を採用して，短期間のうちに袂をわかつことのダメージがいかに大きいかを理解してもらえたと思う。だからといって怯んでいては組織の成長もなく，自身は日々の訪問と往診に追われて疲労困憊してしまう。この側面を理解して糧とすればこそ成長がある。定着してもらえる人材を見出して，"人財"となってもらうことに注力しなくてはならないのだ。

（姜　琪鎬）

2章 | 医師などの人材確保

4 医師定着のポイント：常勤医師に継続的に働いてもらうために

　常勤医師が2人になることにより，院長は夜間・休日の待機の負担は軽減するかもしれない。では，楽になるのかと言えば決してそうならない。実は3つの負担が待ち受けているので，本項で述べていく。

1 3つの負担

1) 常勤医師定着への負担

　1つ目の負担は，常勤医師定着への負担である。院長を含む常勤医師が2名になってグループ診療確立への長い道のりが始まる。入職した医師が定着すれば3人目医師加入のハードルは下がる（☞2章-2）。どのクリニックで働くべきか迷っている医師から見れば，2人目の医師の定着は，グループ診療の土台ができているように見え，夜間休日の待機分担が大きくないなど，いくつものアピールポイントがある。しかし，そのためにはやらなくてはいけないことが山ほどある。

　たとえば，これまでの院長1人のために最適化した業務は見直しを迫られる。これまでの業務に慣れてきたスタッフが混乱する可能性が高いので，スタッフが変化に適応できるように，適切な業務設計と説明が必要である。また，2人目の医師は訪問診療が初めてであれば，多職種連携，夜間休日対応などにストレスを感じるかもしれない。院長が頻回にフォローする必要がある。詳細は他項（☞2章-2）を参照されたい。

2) 売り上げの負担

　2つ目の負担は，売り上げの負担である。常勤医師を雇用しても最初の1カ月の売り上げへの関与はほとんどゼロに近い。他項（☞2章-2）で解説したように3カ月経過しても，単月では赤字になるケースがほとんどである。累積する損失の穴埋めのためにも，なるべく早い時期に損益分岐点に到達しなくてはいけない。だからこそ院長は診療に加えて，営業活動が欠かせなくなる。

3) 医師確保の負担

　3つ目の負担は，医師確保の負担である。訪問診療で常勤医師2人体制は依然として不安定である。2人目の医師は理念に共鳴して一生懸命に働いてくれるかもしれない。しかし，夜間・休日の待機を2人交替で1年以上続けると，かなり疲弊してくるし不満

も出てくる。院長とは覚悟のレベルが違うので負担に耐えられる限界点は低い。負担軽減のためにも，2人目の常勤医師を雇用した時点で3人目の常勤医師，もしくは夜間休日を代行してくれる非常勤医師を確保しなくてはいけない。

このように，3つの負担が同時に（！）院長に重くのしかかるのだ。これらの負担を憂鬱ととらえるのか，自身のマネジメントへのチャレンジととらえるのかは自分次第である。断言できることは，常勤医師2名体制は依然として脆弱であるので，現状維持こそ最もリスキーな選択だということである。そして，常勤医師1名のクリニックに戻ってしまえば自院の差別化ができぬまま，競合が新規で参入するたびに神経を尖らせる日々を過ごすことになる。つまり何もしないこともリスクなのだ。

2 それでも医師は去っていく

最初に入職した常勤医師は辞めていく可能性が高い。残念であるが2年以内にほとんどが辞めていくだろう。院長もスタッフも落胆するかもしれない。もしくは，離職した医師の顔を二度と見たくなくなるかもしれない。

しかし，まずはこの格言を思い出してほしい。「勝ちに不思議の勝ちあり。負けに不思議の負けなし」。これは，プロ野球の野村克也元監督の名言として有名である。この格言をこのケースに当てはめれば，「医師の離職には必ず理由がある」と考えるべきだろう。落ち込んでいる暇などないのだ。相手を責めるのではなく，自身に問題があるのではないかと検証してみるべきであろう。以下によくある理由を述べたい。

1）理由①：不透明なシステム

医師の入職によりグループ診療としてのシステムを早急に構築する必要があるにもかかわらず，相変わらず行き当たりばったりの1人最適業務フローのまま手を打たず，業務の見える化もされていない場合である。入職した医師にとっては何が決まりごとかわからないので，モヤモヤした状態のまま職務を遂行することになり，非常にストレスを感じるのだ。

2）理由②：過剰な介入

院長にとっては，せっかく自分ひとりで築き上げた多職種との信頼を壊されるのではないかという不安はよくわかる。責任感の強い院長ほどそういった気持ちに陥りやすい。しかし，その不安はすべての院長が感じるが，エスカレートしないように心がけたい。入職した医師に，院長の診療スタイルと少しでも違えばあれこれと注意をしたり，過剰な介入を行ったりしてしまうのだ。入職した医師にとっては重圧を感じ，居心地の悪い職場になってしまう。

3）理由③：放任

では，過剰な介入とは真逆の放任はどうかといえば，もっと問題が起こりかねない。

たいていは院長がコミュニケーションを怠ることから始まる。適切なフィードバックがなく、方向が修正されないまま自己流の診療を放置すれば、必ずトラブルが起こるだろう。院外の他職種からのクレームが届いた時点で異変に気づき、慌てて介入をしたとする。

しかし、入職した医師にとっては青天の霹靂で、自由にやらせてもらっていると思いこんだら、いきなり口出しされるのは、最初から規制されるよりも苦痛が大きいのだ。

4) 理由④：労務負担

入職した医師がシステムにも馴染み、院長や他職種とのコミュニケーションにも問題は起きなくても、突然辞意を申し出られることがある。何の不満の徴候もなかったのになぜ？　と戸惑ってしまう。この場合、夜間・休日待機の負担が原因の場合が多い。この負担は院長が思っている以上に大きい。院長にとっては待機負担が半減でも、入職する医師にとっては1年の半分も待機があると解釈する。雇用される側は、雇用する側の院長とは覚悟のレベルが違うので、負担に耐えられる限界点は低いことを自覚すべきである。よって、定期的に負担感について尋ねるべきであり、負担軽減の施策を1年以内に実行しなくては不可解な退職を繰り返されることになる。

以上、医師の離職の理由を検証してきたが、これは自院のマネジメントに対する外部評価のひとつととらえてみてはいかがだろうか。自分なりに努力してきたのだから理不尽な気分にもなるだろう。しかし、冷静になって振り返れば先述した理由に該当する点はいくつかあるはずだ。それらの理由と向き合って次善策を練りたい。たとえば、先述の理由①〜④が当てはまる場合、常勤医師を迎える際に行うべき施策は**表1**のようになる。

表1　常勤医師を迎える際に行うべきこと

- 1人最適化システムの見直し
  - 業務の標準化と見える化
  - マニュアル作成（→院内の決まりごとの明確化）
  - 就業規則の作成
- 適切なコミュニケーション
  - フィードバックを頻回に行う
  - 成長を信じ、支援を常に行う
- 労務負担の適正化
  - 労務負担のモニタリング
  - 新たな常勤医採用活動

院長にとって医師の離職は心身ともに疲弊する。しかし、院長自身が否定されたのではない。先程も述べたように、外部評価によって自院の足りない点が顕在化したにすぎない。ここが踏ん張りどころであり、院長自身の成長の好機ととらえてほしい。

（姜　琪鎬）

2章 医師などの人材確保

5 医師以外の人材確保

1 1年目の経験から

1 開業前

　開業時に最も苦労したのは人材確保である。筆者の場合，2012年4月半ばに開業したが，3月末まで東京で仕事をしながら開業の準備を進めていた。面接のたびに名古屋に行くことになっていたが，1件の面接のために帰省するのは非効率なので，数件まとめて面接を行っていた。そこで重宝したのがオンラインアシスタントである。求人広告を出してから，求職者がオンラインアシスタントに連絡を取るのだが，その際オンラインアシスタントが，求職者に事前に尋ねておきたい情報収集と，スケジュール調整や面接会場（何もない倉庫に，リサイクルショップにて800円で購入した机1卓とパイプ椅子2脚のみ！）までの道程の説明をしてくれるので，東京で仕事をしながらの開業準備が可能になったのだ。

2 開業時

　最低でも看護師1名，事務職1名は確保しておきたい。

1）看護師

　できるなら訪問看護の経験者がよいだろう。なぜなら，開業前の準備期から開業後の数カ月間は診療に必要な器材管理や業務のマニュアル化が必要なため，訪問看護の経験が役に立つのだ。訪問診療に同行してのアシスタント業務は，訪問患者が増えてから手伝ってもらえばよい。訪問件数が少なければ1件にかける時間をしっかり確保できるので，院長1名でも可能なのだ。

2）事務職

　レセプト処理と電話対応を担当してもらうことになる。ここで問題となるのが，医療事務経験者の中で在宅医療のレセプト経験者は皆無に等しいことである。開業当時は，レセプトの外注処理のサービスが在宅医療には対応しておらず，自院での処理をせざる

をえない状況だった。おまけに当院の場合，医療事務の実務経験者が採用できず，結局，医療事務専門学校の新卒者を採用することになった。そのため，既に訪問診療を行っているクリニックの院長に頼んで，見学に行かせてもらうことにした。

　それでも業務に不安を感じたので，開業しての半年間は前述したクリニックに従事している事務スタッフに月に一度来てもらい，当院のスタッフが処理したレセプトをチェックしてもらいながら，フィードバックを受けるようにしていた。このフィードバックを卒業して，1人前になるまでに1年半を要したが，院内にレセプト処理のノウハウを蓄積できたことは大きい。

　なお，採用活動と同時に，社会保険労務士の確保・契約はセットで考えておく。社会保険労務士の役割は，雇用のたびに必要な雇用契約書の作成，社会保険関係の手続きである。また，就業規則の作成や，万が一労務トラブルが生じたときのアドバイスをもらう際にもお世話になるのだ。社会保険労務士は組織の成長を後方で支援する大切な外部パートナーであることを肝に銘じてほしい。

2 2年目以降

1 クリニックの差別化が重要

　最低限の人員でスタートして，ようやくクリニックが軌道に乗ってきた。ここでもう一度，クリニックの進む道を考え直しておきたい。

　もし，小さな規模を維持しながら，自院と身近な他職種のつながりだけで訪問診療を完結したいのであれば，現状の少人数のスタッフで続けるのがよいだろう。院長自身も管理スパンが拡大しないので，内部統制もしやすいかもしれない。この規模感ならマネジメントの重要性はそんなに感じないだろう。しかし，外部に目を向ければ，小規模のままでは新たに参入する競合との差別化が難しい。訪問診療を専門に掲げる診療所の場合，24時間・365日対応は最低限の要件なので，小規模組織のままでは，差別化ポイントがせいぜい院長の人柄ぐらいなのだ。つまり，常に競合からの脅威にさらされると考えてよいだろう。

　外部の視点で差別化できるポイントを明確にし，さらに地域のレベルアップに影響を与えるような展開を行いたいのなら，もう1つ階段を登らなければならない。それは組織づくりという階段である。そこに踏み出すのなら，マネジメントに腰を据えて取り組む必要が出てくる。そして，クリニックが，これから"やるべきこと"，"やらないこと"を明確にする必要がある。この"やるべきこと"を実現するのが戦略である。「組織は戦

略に従う」[1]とチャンドラーが言うように，組織づくりは経営戦略に基づいて行われるものなのだ。

　組織は機能的側面と文化的側面がある。両者をアップグレードするためにも，採用活動を本格化しなくてはいけない。つまり，採用活動を仕組み化することである。実は「採用活動」というのは仕組み化の流れの中では1ステップにすぎず，全体の流れを最適化することを意識すべきである。大まかな流れは図1のようになる。以下にこの流れの中での重要ポイントについて解説したい。

　組織は機能的側面と文化的側面があると述べたが，まずは機能的側面について説明する。

① 理念定義

開業前に院長自身が明文化しておく

② ビジョン立案

2年目以降で可能。1年目は経営を軌道に乗せることに集中するだけでもよい

③ 戦略策定

2年目以降で可能。1年目は経営を軌道に乗せることに集中するだけでもよい
（詳細は☞p22「3 選択と集中」）

④ 組織図確定

2年目以降で組織の機能的側面の明確化により可能。1年目は最低限のスタッフしか採用できない

⑤ 採用活動

2年目以降から仕組み化を考える。1年目はクリニックの知名度も低く，採用の自由度は低い

⑥ 人材育成

1年目でも，診療報酬系の事務職育成だけは着手しておく。アウトソーシングのままでは院内にノウハウが残らない。2年目から，他のアシスタント・医師の人材育成に着手する
（詳細は☞7章-3）

⑦ 組織文化醸成

2年目以降に着手する

図1　採用活動の仕組み化

2 理念定義とビジョン立案（図1の①②）

　他項（☞2章-1-3）と重複するのだが，医師以外の人材確保においても，非常に重要なポイントである。再び解説する。

　組織文化は後発的に醸成されるものであり，その前提として理念，ビジョン，クレドが必要になってくる。ここで，"理念"と"目的"と"クレド"について混同しないように解説しておく。

1）理念

　理念とは，クリニックが何のために活動を行うのかを指したものである。つまり，クリニックの存在意義，使命を表現したもので，時代によらず不変のものである。

2）目的

　一方，目的とは，理念をベースに，クリニックが日々の活動を通じて将来的に成し遂げたいことを指したものである。一般的には時間軸を入れて策定し，時代に合わせて変えていくものである。定量化すれば経営目標という言葉に言い換えることができる。

3）クレド

　最後のクレドは，"理念"にもとづいた"目的"を実現してくための「行動規範」や「判断基準」を言語化したものである。理念，目的，クレド，組織文化を時間軸で眺めれば，次のような順序になる。

　①まず，院長の理念と目的がある

　②その理念をもとに，皆でクレドを作り上げる

　③目的実現に向けて活動をする

　④日々の活動を糧に，組織文化を醸成する

　ちなみに，入職する側の視点から言えば，「理念そのものが，院長自身が何者かを表しているので，入職を判断する際の最大の判断基準になる」となるだろう。採用活動において他の医療機関と差別化するためにも，理念は非常に重要だ。理念がなければ，スタッフ自身にこの組織で働く意義が見いだせず，担当する患者を漫然とこなす日々になってしまう。そして，いつの間にか「何のために自分たちはこんな大変な思いをしているのだろう？」と疲弊していってしまう。当院の理念，ビジョン，クレドをそれぞれ表1に表す。

　ただし，開業時から院長が明確な理念を持っていることは稀である。実際，筆者も自分の生まれ故郷に貢献したいという漠然とした想いから開業したにすぎなかった。地域に出ていき，在宅療養者と家族の苦労，支える専門職の奮闘ぶりを目の当たりにすることで問題意識が高まり，理念が固まってくるはずである。そうすれば，おのずとめざす目標（ビジョン）も定まる。そして，ともにめざしてくれる人が集まり，目標に到達していく過程で組織文化を醸成することになるのだ。

表1 当院の理念，目的，クレド

1. 理念
自身が在宅療養を選択したいと考えたときに自身をゆだねることができるようなクリニックでありたい
2. 目的
在宅療養者と支える専門職のためのハブクリニックになること
3. クレド
1. 患者さんに対して 　全ての人が望む場所で，その人らしい時間を過ごせるように支えます 2. 共に働く仲間に対して 　思いやりの心をもって仲間を尊重し，チャレンジを支え合い，共にいきいきと成長し続ける職場を築きます 3. 地域に対して 　安心して役割や生きがいをもって，一生暮らすことのできる場を地域と共に創り上げます

3 組織図確定（図1の④）

　クリニックにおいて各部門がどのような役割を持つかということであり，組織図に反映される。組織図は，クリニックがそのビジョンを最も効果的に実現するために必要な機能とその集合形態を検討し，構築されていく。

　多くの組織図は，ツリー状で組織の構造を表し，責任権限関係や部門の関係などを示している。ポイントは，その部門を以下の4点について明確にすることである。

　①クリニックの中での部門の役割と位置づけ

　②部門の専門性

　③部門をわける理由

　④隣接部門と何が違い，どう連携するのか

　以下に①～④の観点から代表的なクリニックの組織形態について解説する。

1）外来部門拡大型もしくは在宅特化型（1年目）の組織（図2）

　もともとは，外来部門として，医師（小規模のクリニックの場合，院長1人が大半だろう）と看護師が所属している。この場合，組織図に在宅部門が拡張されたとしても，所属する医師と看護師は外来部門と兼任しており，外来と在宅を一括りとして診療部門に所属している医師・看護師と考えたほうがよいだろう。この規模であれば，部門をわけないほうが効率的である。事務部門と診療部門との連携に関しては，これまで建物の中で行われていた連携が，建物の中（事務部門）と外（診療部門）との連携に工夫が必要になることだろう。

　在宅特化型の1年目も，スタッフもまだ少なく小規模なので，部門としては，事務部

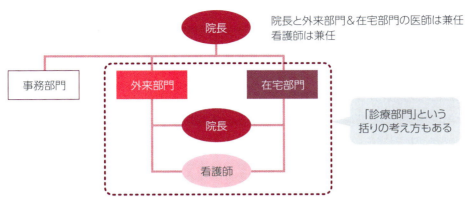

図2 外来からの拡大型

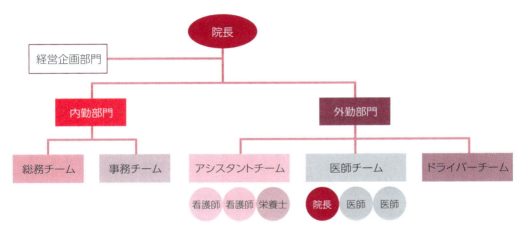

図3 在宅特化型（2年目以降）

門と診療部門が存在するだけのシンプルな組織図になると思われる。

2）在宅特化型（2年目以降）の組織（図3）

2年目に入り，訪問する患者数が増え，資金的に余裕ができてくる段階で，スタッフを増員することになる。なし崩し的にスタッフに様々な役割を兼任してもらうと，ミスも増えるし，責任の所在も不明確になる。だからこそ，組織図で各部門と各チームの役割と位置づけを"見える化"し，スタッフに自分自身の役割を認識してもらう必要がある。当院の組織図（図3）を参考までに示しておく。

①経営企画部門

　院長と事務長が所属し，ビジョン策定と戦略立案，資金計画を決定する。この部門は院長が入職した段階，もしくは，各チームのリーダーが育った段階で設置してもよい。

②内勤部門

　部門内には，総務チームと事務チームが存在し，総務チームは人事関連，備品管理，ICTインフラ整備，来客対応，研修会の準備などを遂行する。事務チームは診療報酬

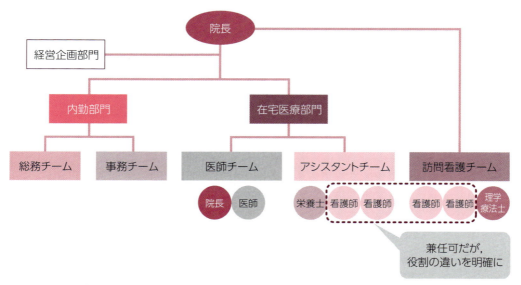

図4 訪問看護ステーション併設型

関連の業務のすべてと，院外他職種・家族・他医療機関からの問い合わせを整理して外勤チームに伝達することを主な業務としている。

③外勤部門

医師チーム，アシスタントチーム，ドライバーチームが存在し，各チームに所属する3者が往診車に乗車し，訪問診療を行う。なお，アシスタントチームに所属する職種は看護師とは限らず，様々である。業務としては，医師の診療の補助と他職種連携における医師との橋渡しがメインになるが，訪問希望の患者宅を単独で訪問してのインテイク業務も行っている。また，それぞれの専門性を活かした業務を行ってもらうこともある。たとえば，管理栄養士の場合は，訪問栄養指導に携わってもらっている。

3) 訪問看護ステーション併設型の組織（図4）

地域によっては訪問看護ステーションの数が不足していることもあり，また訪問看護師と一体感を持って診療を行いたいとの思いが強いときは，自前で訪問看護ステーションを運営する場合もある。その場合の組織図が図4である。この場合，院長の管理スパンが拡大する可能性があるので，自身がマネジメントに充てる時間も考慮しておく必要がある。

訪問看護ステーションの看護師にアシスタントを兼務してもらうことは合理的にみえるが，看護師側からすれば，業務の深さ（アシスタントの場合，患家と関われる時間が短いので浅くなりがち）や広さ（アシスタントの場合，他職種との橋渡しも主業務のひとつであるため，地域を俯瞰する視野の広さが求められる）の違いに戸惑うケースが少なくないので，兼任前に役割の違いを確認しておきたい。

ここで注意しておきたいのは，図3と図4における組織図の違いは，戦略が反映された結果である。たとえば図3においては，地域の訪問看護ステーションの充足状況を勘案した上で，戦略上，訪問看護ステーションを持たないという選択をしたためにこのような組織に至ったという解釈ができる。図4の組織は，地域に自院が満足できるような訪問看護ステーションが足りないため，もしくは外部に対する自院の差別化ポイントとして，医療・看護の一体化を打ち出したという解釈もできるのだ。

4 採用活動（図1の⑤）

人材は組織に貢献してもらってこそ“人財”になるのだが，「採用→育成→委任」のプロセスを経る必要がある。よって，このプロセスの入口にあたる「採用」は重要なフェーズであり，その活動に経営資源（費用，時間）を投入する価値は大いにある。

1）採用の前に

どのような人材を採用すべきだろうか？　その答えは「優秀な人ではなく，一緒に働きたいと思う人を採用すべき」である。これは，何のスキルもないが仲のよい友達を自院に迎え入れるべき，と言っているのではない。各部門で要求される専門性の最低限のスキルは必要である。その上で即戦力の高度なスキルを持っている人を採用するよりも，多少のトレーニング期間は必要だが“一緒に働きたいと思う人”を採用したほうが，結果的に自院の組織文化を醸成しやすいのだ。“一緒に働きたい人を”を言い換えれば，自院のビジョン到達に向かって意欲的に働く姿がありありと想像できるような人，ということだ。

一般的に，院長は「優秀な人」を採ろうとするだろう。しかし，優秀な人がいつでもどこでも優秀かといえば，そんなことはない。そのクリニックに「合う」「合わない」の問題が出てくる。そのときにクリニックに合う“っぽい”人を雇うことは，「院長が理想とするクリニックを，熱意をもって“一緒に”つくっていけそうな人」を雇うことである。その意味で，筆者は箱根駅伝の青山学院大学・原監督に共感する。

2）人材紹介会社の利用の仕方

最初から行きあたりばったりで，有名な人材紹介会社に依頼するのは得策ではない。なるべく，先に開業した医師を仲介して実績のあるエージェントを紹介してもらうのがよい。

クリニック側も心得ておきたいことがある。その人材紹介会社の方は自院の人事担当なのだ。だから，担当者を業者扱いするのではなく，自院の採用担当者であると思って接するべきである。依頼時のミーティングでは淡々と採用要件を伝えるのではなく，自院の理念・ビジョンを語り，どういう人が欲しいのかを熱心に伝えていくことで，共感する仲間になってもらうのだ。その担当者を通じて採用に至ったスタッフが活躍していた

ら，折を見て担当者にそのスタッフの活躍ぶりを報告し，感謝の言葉を伝えておきたい。

はじめはそのように地道に採用を続けていき，さらに工夫を凝らすなら，人材紹介会社の担当者向けの説明会を行いたい。自院のプレゼン資料を作成した上で，各社の担当者に一堂に会してもらい，自院の実績やビジョン，1日の業務の流れなどを説明し，求める人物像について，熱意を持って詳しく伝えると良い。このような取り組みを行うことで，各社の担当者により発奮してもらえるようになる。

3) 面接法：2度の面接で済ませる方法

採用には細心の注意を払い，何度も行いたいところだが，開業2年目以降になれば診療に追われ，時間の確保も容易ではない。そのため当院は，2度の面接で採用の確度を上げる方法を実行している。

一次面接は，事務長と現場のリーダー格の者に，現場の仕事の説明とともに候補者の人柄のチェックをしてもらう形にした。当院が面接時に必ず確認しているのは以下である。

①理念への共感

②ストレス耐性（人の目を見て話せるか）

③過去の大きな転機について

特に③については，そういった場面において「どう考え，どう行動したか」という話を聞けば，その人が意思決定の際にどのような価値基準で動く人なのかが見えてくる。実際，仕事から得る結果というものは，数多くの意思決定の積み重ねにすぎないものである。そのため，「どう考え，どう行動したか？」を尋ねることにより，「ああ，そういう価値基準でそういう意思決定をする人ならば，一緒に働いてみたい」といったことが判断できるようになる。

一次面接の面接担当者が「この人は採用したい」と判断した場合，二次面接を行う。二次面接は院長との訪問に同行してもらうスタイルにしている。二次面接を訪問同行にしているのは，現場での仕事を実体験することで自身に合うか判断してもらうことが第一に挙げられる。また，現場で採用候補者とやりとりする中で，その人の立ち振る舞い・仕草・表情などから，候補者の適性を確認するためでもある。

5 組織文化醸成（図1の⑦）

次に，組織を文化的側面から考察したい。強い組織には確固たる組織文化の醸成が必要になるとよく言われる。なぜ，組織文化が必要なのだろうか？　組織文化を外部の視点と内部の視点にわけて，その理由を考えてみたい。

1) 外部の視点

外部の視点から考えると，組織文化はクリニックのイメージと結びつくものである。特にリクルーティングにおいて，このイメージは強力な武器になる。

たとえば，飯塚病院はチャレンジ精神が高く，若手医師の活気に溢れているイメージがある。そのイメージのおかげで向上心の高い研修医が集まる。具体的には飯塚病院出身者の齊藤裕之先生（山口大学医学部附属病院総合診療部），横林賢一先生（ほーむけあクリニック），金井伸行先生（金井病院），大杉泰弘先生（豊田地域医療センター），関有香子先生（下北沢レモン在宅診療所），千葉大先生（Family Medical Practice Hanoi）など，開拓精神旺盛な医師を輩出しており，それぞれの発信能力が高い。また，指導的立場にある井村洋先生，清田雅智先生，小田浩之先生，吉野俊平先生がさらにイメージを強化している。研修指定病院としてのブランディングに成功しているから，競合に優位に立てるのだ。

　このような魅力的なイメージが形成できたのは，教える文化が組織に浸透していることが根本にある。

2) 内部の視点

　内部の視点から考えるとは，クリニックで働くスタッフからみた場合である。どんな組織文化にしたらいいのだろうか。アドラーが提唱する「共同体感覚」における"他者貢献"や"他者信頼"を育むことをめざすべきだろう。

　「自分は，このクリニックの文化に合っているから，ここで働こう」

　「このクリニックの組織が心地よいから，このクリニックに貢献することでクリニックに長く居続けたい」

　「院内の気の合う仲間と，もっと地域をよくしたい」

　つまり，組織文化スタッフをまとめるための大きな物語として機能するものなのだ。

文献

1)　アルフレッド・D・チャンドラーJr., 著, 有賀裕子, 訳：組織は戦略に従う. ダイヤモンド社, 2004.

（姜　琪鎬）

2章 医師などの人材確保

6 地域連携の重要性

「地域連携が大事」と繰り返し言われるが，なぜだろうか。

1つには，人生まるごと担当するという在宅医療・介護・福祉・看護の領域では，どんな専門家でさえも患者の人生の一部しか支えることができないためである。

そしてもうひとつは，現在表面化している問題の解決は1つ上のレイヤー（階層）で，すなわち個人で解決できない問題は家族で，家族で解決できない問題は地域で解決できることがあるからであろう。よって，より上位からのアプローチで解決できないか模索することが地域包括ケアシステムであるとも言える。

1 在宅医療におけるボトルネック

在宅医療に絞って考える場合，ある患者が病院から在宅医療について知り，選択し，実際にサービスを受けるまでには，大きくわけて図1の4つのボトルネック（難しくて，うまく進めにくい箇所）が考えられる。

在宅医療の普及を「ボトルネック理論」で考察してみる。「ボトルネック理論」とは，ある反応の全体のスピードは最も遅い反応のスピードと同値になる，ということである。

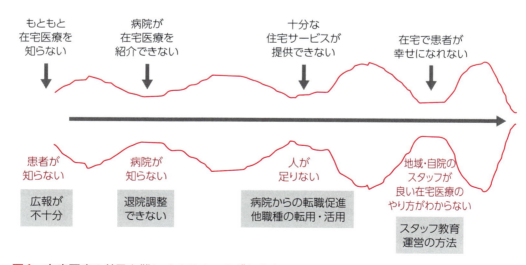

図1 在宅医療の普及を難しくする4つのボトルネック

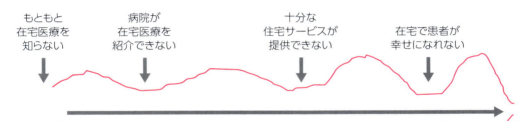

図2 4つのボトルネックへの対応
赤字:有効性が高いもの

① もともと在宅医療が知られていない
② 病院が在宅医療を紹介する力量がない
③ 十分な在宅医療が提供できない
④ 在宅医療に行ったが幸せになれない

これについて，地域全体を見渡して何が足りていないのか把握し，働きかける必要がある．その役割は流動的で活動は多岐にわたる．当院ではその統括のために総合プロデューサーを1名，アシスタントプロデューサー2名を配置している．

図2のように，それぞれのボトルネックに対して最適な活動を行っていくことで，地域がより活性化する．そこに人材を当てることは重要であろう．国で言えば外交政策にも近いため，外務大臣のような仕事になっていく．

2 なぜ多職種連携がうまくいかないのか

多職種連携には5つの壁と，患者側の要因，合計6つが問題として考えられる．図3は5つの壁を示しているが，この壁のどれか1つにでも躓けばうまく連携ができず，難しい．以降，1つずつ説明したい．

1) 人的医療資源不足

人口が小さい地域では，多職種連携のもとになるサービスそのものが提供されないことが多い．また提供されたとしても忙しくなりすぎたりしてサービスが十分に提供でき

ない場合がある。

2) 地域資源の不十分な活用

地域に資源があるのにそれが知られていないために活用されていない場合もある。同じところのサービスばかりと組んでいるチームが増えると，外界との連絡が繋がらなくなったりする。また市や県の境界を超えると突然，資源がわからなくなったりするため，そこも意識的につながっていくことを検討する必要がある。

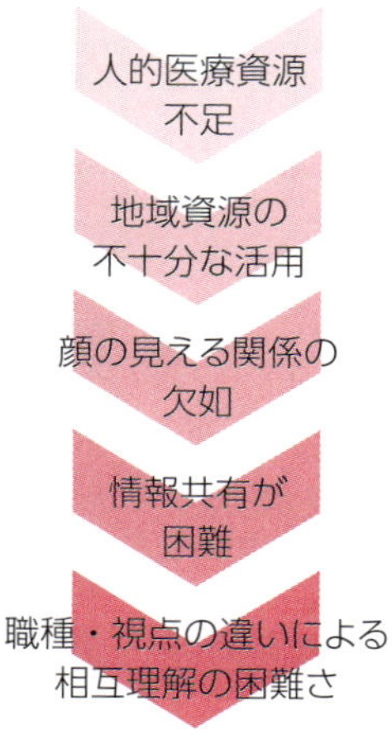

3) 顔の見える関係の欠如

「顔の見る関係」というキーワードが共通言語になりつつあるが，顔が見え，相手の性格と力量がわかる程度にならないと，仕事がうまく捗るというところまで

図3　多職種連携における5つの壁

にはたどり着かない。ラッキーなことに，一度顔の見える関係になればそれが失われることは少ないため，地域連携とは「積み上がっていく関係性」と言える。長くやればやるほど知り合いが増え，仕事はやりやすくなる。

4) 情報共有が困難

専門家は正しい情報なしでは機能できず，そのためインフラとしてどのような情報共有を行うかは大変重要なポイントになってくる。すべての職種が繋がれるような情報共有の仕組みを検討し，実践することが重要となってくる。特に，端末に入力してもらうことを検討するとき，家族や介護関係，デイサービス，ショートステイなどの介護系の人々にどのように情報を入れてもらうかが難点となってくる。

5) 職種・視点の違いによる相互理解の困難さ

多職種はその視点の違いにより，まったく同じ患者を見てもまったく違う評価を下す。そのため，相手が自分と同じ見方をしない（できない）ことから不信感を募らせることがある。情報をカンファレンスなどで共有することがないと，チームとしての機能そのものが難しくなることがある。また，介護系人材は結論を最後に，医療系人材は結論を最初に提示することが教育されているため，相互のコミュニケーション手法の違いが無駄な感情的しこりを引き起こすことがあると感じている。

6) 患者側の要因：患者さんは多面体である

患者は医師には「大丈夫です，お蔭様で良くなりました」と言い，ヘルパーには「痛みは全然良くなっていない」と言う。このように対応者によって患者そのものが見せる顔が異なることがあるため，一緒に働いているメンバー同士で理解し合うのが難しくなっている場合がある。そのようなときにもカンファレンスにより，全体像を理解することが可能になる。

3 自身は「何」で貢献できるのか

それぞれのチームメンバーはそれぞれの強みで貢献し，弱みをお互いにカバーするというのが必要になってくる。特に医療系のメンバーにとって重要なのは将来への見通しであろう。がん患者さんの対応にケアマネなどがついてこられないのは，「あんなに元気な患者が3週間後に亡くなるとは夢にも思わない」ためである。

残り時間や展開の速さなど，医療者でないと読み切れない将来の流れ，急変の可能性などをあらかじめ伝えておくことで，他の職種が有効に働くことを大きく助けることができる。主治医が「残り時間は2～3週間かもしれない」と伝えた直後に，ケアマネが，実施するのに3週間以上かかる（！）住宅改修を提案してくることを，ご家族はとても不安に思っているであろう。

4 自身の時間配分

世の中で最も貴重なものは時間で，これはどんな人間にも等しく与えられているものである。これをどのように使うかが大事になってくる。一般的には，急ぎかどうか，重要かどうかでマトリックスを書き，急ぎだが重要でないことをなるべく少なくし，急ぎでないが重要なことになるべく力を注げるようになることが大切になってくる（**表1**）。そこで，2つのアプローチが出てくる。

表1 自身の時間配分

	急ぎ	急ぎでない
重要	やらざるをえない	力を注ぎたい
重要でない	なるべく減らす	なるべくやらない

1）なるべく減らす

まずやらなくてよいことを挙げる。自分たちの理念や自分自身のあり方から考えて「やらなくてもよいこと」を少しでも多くつくることができれば時間の短縮になる。その優先・劣後順位付けをはっきりさせることは非常に有用である。

2）なるべくやらない

なるべく多くのことを他人にお願いできるように設計することが重要である。また，途中からだとわかりにくくなるので，なるべく早い段階からその人にお願いすることをめざす。そのプロジェクトの目標と価値，どの程度で「相談」してほしいか，失敗はどのような状況か，などを伝える。完全に任せられるレベルの人物がいればよいが，そうでなくてもなるべく誰かに任せるようにしていくことをめざす。その人の練習という側

面と，自分の依頼の仕方の熟練という面もある。

　うまく依頼でき，その仕事を思い通りに行ってもらったときの喜びは非常に大きなものがある。最終的には自分はこの世からいなくなるのであるから，自分が居ることを前提とした業務管理は不十分と言える。創業期の自分ひとりでの判断から，何人かの衆知で解決できるような仕事分担・合議制の確立までの育成を含めて考えていくことが重要になってくるのだ。

（市橋亮一）

2章 医師などの人材確保

7 採用におけるwebの活用

1 ホームページでの直接応募による，直接採用をめざす

　クリニックにとってホームページは地域で生き残るためのツールであり，また集患以外に採用戦略においても，とても重要な位置を占める。昨今では採用に特化したサイトを立ち上げているクリニックもめずらしくない。かつてのようにハローワークに求人を出しただけ，求人web媒体に登録しただけでは求職者は反応しない。その代替案として人材紹介会社経由での採用方法が考えられるが，いつまでも人材紹介会社に頼っていては紹介料が医院の経営を圧迫してしまう。ここでは，自力採用のために必要なホームページ制作会社（以降，制作会社）選定方法において，失敗しないための基礎をお伝えし，今後の活用に役立てて頂ければと思う。

　求職者はあらゆる情報を通じて，就職先であるクリニックを観察している。たとえば，SNSやホームページといったweb上の情報だけでなく，SNSをたどって口コミや学会参加情報など情報を集めている。数あるクリニックの中から，総合的な判断で選ばれたクリニックにしか優れた人材は流れてこない。そういった情報媒体をいかに管理・運営していくか。クリニックの看板として作用するホームページはもはや，開業時になくてはならない存在である。ここでは，制作会社に委託する形を例にとり考えてみたい。

1) 理念を共有できる制作会社か

　まず，医院のめざす理念を共有できる制作会社であるかが大切である。ホームページは看板であり，院長の思いを形にする作業である。どんな思いで診療を行い，これからどこをめざしているのか。これをしっかりと制作会社も理解しているのかが重要になると言える。テンプレート型のホームページをつくっている制作会社もあるが，あまりお勧めできない。なぜなら，情報が更新できない（スタッフ紹介ページ），変化に柔軟に対応できない（診療報酬改定），時代に乗り遅れた情報になる（情報が古いまま），といったことが起こるためである。

　ホームページを見て求職者が「ここで働きたい」と思えるかどうかは，内容も大切であり，見やすさやわかりやすさ，操作性も重要である。現在はレスポンシブサイトが主流である。スマートフォン，タブレット，パソコンで表示されたときにスムーズに操作ができるか，動線はしっかりしているかなども要確認事項だ。Googleではスマート

フォンサイトに適応していないと警告が出るようになっており,「モバイルフレンドリー（＝レスポンシブウェブデザイン）ではありません」と表示される。モバイルフレンドリーではないことのほかにも，文字が小さすぎて読めない，リンク設定が適切ではないということも含まれる。

　このような状況にもかかわらず提案がない，情報提供がないという制作会社は要注意だ。もし，自院のサイトが対応しているかどうか不安な方は「モバイルフレンドリーテスト」と検索して，チェックするとよい（図1）。ただし，1ページ目しかテストはできないため，すべてがモバイルフレンドリーかチェックできるわけではないことに注意が必要である。

2) 提案をしてくれる制作会社か

　ビジョンを実現するためには，院長の熱い思いだけでは叶わない。そのためには理念に共感してくれる人集めが必要になる。さらに，その人集めには，その人たちがほしいと思う情報を充実させることが必要になる。そのためにweb活用は欠かせない。いくら良い情報を発信していたとしても，それが求職者に届く形でなければ意味がないのである。ペルソナ（☞ p58「2) ペルソナの設定」）が決まったら，その人がどんな生活リズムを送っていて，どんなシチュエーションで転職したいと思い，どのような検索キーワードで検索をし，サイトへ到達するのか，次のアクションは何をするのか。求職者側の行動を想像しwebをデザインする工程が必要になる。制作会社が持っているノウハウ通りに行えば成功するという時代ではなくなっているのだ。

　たとえば，30代の若手医師であればスマホ検索が当たり前になる。それを踏まえ，応募フォームへの動線をわかりやすくする，あえて履歴書をメールフォームでアップさせるようにしてパソコンスキルを事前に確認するなど，様々なやり方がある。このように理念に共感し，ビジョン実現のための提案をしてくれる制作会社であるかを見きわめ

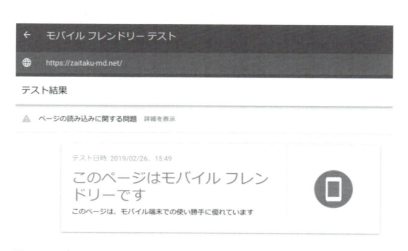

図1　モバイルフレンドリーテスト

ておくことも大切である。

　戦略的に情報を増やしていきたい場合には，検索キーワード対策，スタッフ紹介ページの更新を考慮した管理画面づくりが必要になる。長期的につきあっていく上で理念やビジョンに対して，web上での戦略立案を一緒に考えていける制作会社が望ましい。また院長だけでなく院内スタッフと担当者のフィーリングが合うことも大切である。

2　どのようにホームページの運営をするか

　制作会社が決まったら，まずはクリニックの名刺ともなるホームページの充実を図ることになるが，ここで，院長自身が先頭をきってホームページの管理を行うのはあまりお勧めしない。管理上の負担がかかるということが起きてくるからだ。結論を先に言えば，信頼のおけるスタッフと制作会社の担当が連携して行うことが，完成度の高いホームページを運営し，かつ院長自身の負担を減らすことにつながる。

　院長自身が制作会社と方針について直接やりとりをすることも必要だが，基本的には院内で継続してホームページ管理に関わる担当を最低1人設置することが望ましい。その担当を通じて，採用時に決めたペルソナに届くよう定期的に院内情報を発信することが必須である。なぜ定期的な情報発信が必要かというと，たんに院内の生きた情報を発信するだけではなく，検索対策をする上で評価されやすくするためでもある。更新頻度や内容の充実は，web検索順位を決める評価基準になっている。

　院内のweb担当を選定する条件として，下記の2点を意識している。

①ブログやSNSの配信スキルがある人

②患者さんや求職者の目線を備えている人（専門職より，医療関連の知識が豊富すぎ
　ない事務職やアシスタントが適任）

　①については，更新作業自体に抵抗がある人は，web担当となっただけで抵抗を持つ。ブログやSNSをやったことがあり，かつ苦痛に感じていない人を専任とすることが望ましい。ただし，配信する内容や目的はあらかじめ話し合うことが必須である。②については，いかにユーザーや求職者，患者さん側の気持ちに立って考えることができるかである。院内の情報を持っていない人に魅力的に配信できるためには，客観的視点を持っている人が求められる。自分たちだけがわかっている自己満足的な情報ではなく，いかに効果的にペルソナにフィットした情報を配信できるかがポイントとなる。

　院長が忘れてはいけないことは，任命後，配信内容についてフィードバックをすることである。「任せたからあとはよろしくね！」というのでは丸投げとなってしまう。任命されたスタッフのモチベーションを保つためにも，定期的な院長のフィードバックは欠かせない。配信内容について「これはちょっと……」ということがあってもぐっとこらえて，できれば制作会社の担当経由で伝えてもらったほうが得策である。院長は「更

新してくれてありがとう」「助かっているよ」という前向きな声掛けを伝えて頂きたい。ダメ出しをしないことに尽きる。任せることと，モチベーション保持のために院長の「見ているよ」という視点が大切なのだ。

3 制作会社の選定

制作会社の選定基準に関してご質問頂くことが多く，これまで院長の悔しい思いを聞いてきた。どのような基準で選定すればよいのか頭を悩ませる院長も多い。こんな制作会社は危ない，という見きわめのために，以下の項目を参考にして頂ければ幸いである。

1) SSL化の対応をしていない制作会社

SSL (secure socket layer) とは，インターネット上におけるwebブラウザとwebサーバ間でのデータの通信を暗号化し，送受信させる仕組みのことである。簡単に言うと，URLが「http」なのか「https」なのかの違いだ（図2）。たかが「s」1文字の違いで何が異なるかというと，検索順位に大きな違いが出てくる。

Googleでは「HTTPサイトよりもHTTPSサイトの検索順位を優先します」と言っている。また，検索順位だけでなく表示方法にも影響が出る。最近ではセキュリティ対策を行っているパソコンやスマホもあるため，SSL化をしていないと「この接続ではプライバシーが保護されません」（図3）と表示されてしまう。これでは閲覧者はあえてこ

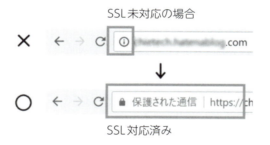

図2 SSL対応済みwebサイト

この接続ではプライバシーが保護されません

攻撃者が、_____.co.jp 上のあなたの情報（パスワード、メッセージ、クレジットカード情報など）を不正に取得しようとしている可能性があります。
NET::ERR_CERT_COMMON_NAME_INVALID

図3 SSL未対応のwebサイト

のサイトを見ようとはしないため，大きな機会損失になってしまう。

また，web上にさらされる個人情報は，常に悪意のある第三者に狙われていると言っても過言ではない。そのためSSLは重要な情報を暗号化し，盗難を防いだり，情報の改ざんを防いだりする役割を担っている。しかし，中にはSSL化に対応していない制作会社もある。個人情報を適切に管理することは医療機関の責務であるため，そういった制作会社を選ぶことは絶対に避けなければならない。

2) 1人の営業担当がすべてフォローしている制作会社

医療業界の離職率が高いと言われているが，web業界の離職率もきわめて高い。web業界の離職率が高いのは，労働条件がそれだけ厳しいものだからである。営業歩合制の制作会社であれば，早朝だろうと深夜だろうと営業をかける。営業担当が若いうちは無理がきくが，徐々に疲弊し，バーンアウトしてしまうことが多い世界である。担当者が1年間継続しないような場合は要注意だ。担当者が突然退職してしまうと医院にも影響がある。情報がまったく引き継がれておらず，依頼内容が止まる，webサイトの更新が滞るといった可能性も考えられる。最初に話した医院の方針をもう一度はじめから説明するのは骨折り損のくたびれもうけだ。

クリニックの大切な看板であるホームページを任せるには，信頼のおける，長きにわたって付き合える制作会社や担当を選ぶ必要がある。

3) 電話で営業をしてくる制作会社

診療時間中に電話をクリニックへかけてくる制作会社はお勧めできない。クリニックの電話回線が営業電話で潰されてしまう，スタッフの機嫌が悪くなる，つないだあげく院長の機嫌も悪くなるという負の連鎖が起きていることに気がついていない。では，休憩時間中に電話をしてくればよいかというと，そうではない。それは貴重な休憩時間を奪うことにつながっている。そういったことを考慮できない制作会社は，付き合っていく中で必ず配慮を欠いた行動が出てくると言える。メールフォームでいきなり「お近くに伺うので○月○日○時にいかがでしょうか？」と，頼んでもいないのに相手の時間指定で一方的に連絡をしてくる場合も要注意である。

4) "営業マン" がいる制作会社

契約を取ることを優先しているケースが多いと言える。商品（ホームページ）を売り切って終了というケースが多く，契約を取るまでは頻繁に営業をかけて熱い思いを伝えてくるが，ホームページが完成した途端に連絡がぱったり途絶えてしまうケースである。本店を都心に置いている場合に多くみられる。アフターフォローがまったくないような状態でも毎月管理費を徴収するなど，心ない料金設定をしていることもある。

5) 診療圏を無視した営業をする制作会社

診療圏とは医療機関における商圏であり，患者の来院が見込めるマーケティングの領域でもある。ただ，中には自社の契約数のみを重視し，診療圏を無視した見境のない営

業をかけるところもある。そこには，個々のクリニックの成長に寄与するという意思はなく，誠意も感じられない。

6) 個人事業主

熱意もある，意欲もあるという人柄に惑わされてはいけない。たった1人で事業を行っている場合，どの程度細やかな対応ができるか疑問である。顧客数が少なければカバーもできるだろうが，数が増えてきた途端に手が回らなくなるということは容易に想像がつく。人件費が抑えられるため，制作料金は安く設定されていることが多いが，後述の検索対策の設定がおざなりであったり，修正の対応が遅かったりする場合がある。

7) ページごとの検索対策が未設定の制作会社

既に自院のホームページをお持ちの院長であれば，制作会社の担当者へこのように聞いてみてほしい。「うちのホームページのタイトルタグ，メタディスクリプションはどのような設定になっているか？　一覧を出してほしい」と。

タイトルタグとメタディスクリプションについては**図4**を参考にされたい。基本的には，タイトルタグに記載された内容が検索結果ページの一覧にそのページのタイトルとして表示される。またメタディスクリプションは，サイトの概要文として表示される。すべてのページに同様のタイトルタグとメタディスクリプションが設定されている，そんなクリニックは少なくないだろう。どれほど素晴らしいデザインのホームページでも，検索の対策をしていなければユーザーの目にとまる機会は大幅に減ってしまう。

前述したような制作会社を判別するのはなかなか骨の折れる作業である。迷ったときは以下のような質問を投げかけてみるとよいだろう。その返答が選定において1つの指標になるはずだ。

- 顧客となる医療機関の診療圏に関して，どのような取り決めがあるのか
- 当院の担当は何名体制か
- 制作開始〜アフターフォローまでの体制
- 毎月の管理料の内訳
- SSLは対応しているか

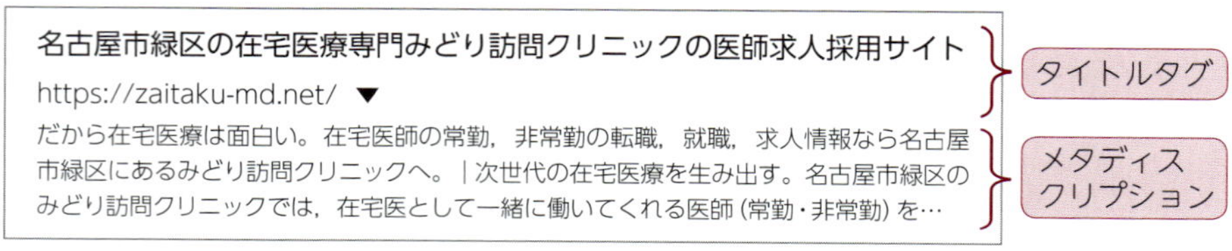

図4　タイトルタグとメタディスクリプション

4 採用の受付体制

　情報媒体における管理体制の構築と同時に，採用の受付体制も整備する必要がある。

　まず，信頼のおける専任の採用担当を立てることが先決である。求職者から応募があったとして，すべての採用書類を確認し，面接し，選考通知を行う。このステップだけでも多くの時間を割かなければならない。また院長が1人で採用に関わると，その折の感情に左右されて採用者が決まるなど，判断基準がぶれる可能性がある。院長のみで診療と採用活動のすべてを担っていくのは非常に負担が大きく，マネジメントの時間をとることも難しくなってくるため，避けなければならない。

　専任の採用担当を立てたのちは，求職者の視点を意識して採用活動を展開する必要がある。多くの人は在職中に求職活動をしている。仕事のない早朝や夜中といった時間帯に応募に関する手続きをすることが考えられる。また電話に出られる時間も限られているだろう。つまり「診療時間内に電話のみで採用受付可能」といったことになると，優れた人材をとりこぼしてしまう可能性が非常に高くなるのだ。メールでの受付や問い合わせに対応したり，採用サイトにおける表記を求職者の心に響くよう工夫したりと，採用担当者の腕の見せ所である。ただし，すべて採用担当者に任せきりではなく，報告や相談を受けた場合は真摯に対応する姿勢が必要である。

（島田菜々絵，鎌形忠史）

3章 開業前の準備（オフィス・モノ）

3章 開業前の準備（オフィス・モノ）

1 オフィス

　訪問診療の専門クリニックの場合，外来をメインとするクリニックと比較して，コンパクトなスペースでスタートできるのがメリットである（図1，2）。極端に言えばマンションの一室での開業も可能だ。ただし，超高齢化社会を迎え訪問診療の需要は増え続けると考えられ，地域のニーズに応じてクリニックも成長しなくてはならない。ここでは将来の成長を視野に入れたオフィスのあり方を考察する。

　オフィス選びの基準は"機能"に尽きる。"機能"という見地に立って，訪問診療の専門クリニックに必要な各スペースについて解説する。

1 事務ワークスペース（図3B）

　事務机が並ぶスペースである。当院の場合，①レセプト業務とコールセンターを兼務する内勤チームの机の集まり，②医師チームの机の集まり，③アシスタントの机の集まり，が存在するが，各集まりを区切るようなパーテーションは存在しない。なぜなら，部署ごとに壁をつくることは物理的のみならず，心理的にも壁をつくることにつながるためである。部署ごとに作業を行う縦割りの組織では，情報が各部署内に留まりが

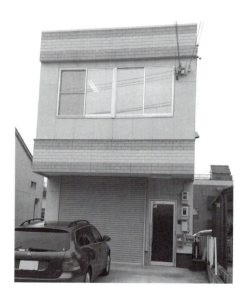

図1　2012年開業時
家賃17万円の倉庫からスタート

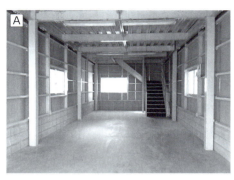 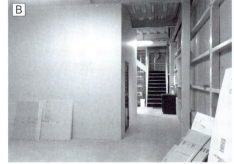

図2　石膏ボードで作った診察室
保健所より診察室をつくるよう言われたので，石膏ボードでつくってしまった．開業時には予算をかけすぎないよう気をつけたい．工夫次第で可能である
A：施行前，B：施工後

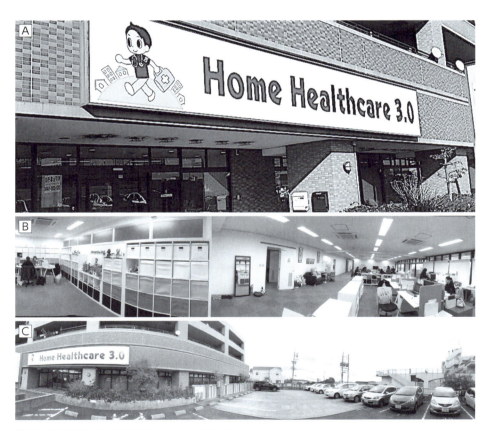

図3　開業時に比べて広くなったオフィス
A：外観，B：診療所内，C：駐車場
特に作業スペースと事務スペース(B)には予算をかけたい（2018年2月からはさらに430m^{2}に増床）

ちである。情報が停滞すると何度も手直しや修正を余儀なくされたり，コミュニケーションにおけるボタンのかけ違いが発生しがちである。そのため，常に各部署に情報が留まらないような情報共有を仕組み化する必要がある。

仕組み化の一環として，パーテーションで区切らない大部屋方式を採用すると，方針や情報を各部署が短期間で共有できるため，コミュニケーション不足によるミスが少なくなる。しかも，お互いがどんな仕事をしているのか，どんな仕事を求めているのかといったことも見えるので，仕事の質とスピードアップにつながる。そして何よりも仕事というものは，自部署だけで完結するものではなく，部署間で助け合うことによって成立するという自覚を醸成できたのは大きい。

段取り良く仕事を終わらせる秘訣のひとつは，「仕事の同期化」である。それぞれの工程や部署が同時並行でやるべきことを実施すれば，全体の作業時間を短縮できる。しかし，同期化をするには，すべての作業が足並みをそろえなければならない。1つの工程で問題が発生し予定通りに作業ができなかったら，全体に影響が及ぶことになる。同期化を進める意味でも，大部屋方式による情報共有は非常に有効な考え方なのだ。

大部屋方式を採用した場所，このスペースにはコピー機やシュレッダー，ポータブルスキャナー，ホワイトボードも置かれる。会議室は別に確保したいところだが，難しい場合はこの事務ワークスペースを利用するのが良いだろう。

2 事務ワークスペース以外

1）物品庫

日々の診療の起点になる最も重要なスペースである。駐車場とつながる動線から考え，院内で最も効率の良い位置に設定すべきである。詳細は他項（☞p114「3. モノの移動」）にて後述する。

2）器材の洗い場

訪問時に使用した血液などで汚染された容器などを洗浄するスペースで，高圧蒸気滅菌器（オートクレーブ）も備え付ける必要がある。

なお，当院の場合，1）と2）は事務スペースに対して，作業スペースとして分けている。

3）診察室

一般的な診療所開設の認可は診察室がないと下りない（図2）。プライバシーが保たれる閉鎖空間が必要だが，2016年度以降に新しく定義された在宅医療専門診療所では不要である。

4）駐車場

往診車のためのスペースであるが，クリニックの入口に近いほど作業効率は上がり，雨天や炎天下での運搬ストレスも下がる。1台のみではすぐに窮屈になるので，3台は

確保しておきたい。

以上より，オフィスは，下記①②の条件を満たす物件を探すべきである。

①最低4つの部屋

②入口から至近距離に駐車場がある

駐車場の契約が済むと，次は各スペースの設計にあたることになる。器材の洗い場，診察室，駐車場は最低限のスペックを満たすレベルでもかまわないが，事務スペース，作業スペースは多くの役割を負う"機能"の要であるため，費用対効果は非常に大きく，投資する価値がある。本項では事務スペースに予算をかける理由を述べたい。

考えられるメリットとしては，事務効率の促進，快適な労働環境による従業員満足向上がある。さらにもう1つ，当院の事務スペースは入口と直接つながっているので，"クリニックの顔"という役割がある。訪問診療を専門とするクリニックの場合，外来患者が来院することはないため，来訪者はそれほど多くはないと思われるかもしれないが，実はケアマネジャー，訪問看護師，薬剤師などの来訪は少なくない。そのため，機能とデザインに優れた空間を創り出すことができれば来院者の印象は大きくイメージアップする。なぜなら快適な空間はスタッフを大切にするクリニックをイメージ化できるからだ。このイメージは人材紹介会社の担当者が受ける印象にも影響を与えるはずだから，スタッフのリクルーティングにも大きく役立つ。よって，訪問診療においては費用対効果が不確かな看板に資金を投じるくらいであれば，事務スペースを広く確保するための賃料と，そのスペースに備えつける機能とデザインに優れたオフィス家具購入に投資したほうが費用対効果は高い。

なお，当院はIKEAのスモールビジネスの相談窓口で，オフィス平面図を見せながら相談に乗ってもらったため，9割以上がIKEAのオフィス家具で占められている。100坪のフロアのオフィス家具が組み立て工賃も含めて総額150万円以下に収まっているので，リーズナブルとも言える。

5) レクリエーションスペース

当院は大部屋方式を採用しており，全スタッフが同一空間で仕事をしているのだが，集中力が途切れる前に定期的に息抜きをしてもらっている。しかし，同じ空間で気分転換を図るのはなかなか難しいことがわかってきた。そこで積極的に休息が取りやすい空間として，レクリエーションスペースを別の部屋で確保することにした。この空間には大きめのソファで寛げるようにしたり，テントやリクライニングチェアも備えて昼寝（当院ではパワーナップと名づけている）も取りやすいようにしている。

（姜　琪鎬）

3章 開業前の準備（オフィス・モノ）

2 モノ：すべてのモノは消耗品である

1 総論

1 Ｚスペックとは

　在宅医療の業務において必要な物品は外来の延長で考えるべきではない。外来のように均質にコントロールされた環境で行われる診療と違い，患家ごとに違った環境があり，かつ移動が伴う。また，何かトラブルが起きると，挽回できるシステムが限定されるために診療自体がストップしてしまうことがある。そういう意味では非常にストレスがかかるのだ。だからこそ，ストレスを最小化するためにもモノの選択にはこだわっておきたい。米国では軍用品の調達の際に，ミルスペックという装備品の耐久性能に関する規格があるが，在宅の場合もモノの選択において"在宅医療基準"とも言うべき一定の基準があってよいと思う。当院ではこの基準を"Ｚ（aitaku）スペック"と呼ぶことにしている。

　以下に当院における物品の選択基準について解説する。

2 Ｚスペックの３つの基準

1）信頼性

　基本的に，そのカテゴリーの標準と呼ばれているモノを選ぶべきである。それだけ使用するユーザーが多くいるということは，信頼性も確立しているはずだ。仮に故障などがあっても対策法が容易に入手できる。たとえばモバイルプリンターなどはCanon iP 90/100/110シリーズが代表的であり，当院がもっと軽量な他メーカーのプリンターへの切り替えに踏み切れないのは，長年にわたって培われたハードウェアとしての信頼性に尽きる。

2）携行性

　常に移動がつきまとう訪問診療において，小さくて軽いほどありがたいことはない。最近の電子機器類の小型・軽量化はめざましく，まさに訪問診療への追い風である。たとえばポータブルエコーなどがその代表である。

　2001年頃は，実用レベルで携行できるエコーはSonoSite（富士フイルム）のみであり，価格も200万円超だったが，Vscan（GEヘルスケア・ジャパン）が先鞭をつけて以

来，SONIMAGE HS1（コニカミノルタ），ポケットエコー miruco（日本シグマックス）が追随し，価格も20万円台まで下がってきている。

3）入手の容易さ

　汎用性の基準で選んだ信頼性のあるモノであっても，壊れるリスクはつきまとうし，インクのような消耗品が装備に組み込まれていることを考えると，代替品や消耗品が容易に入手できることも基準にすべきである。たとえば，当院の往診車はホンダのフィットを経て現在はトヨタのヴィッツだが，ベストセラーカーであるがゆえに中古代替車のみならず補修用の部品も容易に入手可能であり，故障時に迅速に対応できるメリットがある。

4）開業時からすべてを揃えるべきか？

　否である。潤沢な資金があればすべてを購入してもかまわない。しかし，それだけ初期投資がかかる一方，スタートアップ時はなかなか患者が確保できず，利益が出ないことを考えると，余計な出費は院長のメンタルにも影響する。利益が出始めてから少しずつ買い足したほうが財務的に困窮する確率は下がるので，心理的にも穏やかになれる。

　以下が，開業時に最低限は揃えておきたい"モノ"である。その場合もすべてを新品で揃えるのは避けたい。新品で揃えることは自己満足にすぎず，機能するのならなるべく中古品やリースで済ませたい。

①診察セット（☞p132「11. 診察バッグ―"BENTO"の美学―」）

②点滴類

③カテーテルなどの消耗品

④往診車（1台）

⑤PC（診療用1台，医事用1台）

⑥タブレット（1台）

⑦モバイルプリンター

⑧ホワイトボード

⑨リュック

⑩汎用機（プリンター，コピー，FAX）

⑪電話（スマートフォン1台，据え置き1台）

④～⑨は中古で，⑩はリースで代替可能であり，見栄を張らなければ十分だろう。

　気をつけておきたいのは，上記のモノは資産と言えるほど価値のあるものはない。訪問診療における最も重要な資産は院内外で在宅療養を支える人材なのだ。資金に余裕があるのならモノよりも人材育成に投資すべきである。

3 モノの移動

1) 動線を定義する

在宅医療においてモノは絶えず移動する。院内⇔車内⇔患者宅内であり，それぞれが物品庫のようなものである。ここでは標準化がしやすい院内と車内について解説する。

医師と同行アシスタントを除く院内スタッフは，勤務時間内のうち2割は物品庫で器材のセット化，発注，使用物品の補充などを行っている。同行アシスタントも，出発前後で合わせて1時間は物品庫で作業をしている。標準化はしているものの患家の事情に合わせたカスタマイズも必要であり，作業は多岐にわたる。

また，重量物を持ち上げる機会は少ないが，物品の置き場所によっては腰に負担がかかる姿勢を強いられるなど，意外と重労働なのだ。当院の場合，第1の動線として院内物品庫と車内収納スペースの移動，第2の動線として物品庫内を重視して物品庫のレイアウトを設計した。第1の動線では，物品庫の入口を院内で最も広く玄関に繋がる通路面にするようにした。これで容量の大きな物品の移動もしやすくなるし，駐車場に面した玄関経由で往診車へほぼ一直線に到達することができる（図1）。

2) 自動車工場から得たヒント

院内動線の工夫として，まずは反面教師から紹介したい。モノの移動の問題意識はこの反面教師のお蔭と言える。

あるクリニックを見学した際，狭い物品庫で中腰もしくは床に膝をつけた姿勢で，スタッフが患家宅に届ける物品の準備をしていたところを目撃してしまった。明らかに腰に負担がかかり，日常的に行われれば慢性腰痛に悩まされるのは必至だ。物品に関わる作業はスタッフにとって最も労務負担がかかるので，未然に防ぐことができないかと思案していたところ，答えは自動車工場にあった。自動車工場ではコンベア上から流れてくる車体に部品を組み付ける際に，不用意に腰を曲げない高さに部品が用意されている。これが大きなヒントとなった。

当院の場合，物品庫は作業スペースの要と考え10名入っても窮屈でない広さを確保した。また，中央に作業テーブルを置き，少なくとも4名が同時に往診バッグなどの準備作業が行えるようにした（図2）。同様に壁に設置した棚も工夫した。頻繁に出し入れする物品ほど腰を曲げずに取り出しができるようにしてあるし，低い位置の物品の取り出しは椅子に座って行えるようにしている（図3）。その日の訪問に必要な物品を物品庫から往診車まで運ぶ際，かつては台車を用いていた。しかし，物品が多い日は台車に無理に載せると移動中にこぼれ落ちることがよくあり，移動作業自体に神経をつかうことがあった。そこでアウトドア用のキャリーワゴンを導入したところ，側壁があるおかげで余計なストレスから解放された。おまけに容量も大きくなり，運搬回数も減らすこと

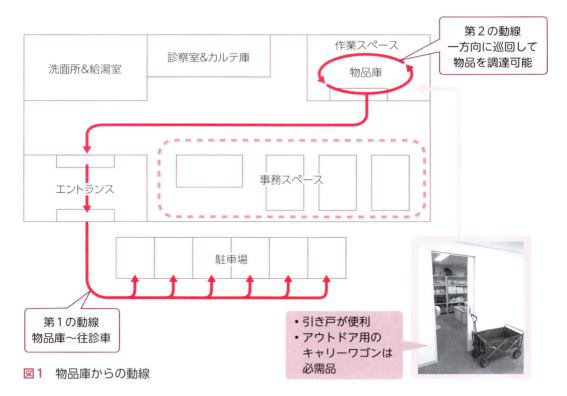

図1 物品庫からの動線

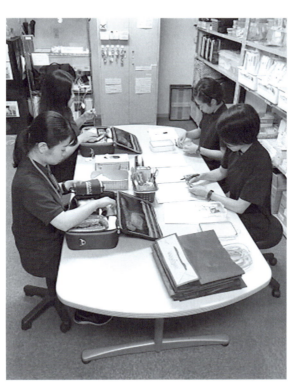

図2 自動車工場から得たヒント
腰に負担がかからない高さに共同作業テーブルを設置

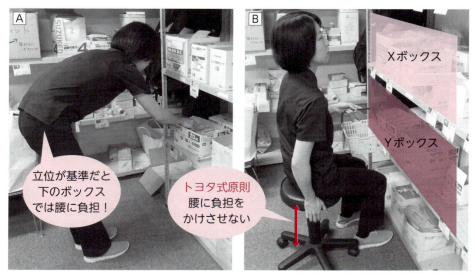
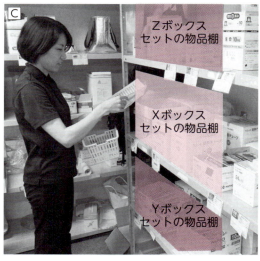

図3 腰に負担をかけさせない工夫
A：必要なものがあちこちにあるためのムダな動線。かがんだ姿勢で物品の取り出しを続けると腰に負担がかかる
B：物品の位置を見直し，椅子を高さの調整できるものに変更することで，坐位のまま棚の高さに合わせて作業ができる
C：同じ高さの棚を一巡すれば各ボックスのセットを組めるようにした

ができた（図4）。

3）直感的にわかるような仕組み化

　作業中の余計なストレスは最小化するに越したことはないのだが，身体面でのストレスに加えて，作業が止まるような判断を強いられるストレスも顕在化してきた。たとえば，欠品が発生した場合に，どこにどれぐらいの個数を発注すれば良いのか，車内物品で補充すべき備品は何かなどである。前者は，トヨタ生産方式譲りの「カンバン」（図5）が有効であった。消費数の過去データを分析した上で発注すべき残数を決め，そこを発注点とした。カンバンが発注点に該当する物品に貼ってあるので，そのカンバン（物品名と発注数が明記されている）を発注ボックスに入れることにした。ここでのポイントは，残数をいちいち数えなくても発注点にあるカンバンを見つけるだけで発注作業がほぼ完了することである。

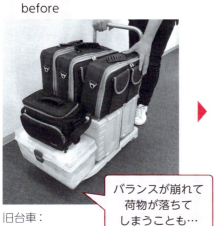
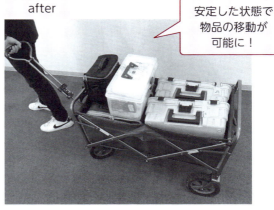

旧台車：
後ろから押す方式

モノを乗せる順番によっては崩れてしまうことがあり，時間のロスにもつながっていた

新台車：
前から引っ張る方式

アウトドア用のキャリーワゴンを導入することで安定した状態でものを運ぶことができるようになった

図4 キャリーワゴンを使用した移動作業

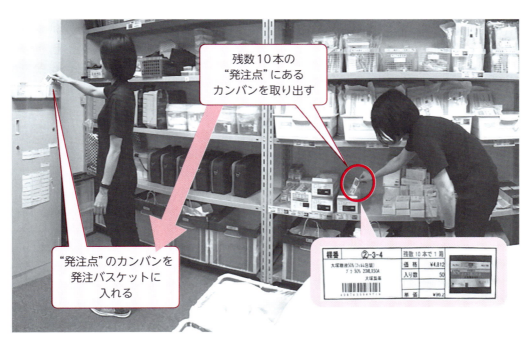

図5 カンバンによる発注作業の効率化

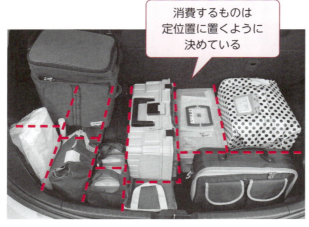
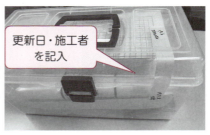

図6 車内物品
消費期限切れのモノがないか
ひと目でわかるようにしている

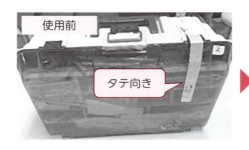
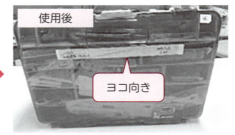

図7 マスキングテープによる工夫
マスキングテープの向き（タテ・ヨコ）が変わることで補充の必要性が認識できる

　後者の場合，1日の訪問が終了する度に，車内のすべての物品をひとつひとつ確認する作業をしていた。そこで，車内物品をユニット化して箱に仕分けた後に，更新日を記した「シール」で箱を封印することにした（図6，7）。訪問先で物品を使用した場合，箱のシールを剝がすことになる。そうすれば物品担当者は車内のすべての物品を確認しなくても，シールが剝がれた箱だけを確認して補充すればよいので効率的である。

　以上に紹介した物品庫のレイアウトおよび「カンバン」，「シール」の導入の背景には，業務中に余計なストレスをかけないこと自体が効率化なのだという考えがある。つまり，余計なストレス自体がミスの原因になるのであり，ミス回避の方策を導入することも効率化なのである。

（姜　琪鎬）

3章 開業前の準備（オフィス・モノ）

2 モノ：すべてのモノは消耗品である

2 各論

---

1 PC

　クラウド環境を安価に導入できるようになり，移動先でも院内と遜色ないレベルの事務作業環境を構築することが可能となった。つまり，モバイルオフィスの普及は訪問診療においては大きな追い風と言える。モバイルオフィスの必需品，ノートPCについて考察する。

1) ノートPC

　在宅医療の業務の司令塔に相当する。タッチタイピングに慣れていればタブレット端末よりも効率性は高い。なぜなら，タブレットのようにキーボードから指を離して画面にタッチする行為自体，作業の動線の見地からロスなのだ。そのため本項では，ノートPCに限定し，OS（Windows OSとMac OS）と対応するハードウェアの観点から優劣を検証したい。この場合，1日の訪問件数が15件以下（ほぼすべてが居宅）で，実用上問題ないレベルを想定している。

　なお当院は，Windows機はPanasonicの「Let's Note」シリーズ，Apple機は「MacBook」の2機種を使用してきた。

2) アプリケーションのバリエーション

　かつては，利用するアプリケーションがどちらのOSに対応しているかが選択基準だった。しかし，クラウド環境が普及してからブラウザからの閲覧・入力が可能となり，アプリケーションでOSが決まることはなくなった。実際，当院で利用しているアプリケーションは，ストレージはDropBoxとEvernote，チャットはChatWork，他職種との情報共有はMedicalCareStation，インターネットFAXはMOVFAXだが，いずれもブラウザ（Google Chrome）上で操作できるため，OSの違いで選択する必要がなくなっている。

3) その他

①周辺機器との拡張性

　プリンターのような周辺機器も大手メーカーが製造している機種の場合，ドライバはどちらのOSにも対応していることが多く，OSによる周辺機器の拡張性も決定因子とはなりにくい。

②バッテリー

　1日の訪問件数が15件以下であるなら，午前9時半～午後5時（30分休憩）には終了することがほとんどであり，実働時間7時間程度ならほとんどの機種の標準的なバッテリー駆動時間の範囲に収まるため，こちらも決定因子とはなりにくい。なお，Apple「MacBook」シリーズは筐体とバッテリーが一体化しており，ユーザーによるバッテリーの交換はできない。

③重量

　必須の携行品である以上，重量が1kg未満に納まる機種が候補に挙がるのだが，この重量に該当する機種は豊富にあるので，ここでも差がつきにくい。

④耐衝撃性

　Let's Noteシリーズは，もともと耐衝撃性能を差別化ポイントとしているだけあって実績でも優れている。MacBookシリーズの場合，筐体自体の耐衝撃性は劣るので，カバーで保護することが必須となる。衝撃対策のカバーはAmazonで容易に入手可能である。

⑤キーボードの打鍵感

　キーボードの打鍵感においては，Let's NoteシリーズとLenovo「ThinkPad」シリーズがタイピングのしやすさに定評がある。MacBookシリーズもキーボードの打鍵感は改善されてきているが，リズミカルなタイピングにおいてはまだ及ばない。

⑥トラックパッド

　実は，トラックパッドはノートPC上の作業効率に大きく影響を与えるデバイスである。この場合，Appleに一日の長がある。Windows機でもハードウェアメーカー独自でトラックパッドに工夫を凝らしているが，Apple機の場合，OSとハードウェアを一体で開発しているので，動作のスムーズさと安定性は高い。慣れれば直感的な操作が可能であるし，1つひとつの動作がWindows機と比較して省略できるのは大きい。たとえば，ブラウザ閲覧時のスクロールはポインタをスクロールバーに合わせることなく，2本指をトラックパッド（マウスの代わりに使われるポインティングデバイス）に置くだけで可能となる。当院のように様々なアプリケーションを導入し，切り替えが頻繁に必要な現場なので，重宝している。その結果，院内に戻ってからの作業もトラックパッドだけで事足りるようになった。Windows機の場合，トラックパッドだけでは作業効率が落ちるためマウスを補完的に使用することが多い。

　以上から，電子カルテのみというような単一のアプリケーションを使うだけなら，Windows機でもApple機でもどちらを選んでも大差ないと言える。しかし，当院のような外部の専門職との情報共有のために頻繁に様々なアプリケーションを切り替える作業が多い場合は，トラックパッドの利便性が重視される。そのため，OSと最適化したハードウェアを一体で開発しているMacBookシリーズのほうが利用価値は高いこ

とがわかった。

2 モバイルバッテリー

1) バッテリー切れの不安

　訪問診療で心配になるのは携行する電子機器の持続時間である。

　当院の場合，PC，タブレット，スマートフォンなどの機器を患者宅に持ち込んでいる。その際に問題となるのがバッテリー切れである。どの電子機器も電池が切れれば，まったく無用の長物になってしまう。タブレットとスマートフォンのように補完的な関係にあるデバイスならどちらかが動かなくなっても挽回可能であるが，PCのような司令塔に当たるデバイスがバッテリー切れを起こすことは，その後の訪問の遅延にもつながるのでなんとしても避けたい。

　当院の場合，モバイルバッテリーを往診車に積み込んでもらうようにしている。モバイルバッテリーの選択基準は以下である。

2) 選択基準

　①充電容量，②重量，③拡張性，④金額，⑤信頼性が基準になる。結論から言えば，AnkerのPowerCoreシリーズで十分である。当院は10,000mAhを採用しているが，重量が180gなので携行しても負担にならないので，②の重量をクリアしている。USB端子が1個しかないので，③の拡張性は劣るが，2つの機器で同時に充電が必要になるケースは皆無に等しいので，大した問題にはならない。

　何よりも重要なのは①の充電容量である。複数の機器で順番に充電が必要となる可能性はあるので，容量が5,000mAhでは心配である。容量が10,000mAhになると，iPad Airに約1回，iPhone 6sに約4回，そのほかほとんどのスマートフォンに複数回の充電が可能である。MacBook（12インチ）も充電可能である点も，当院にとってはメリットが大きい。価格も3,000円以下で購入可能であるので④の金額は問題ないし，Amazonのレビュー数（500以上）からも⑤の信頼性は担保されていると言える。

　電子機器はバッテリー切れを起こした時点でただの文鎮と化すわけであり，バッテリー切れが起きてしまった時の遅延による機会損失と比較すれば決して高い買い物ではない。

3 タブレット／プリンター

1) タブレット端末

　当院の場合，ノートPCを司令塔として機能させているので，タブレット端末の利用は限定的である。アシスタントが訪問時に携行し，院内からの連絡やスケジュール確認などの閲覧に使用することが主体である。当院が利用するアプリケーションはすべてクラ

ウドになっており，どの端末から入力しても同時に共有される。動線の観点からもキーボード一体のノートPCのほうが入力は早い。よって，タブレット端末は補完的な存在にならざるをえないが，車載カーナビの代替機としての活用度は高い。

タブレット端末の選択基準としては，画面サイズが7インチ以上でGPSが内蔵されていることが必須である。GPS機能はカーナビとして使う際になくてはならない。ちなみに，OSに関しては，Android端末でもiOS端末でも訪問診療の業務では差はない。また，バッテリーの駆動時間もほとんどの機種は問題ないレベルになってきている。それに，モバイルバッテリーを車内に置いておけばバッテリー切れからの復帰はすぐに可能であり，こちらも選択の決定因子にはなりにくいので，結論としては，信頼あるメーカーのタブレット端末であればどれを選んでもよいと思われる。

2) モバイルプリンター

モバイルプリンターの用途は，当院では処方箋と診療レポートの印刷が主体である（図1）。また，誤嚥予防や看取りの心構えの説明資料などをその場で渡す場合などに利用している。使用する用紙はA4（診療レポート）とA5（処方箋）がメインとなる。

モバイルプリンターはいくつか選択肢がある。代表的なモバイルプリンターとしては，Canon「PIXUS iP100/110」，Brother「PJ-773」，EPSON「PX-S05」がある。モバイルプリンターの代表的なスペックとしては，①携行性（大きさと重量），②印刷

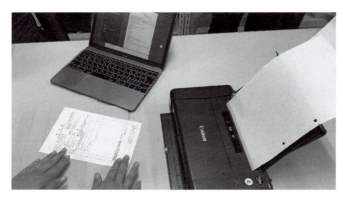

図1　モバイルプリンターの用途
診療終了直後に診療レポートと処方箋を印刷。PCとプリンターは無線接続なのでケーブルに煩わされることはない

表1　プリンターの比較

メーカー	機種	大きさ(cm)	重量(g)	印刷方式	印刷速度(モノクロ)	接続方式	実勢価格
Canon	PIXUS iP100/110	32×18×6	2,000	インクジェット	9枚／分	Wi-Fi／Bluetooth	2万円前後
Brother	PJ-773	25×5×3	480（充電池コネクタ装着時）	感熱紙	8枚／分	Wi-Fi	7万円前後
EPSON	PXS05	30×15×6	1,600	インクジェット	3.5枚／分	Wi-Fi	2万円前後

方式，③速度，④PCとの接続方式，⑤コストなどがある。3機種を一覧とした（**表1**）。

①携行性（大きさと重量）

Brother機の圧勝であり，続いてEPSON機，Canon機となる。Canon機は基本筐体が先代のiP100シリーズとほとんど変わっていない。Canon「iP110」はバッテリー込みで2〜3kgなので，かなりの重量である。

②印刷方式

Canon機とEPSON機は顔料系インクを使用するが，大きな差はない。Brother機は感熱紙を使用するため，診療レポートの長期保管に不安を感じる。

③印刷速度

訪問先で大量にプリントするわけではないので，速度自体（速度は印刷品質とのトレードオフとなる）が差別化要因にはならない。そもそも速度自体，PC上のプリンター設定から調整可能である。

④PCとの接続（ケーブルがある事例／ない事例）

接続の方法は3通りある。USBケーブル，Wi-Fi，Bluetoothであるが，USBケーブルは患者宅で引っ掛けやすく，プリンターの置き場所に気を遣う。そのため，訪問診療では無線接続が好ましい。当院は設定の容易さからBluetooth接続を選択しているが，Wi-Fiを利用しても大差はないと思われる。つまり，3機種ともに無線接続可能なので差はつかない。

⑤コスト

ハードウェアの価格から選別すれば，Canon機かEPSON機の2択になる。もう1つのコストは消耗品であるインク代と考えてよい。Canon機とEPSON機は顔料系インクを使用するが，インク代に大きな差はない。

⑥ハードウェアとしての耐久性

これはカタログデータにはないので，現場で使用した経験から言えば，Canon「PIXUS iP100/110」の場合，7年近く毎日のハードな取扱い（年間で1台あたり1,500〜2,000回の印刷をしている）にも耐えてくれている。当院は，Canon「iP90」から始まって，「iP100/110」と3世代にわたり同シリーズを使用してきたが，その耐久性には感心していた。携行することを考えれば軽いプリンターを最優先とすべきだが，Canon機以外の機種は発売されて間もないこともあり，耐久性が検証できるほどの時間が経過していない。当院は日々のハードな使用状況に鑑み，耐久性を最も重視してCanon機を使用している。今後はCanon機よりも約2割以上軽いEPSON機も候補に入れるべきだろう。Brother機は重量が驚異的に軽いが，本体価格が高すぎるので，費用対効果に見合うかが未知数である。

結局，ハードウェアとしての耐久性を重視するならCanon「PIXUS iP100/110」シリーズは手堅い選択である。故障時の修理対応も比較的早いこともつけ加えておく。

4 服装

　訪問時の服装は，診療所ごとに様々なスタイルがある。白衣で訪問するクリニックもあれば，私服のクリニックもある。当院では，全スタッフが揃いの紺色ポロシャツである。「訪問診療のスタッフはアスリートである」仮説に基づいて，夏用は速乾性の素材，冬季はやや厚手の素材のポロシャツを支給している。当院が紺色のポロシャツを選んだ理由は3つある。

1）機動性

　前述のアスリート仮説とは，常に移動が伴う診療であることに加え，患家の室内環境に合わせた動きが要求されるからである。たとえば，患者の膀胱内に留置されているカテーテルを交換する場合，右利きの医師は患者の右側から施行するはずだが，レイアウトやスペースの都合でベッドの右側が壁に接している場合は，ベッドに上がらせてもらい，右側の小さなスペースに身を置いて施行することもめずらしくない。そうなると白衣着用では動きにくく，室内環境に合わせた動きをしようとすれば，ストレスを感じることが多々あるのだ。これがポロシャツであれば，スポーツウェアのようなものであり，シワにまったく気を遣う必要はなく本来の業務に集中できる（**図2**）。

2）清潔感

　訪問時の服装で最も重視すべきは清潔感である。白衣が清潔感で最強に見えるが，実はそうではない。患者さんは病院で，襟元がしわくちゃだったり，袖口に汚れが目立つ白衣を見慣れており，医師の白衣に清潔感のイメージが乏しいのだ。白衣は病院という限られた空間での医師という権威の表象にすぎないのではないだろうか。その点ポロシャツはカジュアルすぎるという意見もあるが，Tシャツと違って襟があり，素材の特性上しわができにくいので，エチケット上問題ないと思われる。

　また，紺色は白色に次いで清潔感があり，患者宅で汚れても目立ちにくいという利点もある。なお，パステルカラー系のポロシャツは介護系の職種によく採用されているので，患者が職種を混同しないためにも避けたほうがよい。

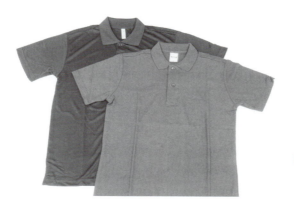

図2　紺色のポロシャツ
色が薄いほうが夏用（速乾性素材），濃いほうが冬用（厚手素材）

3）入手のしやすさと価格

　もし患者宅で血液などの汚染があっても，すぐに代替品が入手可能である。なぜなら，紺色のポロシャツはユニクロなどのカジュアルショップの定番商品だからである。当院の場合，少しでもほころび，色褪せがあれば交換を奨励しており，院内にサイズごとに20枚のストックがある。なにしろ1,000〜1,500円で購入できるため，我慢して使い続ける必要がないのだ。これが高価なブランド品のユニフォームとなると頻繁に購入し直すわけにはいかないし，もしお気に入りの私服のシャツが汚れてしまうと気分的に憂鬱になりかねず，業務の集中を阻害する要因となりかねない。

5　靴/腕時計

1）靴（図3）

　前述のアスリート仮説に基づけば靴にもこだわりたい。ランニングシューズが好ましく，以下のスペックは満たしておきたい。

①厚いソール

　PC，プリンターなどをバッグに入れて歩行することもあり，膝への負担がかかりやすい。その負担を軽減するためにも弾力性の高い厚めのソールが好ましい。

②ソールのパターン

　グリップ力の高いものを選ぶべきである。筆者は雨の日に，グリップ力の弱いソールのシューズで患者宅の玄関前の飛び石を伝い歩きした際に滑って転倒してしまい，バッグ内のプリンターを全損し，腰を強打した経験がある。つまり，訪問診療の道中は平坦な舗装路とは限らないのだ。意外と厄介なのが，患者宅の門扉から玄関先までにある敷石やタイルなのだ。転倒を未然に防ぐためにもシューズのグリップ力は確認したほうがよい。

　特に雨天などの足元が悪い日は専用のシューズに履き替えるという方法もある。その場合のお薦めは，ワークマンのファイングリップシューズである。本来，厨房での水回

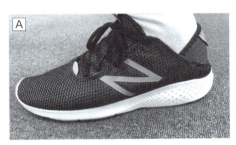 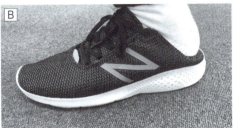

図3　靴
かかとを踏んでも問題のない靴。ジャストサイズから1.0cmは大きめだと脱ぎ履きがしやすい
A：履いた状態，B：かかとを踏んだ状態

り作業用に開発された靴である。使ってみたところ，非常に耐滑性に優れており，雨天歩行時の両下肢にかかるストレスが軽減したことを実感している。スリッポンタイプなので，訪問時の靴の脱ぎ履きも面倒ではない。欠点はデザインだが，業務用と考えれば許容範囲である。価格もリーズナブルなので，実験と思って一度試してみるとよい。

なお，訪問用の靴のサイズは，ジャストサイズから1.0cmは大きめを購入しておきたい。靴の脱ぎ履きを繰り返すので，ジャストフィットでは脱ぎ履きの際の足さばきにストレスがかかるからである。0.5cmでもよさそうだが，冬季は防寒のために厚手の靴下を履くことを考えると1.0cmは余裕が欲しい。

そのほかに気をつけることとして，同じシューズを必ず2足は購入するようにしている。交互に休ませて使用したほうが長持ちするからである。

2）腕時計（図4）

腕時計は看取り時の死亡時刻確認のために必要だが，アスリート仮説に基づくとカシオの最安デジタル時計がベストと考える。これほど入手のしやすさ・信頼性・価格を満たしたものはないだろう。厳格な時間を求められることもないので，電波式の必要はない。バッテリーは7年以上もつの

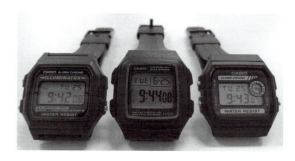

図4　腕時計
どれも1,000円しないところが改めてすごい。電池は7年もつという噂だ

で，ソーラー式充電である必要もない。F-91W-1JFという機種であれば1,000円前後で購入可能である。これならバッテリーに寿命が来た時点で十分に元がとれている。実用レベルの防水仕様になっているので，訪問終了のたびに丸洗いしても問題ない。重量はわずか23gであり，腕に巻いていることも忘れるほどで，診療において煩わしさを感じることはほとんどない。2スペックのものの中でこれほど費用対効果の高いデバイスはない。

6　FAX，シュレッダー

1）FAX

FAXは，本来なら既に消滅していてもおかしくない時代錯誤な通信手段である。紙で入力して，紙として出力されるのだから，ペーパーレス社会に逆行しているのだ。しかし，連携している他職種からはFAXで送られてくることが少なくない。よって，我々も対応できなくてはいけないのだが，自院としてはなるべくペーパーレスにしたいとこ

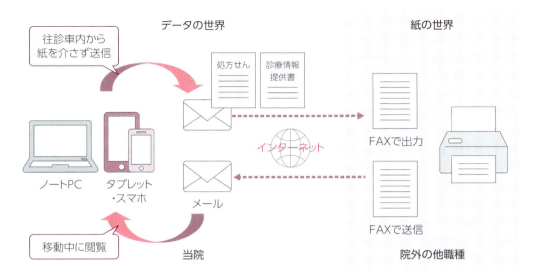

図5 FAXは専用機からインターネットへ

ろである。そこで，インターネットFAXサービスは開院時から利用している（図5）。このサービスのおかげで院内はペーパーレスを実現している。送信する際はPDFデータを専用のアプリケーションで送ると，先方にFAXとして認識されるのだ。また，FAXとして送られたデータを受信する際は，メールの添付ファイルとしてPDFで確認することができる。外部の専門職から送られてきたFAXを移動中にスマートフォンでチェックできるため，迅速に対応できるのだ。

2）シュレッダー

ペーパーレスをめざしていても外部から紙書類が送付されてくるため，紙のドキュメントはゼロにはならない。患者数が増えるにしたがい紙書類が増えてしまう。破棄の優先順位をつけないと雪だるま式に累積してしまう。個人情報を取り扱うのでそのまま破棄というわけにはいかず，シュレッダーは必需品となる。この場合，最初から容量が大きい機種を選択したほうがよい。

小容量の場合すぐに容量オーバーとなってしまい，頻回にシュレッダー内のボックスを空にする必要があるので非効率である。当院の場合，患者数が増えるにしたがい，容量アップのために3回買い替えた。紙に限らず，DVDやCDのようなメディアを破棄する機会も増えてくるので，併せて破棄できる機能を備えた容量の大きい機種を選択したほうがよいだろう。

7 鍵

院内は鍵だらけだが，日常業務で問題が生じるのは往診車の鍵だろう。当院の場合，す

べての往診車がトヨタ・ヴィッツの同じ年代のモデルなので，鍵単独での識別は不可能に近い。鍵の識別を直感的にわかるようにしなくては業務フローの阻害要因になりかねない。

実は，トヨタ・ヴィッツを6台契約した際に，すべて違うボディカラーにした。このボディカラーを基準にして鍵を色分けすることにした。具体的には各ボディカラーに対応したレゴのキーホルダーを取り付けた。各往診車の鍵フックのそばに，往診車と同色のシールを貼ることにより，どの鍵がどの車に対応しているのかが直感的にわかるようにしている（図6）。つまり判断というストレスを軽減したのだ。

色別分類が便利であるとわかったので，医師ごとに色を割り当てることにした。つまり，医師ごとにカバン類，PC，プリンターをセットで固定し，往診車と同色のシールを貼ったりキーホルダーを取りつけたりした。院内の物品庫に戻す場合も，色わけで定位置を決めたので，「A先生のプリンターはどこ？」と，捜し物に時間がかかるムダ取りに成功している。

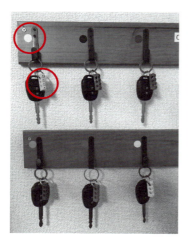

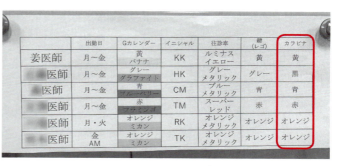

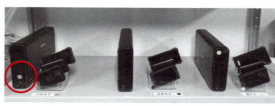

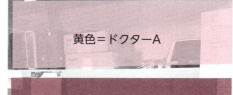

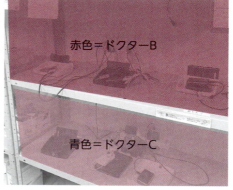

図6　色分け：往診車の鍵・物品の端末置き場
医師ごとに色を決めており，携行する物品も色分けに従って整理している。シール・レゴブロックのキーホルダー・車の色・googleカレンダー・物品庫の位置を紐づけしている

8 雨具

　訪問診療は非常に天候に影響を受けやすい。身体的な負担はもちろんのこと，実はモノ自体も影響を受けやすい。患者宅で，院内と同様のオフィス環境を構築するためには情報通信技術（information and communication technology：ICT）活用が必須であり，電子機器を携行することになる。ご存知のように電子機器は水に非常に弱いため電子機器の雨対策も必要になってくる。

　まずは，バッグに防水スプレーでコーティングする方法だが，チャックの隙間からも雨水は侵入してくるのでこれでは不十分である。登山専門のリュックであればチャック部分にも雨水の侵入防止機能があるが，PCを収納するようなリュックを入手しようとすると高価なので，リュックに被せる防水カバーが必要になってくる。雨天の場合，身体用の雨具とリュック用の防水カバーの2種類が必要になり，訪問のたびに2種の雨具の脱着をしなければならないことが煩わしくなってきた。

　なんとか1回の脱着ですますことができないか思案していたところ，自転車乗車用の雨具の存在を知った。この雨具は2種類あり，ポンチョ（袖なし）とレインコート（袖あり）がある。両方とも，リュックを背負った状態で羽織れるので，1回の着用で身体とリュックの両方を雨から護ることができる。当院は袖があるレインコート（**図7**）を使用し，袖を通さないポンチョは試したことがないが，身体とリュックに加えて両手に持つ物品も雨から守ることができるので，次回の購入はポンチョ（着脱の手間を考えると，被るタイプではなく，前開き式が好ましい）を考えている。最近では脇が開き，通気量を調

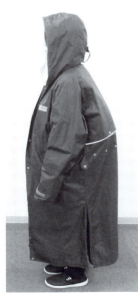
リュックを背負った状態でかぶることができる

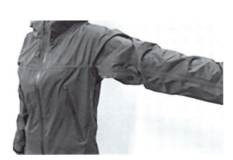
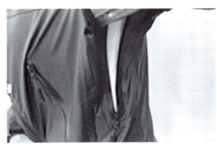
脇の部分がチャックになっていて，蒸れを防止できる

図7　レインコート

整できるものが出てきたので，梅雨時期や夏場の蒸れやすい時期には重宝している。

9 鏡

訪問中は患者さん・ご家族・他職種から様々な角度からチェックが入る。特に，立ち振る舞いや身だしなみにも注意が向けられる。当院は，クリニックの入口近くの立ち止まれるスペースに大型の姿見の鏡を設置している。訪問に出かける前に一瞬でもよいので，自身の身だしなみをチェックしてもらうためである（図8）。

実際に当院の医師で，身だしなみがだらしないと看護ステーションからクレームを受けたケースがあった。何度か注意したがなかなか改めてもらえない。そこで，自身がどのように他人の目に映るかを知ってもらうために大型の姿見の鏡を購入し，訪問に行くスタッフ全員に自分の姿を見てか

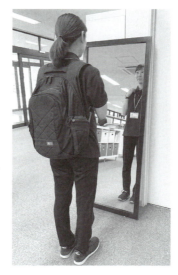

図8　鏡

ら出かけてほしいと伝えたところ，問題の医師の身だしなみが改まるようになった。自身で納得感を持って動いてもらうのが一番と痛感した。

身だしなみや礼儀作法の良い面は，相手の信頼を獲得するために要する時間が短縮できることだ。つまり，相手へのリスペクトを伝える間接的な効果があるということだろう。

10 電子機器類収納のためのバッグ

ラップトップPC（いわゆるノートPC）を収納するリュックは豊富に存在する。価格も3,000～5,000円台で2年は使える品質のリュックが豊富に見つけられる。機能面での選択基準を列挙すると以下のようになるだろう。

- 容量
- 汎用性
- 荷室数

以降に各選択基準に求められるスペックについて解説する。

1）容量

訪問診療の場合，院内と同等のオフィス環境を構築するためにいくつかの電子機器を携行する必要がある。具体的にはPC，プリンター，ルーター，タブレットであり（図9A），当院の場合，前述の「タブレット／プリンター」で触れたように，診療レポートと処方箋

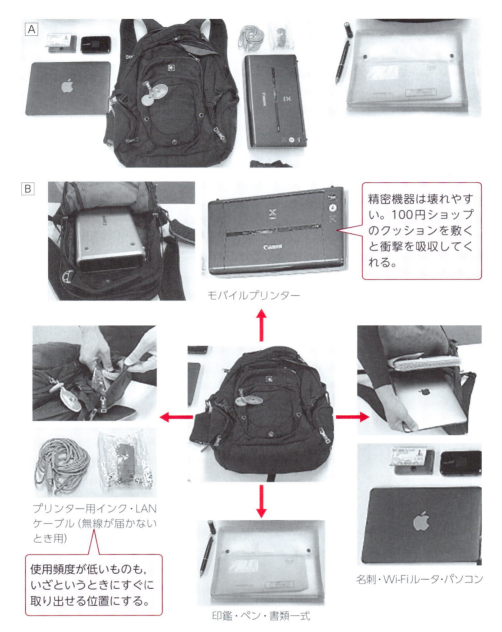

図9 PCバッグ
A：リュックと内容物の全体像
B：各アイテムの定位置を決めて収納している。ポケットは4つ欲しい

をその場で印刷するため，印刷用紙も必要である。合計するとかなりの重さになる。

　これらの電子機器の中で，重量と大きさが最大なのはプリンターである。当院はCanon「PIXUS iP100/110」を使用しているがもっと小型のタイプもある。汎用性と信頼性から考えると，現在のところCanon機が訪問診療のヘビーな用途に耐えるモバイルプリンターであることは前述した通りである。Canon「PIXUS iP100/110」

は重量がバッテリーを含めると約2.4kgで，大きさが約322×185×62mmである。メインの荷室にはPCと印刷用紙を収めるとして，サブの荷室にこのプリンターが収まるリュックを選ぶことになる（**図9B**）。

2）汎用性

当院では医師グループ，アシスタントグループごとに同じタイプのリュックを支給している。各荷室とポケットに何を収納するかも規定している。三定の原則（定品，定量，定位置）に従った標準化である。リュックが同一の製品でないと補充する担当者に余計な判断が必要になるし，それだけ時間もかかりミスが多くなるのだ。

3）荷室数

大きな荷室が2つ，小さな荷室が2つは欲しい。1つ目の大きな荷室（メイン）にはPCと印刷用紙を入れる。この荷室にはPCを収納できるポケットがあったほうがよい。また，ポケット内のPCを衝撃から守るため，ポケットと底部の緩衝スペースは必須である。次に，2つ目の大きな荷室（サブ）には，プリンター（Canon「PIXUS iP100/110」）を収納している。プリンターとPCを別の荷室に収める理由は，機器同士が接触することによる破損を避けるためである。当院の場合，印刷用紙のバインダーをPCとプリンターの間に収納して緩衝材の役割を果たすようにしている。2つの小さな荷室には，ルーター類，印鑑（処方箋発行時に捺印），プリンターのインクなどの消耗品，文具類を収納している。小さな荷室は外ポケットでも，内ポケットでもかまわない。小物を収納する小さな荷室が多いほうが三定の原則を実行しやすい。

---

11 診察バッグ—"BENTO"の美学—

当院は1つひとつの"モノ"にこだわりがある。特に診察バッグはZスペックの集大成と言える。当院では，診察バッグを"BENTO"[1]と呼ぶほど，これに愛着を持っている。

---

[1]：いわゆる弁当のこと。制約のある空間で，食材が整然と並べて収納された状態

1）診察バッグ変更前の問題点

開業当初に使用していたのはボストンバッグであり，2泊3日の小旅行ができるほどの大容量であった。訪問診療において，訪問先で外来と同レベルでの診療環境を整えるために診察器具をできるだけ持参したいので，大は小を兼ねたほうがよいという判断であった。

大きなバッグは，収納容量に余裕があるため，必要物品の収納基準がどうしても甘くなる。診療を開始して数カ月，「あれも手元にあると便利だよね」という調子で，診察器具，検査キット，乾電池などの予備の消耗品が次々と吸い込まれるように格納されて

いき，当初は3kg程度だった診察バッグが，2倍の約5kgの重さになってしまった。往診車から患家までの徒歩による移動距離が数メートルから数十メートルとはいえ，毎回の訪問ごとに5kgのバッグを携行しての移動となるとかなりの身体的負担である。また，移動時の負担以外にも以下の問題点が明らかになってきた。

①医師の好みが反映されることもあり，各バッグに収納する物品の統一感がなく，準備するスタッフにストレスが生じていた。

②バッグ内の仕分けルールが決められておらず，現場で必要な器具を探すための時間的ロスが生じていた。

2）診察バッグ変更後

上記の問題点解決のため，診察バッグのダイエット作戦が始まった。カイゼン目標は，①総重量（バッグを含めた）2.5kg前後に減量する，②日常診療の80%をカバーできる，③バッグ内に収めた物品がすぐに取り出せるようにする，とした。

まずは以下を基準にバッグの変更を検討した。

①軽量である

②物品を見つけやすい

③物品を取り出しやすい

候補として，モルテン・メディカルバッグとEB136バッグ[*2]の2つが残った。モルテン・メディカルバッグはEB136より安価であるが，バッグを開いたときの一覧性がEBバッグに劣り（②が不適），また深すぎるため（③が不適）物品の取り出しに時間がかかることが予想され，最終的にEB136バッグを選択した（**図10**）。このバッグの利点は軽量かつコンパクト（1.4kg，36×26×11cm）な点と，内部の仕分けをマジックテープで自由に設定できる点にある。

＊2：欧米の訪問看護師が使用するバッグ

3）必要物品の選別

続いて，必要物品の選別を行った。まずは，これまでボストンバッグに収納していた物品を以下の3群に仕分けした。

- A群：毎日1回は使用するもの
- B群：週に数回使用するもの
- C群：月に数回使用するもの

診察バッグに残すものはA群のみとし，B群は往診車内へ，C群は物品庫へと仕分けた。その後，A群として診察バッグに格納した器具のみで日常診療に支障はなかったかを2週間にわたって検証した。

結果として，診察バッグの総重量は2.5kgと目標をクリアし，また，EB136バッグの間仕切りを利用し，定位置の配列とすることで見える化が可能になり，必要物品の補

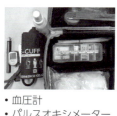
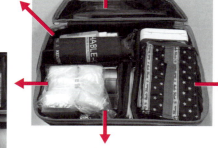

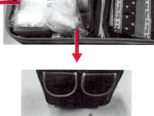
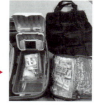

- 血圧計
- パルスオキシメーター
- 体温計
- 非常用内服薬
- 舌圧子
- ペンライト
- 消毒

- メジャー
- 神経診察・打腱器
- ウェットティッシュ
- インフルエンザ診断キット
- 採血セット予備

EB136

- 創傷用フィルム
- テープ類
- 駆血帯
- 手袋
- 血糖測定針回収箱

- ハサミ
- 電池類

- 血糖測定器
- 採血セット
- 坐薬
- 使用後の針を入れる容器
- 保温バッグ
- エコバッグ

図10 診察バッグ改善
バッグ総重量は2.5kgになった（以前は約5kg）

充も短時間で抜け漏れなく行えるようになった。これも三定の原則に従ったカイゼンである。

4）効果と今後の目標

大容量のボストンバッグを使用していた頃は、間仕切りもなく、バッグ内がブラックボックス化していたので、物品補充の際もバッグ内の欠品チェックがおろそかになったり、あえて多めに補充したりするなどの作業を繰り返していた。診察バッグの変更により、移動時の軽装化、診察時の物品出し入れのストレス軽減、物品補充の効率化が同時に達成された。

今回のダイエット作戦で、"大は小を兼ねない"ことがよくわかった。大容量という"楽"を選んでいるうちに、いつの間にか重量負荷という"苦"な状態に陥っていたことがわかったのだ。何よりも、「本当に必要なものは何か」ということを、全員でファクトベースで考えることができたのはチーム医療として大きな成果と言える。

今後は、訪問先の使用段階で、補充物品の情報が院内に伝わり、待機者がリアルタイムに準備できる仕組みを構築することで、さらなる負担軽減とスピード化を図っていくつもりである。

12 点滴ボックス

　点滴類は車内に常備しており，いつでも使えるようにしてある。何をどれだけ収納しているかに関しての当院の一覧を示す。夏季のような熱中症を発症しやすいシーズンを除いては，クリニックに戻っての補給が必要ないレベルで設定している。

　この構成と分量で，どのようなケースが最適かを考察した。ボックスに求める要件としては，容量，一覧性，収納の容易さである。

　この3要件を満たすボックスを医療用器材で探したのだが適合するものは見つからなかったのだが，意外な分野で適切なボックスが見つかったのだ。新宿ヒロクリニックの英裕雄先生から教えて頂いた，PLANO社の2段式タックルボックスである（図11）。なんと，釣り道具を収納するケースなのだ。サイズは44×31×19cmで，容量的には十分であり，一覧性にも優れている。収納の簡便性においても，仕分け板を自由に移動できるため器材のサイズに応じてスペースを調整可能である。また，ケースは2段式になっており，上段は針やシリンジなどの小物系を収納し，下段は深さがあるため，容量の大きな点滴バッグや抗菌薬のバイアルを収納するようにしている。

　北米のメーカーだけあってかなりごついが，それだけ頑丈であると言える。5年間使用しているが，日常使用での破損は一度もなかった。PLANO社の製品に限らず，釣り道具ケースは収納や一覧性に工夫が凝らされているので，一度，釣り道具店を覗いてみることをお勧めしたい。

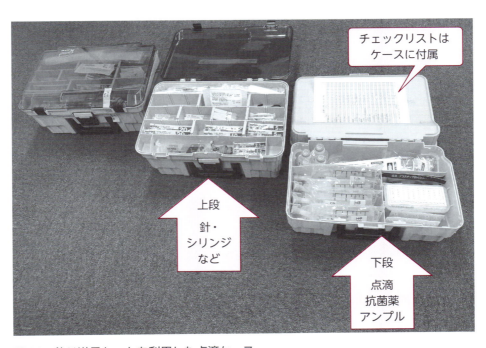

図11　釣り道具セットを利用した点滴ケース

なお，当院の効率化の一環として，点滴ケース自体もユニット化しており，更新日を記したシールで封印している。訪問先で点滴や抗菌薬などを使用した場合，点滴ケースのシールを剝がすだけで，物品整備担当者は補充の必要があるユニットと認識できるようにしている。

13 移動時の体力消耗軽減品

1）夏季

　2018，2019年は記録的な猛暑が続き，訪問診療が苦行に思えるほどの過酷な日々が続いたのは記憶に新しい。このような猛暑は今後も続くだろう。実は，夏季は訪問医にとって，最も過酷な時期である。冬季は防寒着を余分に着れば良いのだが，夏季の場合は薄着になっても暑さをしのぐことは難しい。夏季の訪問の場合，屋外で発汗して下着が濡れたままで，冷房の効いた室内に上がるという体感温度の差を，日に何度も繰り返すことになる。1日10件以上「猛暑の屋外で発汗→エアコンの効いた訪問宅で汗で濡れた身体を冷やす」を繰り返せば，確実に体力は奪われ，夕方には疲労困憊となる（図12）。だからこそ，衣類に加えて対策グッズに一工夫を凝らすことが必要である。

　当院の場合，半袖のポロシャツがユニフォームなのだが，その下に半袖の冷感インナーのメッシュタイプ（たとえば，ユニクロのAIRismメッシュ）を着用している。発汗は抑制できないので，なるべく発汗による湿気や熱気を放出することが目的である。

①アームカバー，スプレーボトル

　2018年に実験してその効果を実感した猛暑対策グッズがある。上腕〜前腕を覆う冷

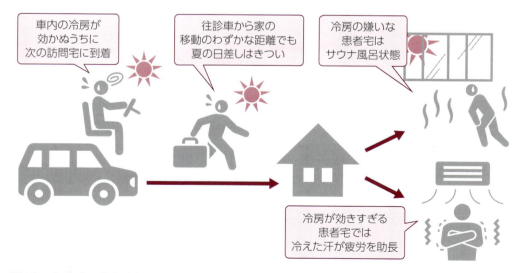

図12 移動時の体力消耗軽減（夏季は訪問診療で最も過酷な時期）

感アームカバー（図13）を着用するのだ。アームカバーはワークマンで見つけたのだが，そもそもは，屋外で肉体労働をする人たちのためのUVカット目的で作られたものである。伸縮性に富み，上腕〜前腕に密着するので作業の妨げにもならない。

夏季のストレスとして，訪問終了後に往診車に戻った際の車内の熱気が挙げられる。車が走り始めてエアコンが効くまでに数分はかかる。その間の熱気をできるだけ緩和するために，当院は100円ショップで購入したスプレーボトル（図14）に水道水を入れてクーラーボックスに収めている。このスプレーボトルで冷水をアームカバーに吹きかけるだけでも放熱され，熱感が緩和されるのだ。

アームカバーはワークマンで購入すれば500円以下で入手できるし，霧吹きも100円ショップに置いてあるので，ぜひトライしてほしい。

②氷嚢，冷感タオル（図15）

氷嚢を車内に戻ると同時に顔に当てることで，顔で感じる灼熱感を即効的に和らげる

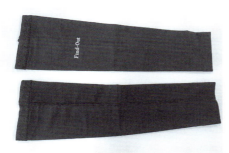
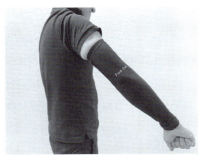

図13 冷感アームカバー
伸縮性に富んでいるので作業が妨げられることはない

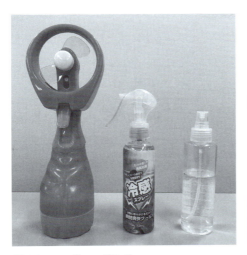

図14 スプレーボトル
左端のファン付きスプレーボトルは気化を促進するので冷感がアップする

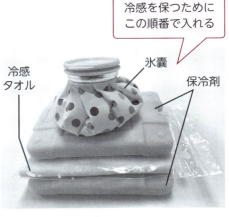

図15 氷嚢，冷感タオル

ことが可能である。また，水に浸して凍らせたタオルをジップロックに収納して背中とシートの間に入れることも効果的である。特に車内のエアコンが効く前の段階で有効である。氷嚢と凍らせたタオルはすべて保冷バッグに収納している。

　資金に余裕が出てきたら，運転席に取りつける送風機能つきのカーシートを導入してもよいだろう。通販で1万円以下で購入できる。ファンで風をクッション内に送りこむことで衣類の蒸れを防ぐことができる。モバイルバッテリーで駆動するため，アイドリングを削減することも可能である。特に炎天下で待機中のドライバーにメリットがある。

2）冬季

①防寒着

寒さが厳しくなると，ダウンジャケット系の防寒着はとてもありがたい。しかし，いったん家の中に入れば暖房がしっかり効いており，今度は汗だくになってしまう。家に上がるたびに脱ぐのも面倒である。かといって，脱がないまま作業をすると袖周辺のダウンの膨らみが煩わしい。以上のような面倒を解決してくれるようなダウン系の防寒着を探していたところ，モンベル（日本のアウトドアブランド）で見つけることができた。「スペリオダウン ラウンドネックT」という製品である（図16）。

外観は半袖ダウンジャケット（ベスト型ではなく，袖付きのTシャツ型）であるが，通常の長袖のダウンジャケットと比較して，肘と前腕が露出し

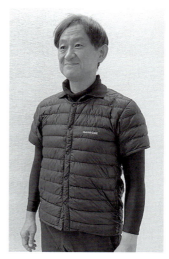

図16　スペリオダウン ラウンドネックT

ているので，着用したままでの作業が行いやすい。また，ダウンベストのように腋窩が露出しないことから蓄熱能力もダウンジャケット並みに保たれている。スタイル的にあまり格好良くないとの声があるが，これは人それぞれである。値段がもう少し安いとよいのだが，800フィルパワー*のダウンを使用しているため，品質に見合った価格と考えたほうがよいだろう。

＊：フィルパワーとは，暖かい空気を蓄える能力を示す単位で，高ければ高品質のダウンである。一般的には，600～700フィルパワーで良品質ダウン，700フィルパワー以上で高品質ダウンとされている。

②防寒ブーツ

ワークマンは，元来，プロ向けの仕事着やグッズを基盤として発展したブランドで，ややデザインに難を感じるものも少なくないのだが，最近は，タウンユース用として「FieldCore」というオリジナルブランドをスタートしている。プロ向けの仕事着の性能とデザイン性を両立させているようだ。そのFieldCoreのラインナップに防寒ブー

ツ「ケベック」がある．

　ケベックの素材は，アッパーは中綿入りのナイロン・ポリウレタン，ソールが合成ゴムとEVAで構成されており，片足約260gと驚くほど軽量である．もちろん，ワークマンならではの耐滑性，接地面から4cmまでの防水仕様も盛り込まれている．実際に使用してみて訪問での実用性を実感したのが，ブーツタイプにもかかわらず脱ぎ履きが容易なことである．居宅の訪問が1日に10件以上あると，脱ぎ履きの容易さが靴のスペックとして重要なのだ．同様の仕様のブーツは，有名なアウトドアブランドからもいくつか発売されているが，「FieldCore」のブーツはそれらの半値以下の価格で入手できるので費用対効果は圧倒的に高い．

3）その他（季節問わず）

①サングラス

　眼が眩しく感じる状態が続くと疲労感が増すのでサングラスは有効であるが，患家を訪問するたびに取り外す煩わしさを解消するために，運転席のサンバイザーに昼夜兼用の偏光大型フロントサングラスを装着している．

②クッション

　最後に，腰痛持ちの筆者が重宝したクッションを紹介したい．最近の国産車でもシートの質は上がってきたが，コンパクトカーレベルではシートにコストがかけられないので，長時間の運転は腰に疲労が蓄積しやすい．そこで，腰痛持ちの知り合いに勧められて，「ボディドクター・バックアップ」という，腰とシートの間に挿入するクッションを使用したところ，体幹を支えるバランスが絶妙で腰痛軽減を実感できている．

14 往診車

　往診車は最も使用頻度が高いモノの1つである（図17）．以下の観点から選定のポイントを解説する．今回は，ドライバー，医師，アシスタントの3人乗車を想定する．なお当院の場合，移動中は医師とアシスタントが後部座席に座り，情報共有や院内への指示を行っている．

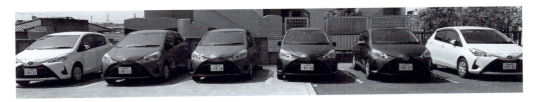

図17　往診車
同一車種で医師ごとに色を変えている．操作性が統一されているので戸惑うことがない

1）購入基準

①コンパクト性

都市部においては幅が極端に狭い道路が少なからず存在し，対向車とすれ違う際にヒヤッとするシーンは多々ある。そのため，横幅

表2 コンパクトカーと軽自動車の比較

	コンパクトカークラス	軽自動車クラス
全長	4.0m以下	3.4m以下
全幅	1.7m以下	1.48m以下
全高	1.6m以下	2m以下
総排気量	1,000〜1,500cc程度	660cc以内

においてコンパクト性が求められる。大は小を兼ねると言わんばかりにファミリー用のミニバンを購入すると，移動体としての使い勝手の悪さに手放してしまうことになりかねない。つまり，往診車は大は小を兼ねない。

コンパクト性から言えば横幅は1.7mを上限にしたい。その条件下では，コンパクトカーと呼ばれるカテゴリーや軽自動車は，メーカーは違えどほぼ同じ範囲に収まるので，このクラスから選択すべきである（**表2**）。

②収納力

コンパクトカーは収納力がある車種が多い。特にトールワゴン型の軽自動車の収納容量は圧倒的である。しかし，ここに盲点がある。後部座席に2人が乗車した場合，トールワゴン型の軽自動車の後部座席裏の収納スペースは決して大きくない。分割シートを利用して，後部座席は1人にして，もう1人は助手席に移ればよいのではないかという意見が出そうだが，2人で連携する作業は意外と多いため，移動中の業務の効率性が劣るという欠点がある。

後部座席での作業を考えた場合，1.3〜1.5Lクラスで，後部座席裏の収納スペースが確保しやすい車種を選んだほうが無難であるが，高さを考慮する必要はないと言える。なぜなら，移動中の物品の安定性，取り出す際の容易さから考えれば，物品類を縦に重ねることは好ましくないため，高さは必要とされないのだ。また，ワゴンタイプは奥行き方向にもコンパクトカーよりスペースを確保できるが，奥行きがありすぎても日々の搬入・搬出で無理な姿勢を強いられるため，実用性に疑問を感じる。むしろ，コンパクトカーの後部座席裏の，腕を伸ばせば容易に手が届く範囲内で，日常診療に必要な物品の選別を行うほうが，より生産性の高い業務に繋がると思われる。

当院は「三定」に則り，院内・院外を問わずすべてのものの住所を決めているのだが，往診車の後部座席裏の収納スペースでも住所を定めており，ここでは「姿置き」（**図18**）をルール化している。姿置きとは物の形状（主に底面）に沿って線で囲んでおく整頓方法である。こうすれば定位置に戻す習慣も自然と身につくし，戻されていないときも何がないのか見つけやすくなる効果がある。

③汎用性

汎用性から言えば，長期にわたるベストセラーカーを選択すべきだろう。なぜなら，

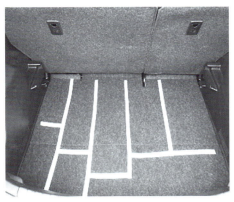
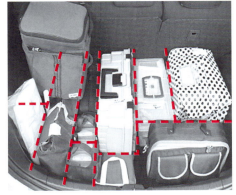

図18 「姿置き」の実例
往診車のリアスペースに物品を間違いなく置けるよう，物品の底面の形状に沿って線が引いてある

コンパクトカーはメーカー間の競争が厳しいので常に切磋琢磨しており，長期にわたって売れている車は使い勝手，メンテナンスなどのトータルバランスが優れていることが多い。また，売れれば次のモデルチェンジ時に潤沢な開発資金が投入されるので，さらに品質が上がるという好循環もある。中古車マーケットにおいてもベストセラーカーは新旧モデルで多く出回っているので，選べる選択肢が多いのもありがたい。

④統一性

ベストセラーカーのモデルチェンジに関しては，旧モデルが思ったように売れなかった場合を除いてメーカーは冒険したがらない。大抵はキープコンセプトであり，特に旧モデルのオーナーが違和感なく新モデルを購入してもらえるように，旧モデルの美点だった操作性などを引き継いでいることが多い。

当院の場合，資金が乏しかった頃は，初代フィットの中古車を買い足していった。資金に余裕ができ，2代目フィットの中古車価格が落ち着いた時点で，2代目フィットを購入するようになった。操作時のインターフェイスは，小さな改良点はあるものの，そのまま引き継がれていたため，誰がどの往診車に乗っても違和感なく運転できた。また，後部座席裏の収納スペースも新旧モデルでほぼ変わらなかったため，日々の物品の出し入れにおいても置き場所を定型化できるので違和感なく作業ができた。

⑤ランニングコスト

ハイブリッド車は従来のガソリンエンジン車と比較して燃費はよいが，車両本体の価格差を考えると，かなりの距離を走らなくてはならず，メリットを感じない。特に中古車の場合，ハイブリッド車は割高のため，さらにメリットは低いと思われる。また，ハイブリッド車は高価なバッテリー交換が必要なためトータルのランニングコストを考えると，必ずしも経済的とは言い難い。

2）安全管理

①メンテナンス

　意外と厄介なのがメンテナンスである。オイル交換，車検，冬季に備えた年2回のタイヤ交換，その他消耗品の交換などがメンテナンスに相当する。往診車が2台程度までは一覧表により管理していたが，現在のように往診車が6台になると，メンテナンスのスケジュールが煩雑になってきた。実際の作業として，ディーラーやタイヤの保管庫への行き来などで，スタッフがかなりの時間をとられていることもわかってきた。この種の作業は診療に付加価値を生むわけではないので，アウトソーシングしたほうがよい。当院の場合，リース契約を機にメンテナンスもすべてアウトソーシングした。だから，この作業からスタッフを解放することができた。

②事故

　往診車の統一などで未然に防ごうとも，事故は起きることを前提とした仕組みづくりを心得るべきである。年に数回はうっかりで小さな自損事故は発生する。また，どんなに気をつけても人身事故は起きてしまう。この場合，起きてしまってからの対応が肝要であり，手続きがスムーズに進むようなマニュアルの整備は必須である。また，隠蔽しない文化が重要なので，申告してもらえば，事故に至った振り返りはしても責任を問わないようにしている。事故を起こした当人が最も動揺していることから，まずは冷静になってもらい，院内の仲間に活かせる教訓を記録に残してもらったほうが建設的である。

15 カイロ

　冬季で問題となるのは外気に触れて冷たくなった手のまま患家に上がることである。診察時に冷たい手で触れられるのは不快なことであり，訪問自体が患者にとって憂鬱になってはいけない。歯科処置が痛みと関連づけられて憂鬱になる可能性があるように，冬季の訪問が冷たい手の診察と関連づけられないように工夫が必要である。

　当院の場合，訪問する全スタッフに使い捨てカイロを配布しており（図19），診察前には必ず手を温めてもらうようにしている。また，手以外にも冬季に気を遣う必

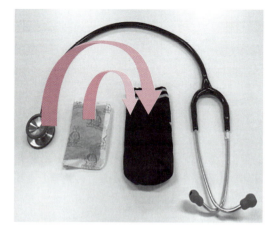

図19　冬季の工夫
聴診器のダイアフラムが冷たくならないよう，使い捨てカイロと一緒に収納している

要があるのは聴診器である。聴診器のダイヤフラムが面で患者に接触するわけだから，ダイヤフラムと小さな使い捨てカイロが収まるカバーをつくって，カイロで温めるようにしている。

16 IoTタグ

訪問中に携行品の紛失が，しばしば発生する。ほとんどは患者宅での忘れ物である。聴診器，パルスオキシメーター，体温計は毎回の訪問で使用することと，診察バッグ内の定位置が最も目立つスペースのためか，忘れることは皆無に等しい。また，廃棄物の忘れ物は比較的大きいこともあり，患者家族が気づいて連絡を頂き，回収可能なことが多い。また，なくしても代替品が簡単に入手可能な場合は問題になることはない。たとえば，ハサミ類や携帯消毒スプレーなどの消耗品である。

最も問題となるのはWi-Fiルーターである。何が問題かというと，患家で使用する際，より良い通信環境を設定するためにWi-Fiルーターを家屋内もしくは家屋外に持ち出すことがある。そして，持ち出したことを忘れてしまい，紛失してしまうケースがしばしばあるのだ。

紛失はどんなに気をつけても起きてしまう。そうさせない仕組みとしての診察バッグ内の「視える化」なのだが，Wi-Fiルーターの紛失はイレギュラーな事例である。なぜなら，通常はバッグ内に入れたままで終わるケースがほとんどであり，取り出して通信環境が良い空間に移動させる頻度は少ない。使用頻度の少ないものは日常のチェックの流れから漏れてしまうのだ。そこで，紛失に気づいてから挽回できる仕組みを考えることにした。

当院は，Wi-Fiルーターに「MAMORIO」(MAMORIO) というIoT (internet of things) タグをつけている (図20)。「MAMORIOアプリ」をインストールしたスマートフォンと「MAMORIO」をBluetoothでペアリングするだけである。「MAMORIO」がスマートフォンから離れるとプッシュ通知が送られてきて，最後に離れた場所を地図

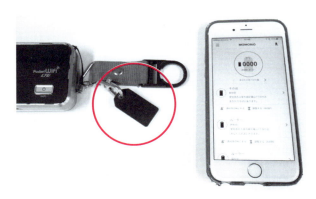

図20 IoTタグ
MAMORIOというタグ（○印）をWi-Fiルーターに付け，スマホにアプリをインストールし，ペアリングする

で確認できるというものだ。価格はそんなに安くはないが，紛失が発覚してからの捜索時間や業者への紛失届と再入手に要する時間を考えれば，コストに見合っていると考えている。何よりも，起きたトラブルによる機会損失を最小化できる安心感は大きい。

17 院内基本情報

院内基本情報は，どのクリニックでもドキュメントとして保存しているが，当院の場合，非常時を意識して必要な情報を網羅している。トラブル発生時には誰でも混乱する。どこに相談すればよいのかがわかれば，心が落ち着くまでにかかる時間は短縮するはずだ（**図21A**）。

必須情報としては，クリニックの医療機関登録番号，住所，代表電話番号，FAX番号，代表メールアドレス，院内スタッフに貸与している携帯電話番号，Wi-Fiルーターのパスワードが記されている。さらに，非常時に最も活用される往診車情報の欄も設けてある。ここには，各往診車のナンバーと保険会社，整備会社の連絡先が記してある。

この院内情報は，当初はラミネート加工して往診車内にも置いていたが，車内盗難発生時の情報流出の損害を考えると好ましくないと考えた（**図21B**）。また，スタッフ増員，往診車増車のたびに情報更新が必要であるが，印刷とラミネート加工が面倒である。以上をふまえて，現在は，利用者権限を設定したwebストレージボックスにアップロードして，各自のスマートフォンから確認できるようにしている。そうすれば，セキュリティが担保された上に，情報更新に付随する印刷・ラミネート加工作業（これも付加価値を生まない作業の1つ）が省略できるのである。

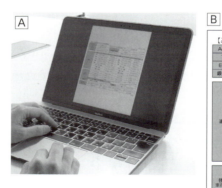

図21 院内基本情報
A：PCに必要情報を保存
B：往診車内での保管は不要

18 ナビ

　患者宅へは基本的に自動車で移動しているのでカーナビは必須と言える。その場合に問題となるのが，車載ナビを使用するかである。結論から言えば，スマートフォンやタブレット端末で代替できるため，"従来"の車載ナビはもはや不要であろう。特に大画面のスマートフォンが普及するようになって，利便性が格段に増している。

　以下に利点を列挙する（**図22**）。

1) 患者登録の容易さ

　スマートフォンであれば，Googleアプリ「連絡先」に登録するだけである。スマートフォンからもPCからも入力できる。従来の機種は，車内のモニタからしか登録できず，ソフトキーボードを使うことになるので，入力スピードも圧倒的に劣る。

2) アプリケーションの連動性（図22）

　Googleアプリ「連絡先」→Googleアプリ「Map」→「ナビ」という流れは，緊急時のみにとどめておきたい。定期訪問の場合は，あらかじめ訪問スケジュールが決まってい

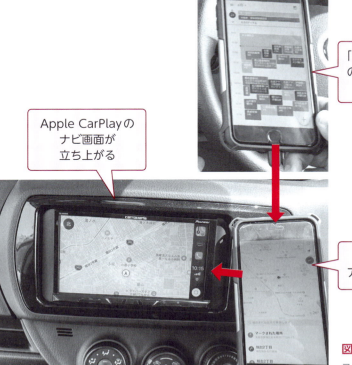

「カレンダー」アプリの訪問患者一覧から訪問先を選択

Apple CarPlayのナビ画面が立ち上がる

「Map」→「ナビ」アプリが立ち上がる

図22 ナビ
スマートフォンで代用でき，Googleカレンダーの住所をそのままナビに利用できる

るのだから，カレンダーを起点にしたほうが効率が良い．その場合の工夫として，訪問前に，Googleアプリ「連絡先」から訪問先の住所をコピーして，Googleアプリ「カレンダー」に訪問順にペーストしている．要する時間は10分程度である．訪問開始前にこの単純なコピー＆ペーストをするだけで，訪問のたびにGoogleアプリ「連絡先」に戻らなくても，Googleアプリ「カレンダー」の訪問順にタップすれば，Googleアプリ「Map」→「ナビ」が起動してくれるのだ．

従来の車載カーナビでは，登録連絡先に戻って五十音順から探すことになるので，訪問のたびに憂鬱になるくらい非効率的なことが，Googleアプリを利用するとよくわかる．

3）タブレットの固定法

タブレットをカーナビとして用いる場合，固定をどうすれば良いのか悩ましい．

ダッシュボード上に爪付きのスタンドを設置して，爪でタブレットを挟んで固定してみたが，予想以上に走行中の振動を拾いやすく，ストレスを感じることが多々あった．現在は図23のようなマグネット付きのスマホホルダーを使っている．エアコンの送風口にシリコン素材の爪を挿入して固定マグネットを取り付けるようになっている（図23B）．タブレットの裏側には鉄板を貼付し，その鉄板とマグネットを吸着させるのだ．この方式の利点は脱着が容易な点である．また，角度調整も自由度が高い．なお，固定

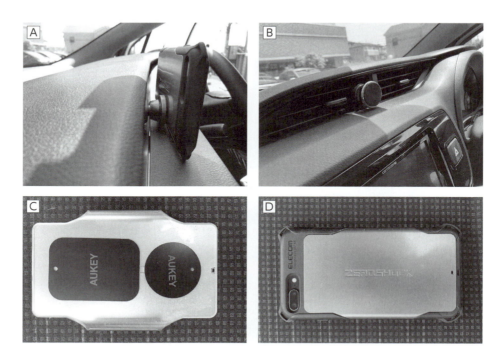

図23　車載スマホホルダー
A：装着状態，B：固定マグネット，C：スマホホルダーの内側．鉄板と磁石の強度を増すため，マグネットを2つ固定している．D：万が一，落ちても大丈夫なようにハードケースに入れる

マグネット1つではタブレットの重量に耐えられないため，マグネットを2個固定してタブレットを接着させている（1個1,000円前後で入手可能）。惜しい点は，長期間使用していると素材の特性上，爪の締まりが低下し，エアコンの送風口への固定が緩くなって外れやすくなることである。

4) CarPlay（カープレイ）

従来の車載カーナビでは，もはやスマートフォンやタブレットのアプリには太刀打ちできないのが現状だが，今後はスマートフォンやタブレットのアプリを画面に表示できる車載ディスプレイが標準になっていくだろう。

当院は，2018年9月に往診車をすべて変更した際に，AppleのCarPlayに対応した車載ディスプレイを設置した。これまでタブレット上で行っていたアプリの操作を，車載ディスプレイの画面上でできるようになった。CarPlayの場合，初期はApple純正アプリに限定されていたが，現在はGoogle Mapも利用できるようになっており，利便性が向上している。車載ディスプレイはAppleのCarPlayに加えて，GoogleのAndroid Autoも使える機種が増えてきているので，将来はこのようなスタイルが主流になるだろう。

19 カメラ

写真撮影には3種類の用途があり，カメラも使い分ける必要がある。

1) 病態把握

褥創や蜂窩織炎などの写真を撮影し，クリニックに戻ってから医師同士で方針を検討するような場合である。最近のスマートフォンのレンズはf値（絞り値）が向上しており，比較的暗い室内でも十分な画質の写真撮影が可能である。

2) 書類保管

保険証や医療証，障害者手帳の確認の際にもスマートフォンが活躍する。当院の場合は，撮影と同時にPDF化するEvernoteのアプリ（Scannable）を使って，Evernoteに保存するようにしている。

3) 住環境把握

日常生活状況を把握するための写真を撮るには課題がある。それは，写真を撮る側が生活状況を認識して撮らないと，本当に欲しい情報が手に入らないのだ。つまり，生活場面のどこが重要なのかを判断するには，撮影者が在宅での現場経験を重ねないと難しい。その経験が浅い撮影者でも有用な写真情報を収集できるようにすることが課題となる。

①全天球カメラの活用

この課題の解決策として，全天球カメラの活用を紹介したい。当院が実際に使っている撮影機材のひとつが，360°撮影可能な全天球カメラのTHETA（リコー）である（**図24**）。

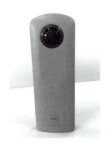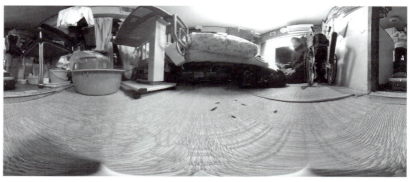

図24 THETA（左）で撮影した全天球画像（右）

　他のメーカーからも360°撮影が可能なカメラはいくつか出ているが，THETAはモデルチェンジを重ねるたびに使い勝手が改善され，在宅の現場での実用度が高い．

　このカメラの特徴としては，シャッターを1回押すと周囲360°をすべて記録できることである．再生時には専用ビューワーを使うが，画面を回して部屋の中の様子を事細かに見ることができる．当院の場合，院内のカンファレンスでもこのビューワーを用いることで，患者宅を訪問したことがないスタッフとの情報共有として活用している．たとえば，**図24**のように，現場では認識していなかった煙草の焦げ跡にカンファレンスで気づくことがある．また，スマートフォン用のバーチャルリアリティー（VR）ゴーグル／VRヘッドセットを使えば，その部屋の中にいるかのような疑似体験をすることも可能である．

②360°撮影の2つのメリット

　360°すべてを撮影するメリットは2つある．1つ目は，生活空間をかなりリアルに記録できることである．患者の部屋を仮にTHETAで撮影した場合，普通の撮影では写真にはおさまらない反対側の様子まで撮影できる．部屋の広さ，部屋の家具の位置関係，モノの量，そしてそこでの動線までをも1回の撮影で記録できる．結果的に，写真を撮るスタッフの技量や経験に左右されずに有用な情報取得が可能になる．

　2つ目は，撮影者と被撮影者の心理的ハードルが下がることである．生活支援のためとはいえ，家の中を様々な角度で何枚も写真に撮られるのは，生活者にとって気持ちのよいものではない．その気持ちを汲み取って，撮影する側も何枚も写真を撮ることに躊躇してしまう．その結果，一般的なカメラで写真を撮る場合，撮影者の技量や経験に加えて，このような心理的なハードルによって必要な情報を記録できない場合がある．ところがTHETAを使うと1部屋で撮影する枚数が大幅に少なくても十分な情報を記録することが可能になる．このように，情報量が増える上に，写真を撮る側／撮られる側の両者において心理的ハードルが低くなるというメリットがあるのだ．

　在宅での支援は多職種連携が必須だが，生活の課題を多職種で共有する場合，生活者

が置かれている環境の情報を取得し，共有・活用することに困難が伴うことが多い。なぜなら，生活状況を口頭で説明することや，再現性を持たせるにはバリエーションが多すぎるからだ。そのためにも，THETAのような360°撮影可能な全天球カメラを活用すれば，撮影者のスキルに左右されずに，生活者とその環境の情報収集が可能となる。

20 クーラーボックス/冷凍庫

1) 保冷バッグ（図25）

　保冷バッグはアウトドア用のソフトタイプを使用している。用途としては，夏季の検体保管，低温保存が必要なアンプル類の保管がメインである。アウトドアショップで入手できる3,000円前後の商品でも問題ないが，サイズと保冷時間が逆相関するため，サイズは大きくないほうがよい。

2) 保冷剤

　サイズさえ気をつければ保冷バッグの選択は神経質になる必要はないが，保冷剤にはこだわりたい。保冷剤の選択基準としては，保冷持続時間と凍結速度である。保冷持続時間は1日中訪問で院外にいる場合を想定して，8時間近くは5℃以下に保てるものを選んでおきたい。

　凍結速度も重要である。保冷剤が機能を果たすためには十分な凍結時間が必要だが，保冷剤によって大きく差が出てくる。たとえば，よく使われるロゴスの保冷剤の場合，従来型を凍結させるには40時間近くを要し，倍速凍結型の場合は24時間弱で凍結でき

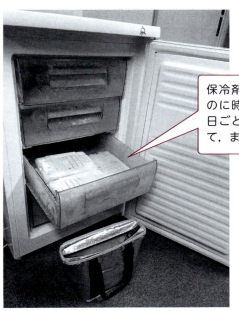

保冷剤が十分に凍結するのに時間がかかるので曜日ごとの引き出しを決めて，まとめて冷凍保存

図25　保冷剤と冷凍庫と保冷バッグ
冷凍庫は冷凍専用機を選択したい

る。この差は大きい。倍速凍結型は1日おきに使用できるが，従来型は2日おきにしか使用できないのだ。安価な従来型を選択すれば凍結に要するリードタイムのために，保冷剤の購入数が増えてしまう。必要器材はなるべく少なく管理したほうが手間が省けるので，倍速凍結型のほうが好ましい。

3）冷凍庫

なお，倍速凍結型の保冷剤を購入しても，保冷の仕方に気をつける必要がある。当院の場合，当初は家庭用冷蔵庫のフリーザーを使用していたが，他の用途でも使用していたためか，倍速凍結型の保冷剤でも十分に凍結しない事象が頻発した。そこで，保冷剤専用の冷凍庫を購入し，交換時以外は開けることがないようにした。冷凍専用機ならではの冷凍能力もあるが，専用とすることにより開ける頻度を少なくし，冷凍庫内の不必要な温度上昇を防いだのが大きいだろう。つまり，保冷剤の能力を十分に発揮させるためには，冷凍庫もセットで考えたほうがよい。

21 ホワイトボード

会議の生産性を高めるために最も必要なものを1つ選ぶとするなら，筆者は躊躇なくホワイトボードを選択するだろう（図26）。それぐらい会議の生産性向上には欠かせないツールと考えている。ホワイトボードとは何かと尋ねられれば，「思考の流れを"視える化"するツール」と答えるだろう。2万円以下の投資で会議の生産性が確実に上がるのだから，非常に費用対効果が高い投資と言えよう。具体的な利点を以下に列挙する。

1）「空中戦」の予防

1つのテーマについて議論しているはずなのに，参加者それぞれが違うことを頭に描きながら話し合っていた……ということが会議では起こりやすい。発言内容をホワイトボードに書きながら話し合えば，参加者の「思考の流れの"視える化"」が可能となり，

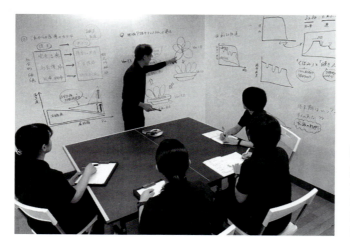

図26　ホワイトボード
壁全体をホワイトボードにすると情報が俯瞰しやすい。テーブルに注目。当院は卓球台の半分を活用している

考えが正しく理解・共有されやすくなる。

2) 意見と個人の切り離し

ホワイトボードに書くことは，意見そのものと，発言した個人を切り離すことにつながる。会話でのやりとりだと，どうしても「誰が発言したか」が気になり，合理的な判断ができなくなってしまいがちである。ホワイトボードに書かれた「意見そのもの」に関しては冷静に考えることができる。また，自分自身の意見を客観的に眺めることができるという点でもメリットがある。

3) 一体感が生まれる

ホワイトボードに書きながら話し合うと，全員の視点がホワイトボードに集まる。全員が1点を見つめながら話し合うことにより，各人がわが事として考えるという一体感が生まれる。一体感を持つことで堂々巡りを防ぎ，「合意」の結論にも達しやすくなる。

4) ホワイトボードをこんな用途で使ってはいけない

ホワイトボードは会議の生産性を高めるツールであることは述べた。しかし，ホワイトボードを誤った用途で使用している訪問診療のクリニックが少なくない。"誤った"使い方をすれば，かえって生産性を落としかねない。たとえば，訪問スケジュール管理に使用するのは絶対に避けたい。デメリットだらけなので，理由を挙げて論じておきたい。

①視認性

訪問スケジュール管理では，訪問時間と患者名を記載することが多いが，記載できるスペースに限りがある。そのため，訪問患者数が多くなれば，字も小さくなるので読みにくくなるのだ。致命的なのは，訪問時間の感覚が掴み辛いことである。縦軸に時間帯表示で欠点を補うこともあるが，訪問チームが複数になれば，横方向のスペースが確保できなくなる問題が顕在化してくる。

②更新の正確性

スケジュール管理に適さない最大の理由である。訪問日時の変更は日常茶飯事である。この変更を反映させるための作業は，事務スタッフにとってかなりの負担になるはずである。

恥ずかしながら，クラウド型のカルテを使用していなかった頃は，当院もホワイトボードをスケジュール管理に使用していた。ある日，院内の業務を眺めていたところ，事務スタッフがかなりの時間を費やして更新をしていることに気づいた。これではいけないと思い，途中からGoogleカレンダーに切り替えた経緯がある。その後，更新作業自体は現場でできるようになったので事務スタッフによる更新自体がなくなってしまった。まさに，やらなくてもよいムダな作業だったのだ。

22 大型テレビモニター

そもそも，なぜ院内に大型のテレビモニターが必要なのだろうか。当院の活用例を列挙する。

- 毎朝のミーティング
  - 検査会社から送られてきた前日の採血結果について，全医師で評価
  - 当日の，各医師の訪問スケジュール確認
  - 新規依頼の患者のプレゼンテーション
- 毎夕のミーティング
  - 当日に訪問した全患者の簡単な振り返り
  - 待機当番医への申し送り
- 院内・院外の定期的な勉強会
- 地域実習で見学に来る医学生へのプレゼンテーション

上記のように活用しているので，テレビモニターを使わない日はない。つまり，費用対効果に見合った投資と言える。用途に応じて使用する部屋を変えることがあるので，移動を容易にするためにもキャスター付きのテレビスタンドがあると便利である。テレビモニターのサイズは最低でも60インチはあったほうがよい。60インチより画面が小さいと参加者のストレスが大きくなるようである。当院の場合，スタッフが10名を超えた段階で導入した。

プロジェクターはテレビモニターより安価で，100インチの大画面も映せるという利点がある。しかし，どんなに輝度が高くても室内を暗くする必要があったり，スクリーンの設置が必要だったりと，機動性に劣る。また，プロジェクターからの排熱と冷却ファンの音も案外気になる。ちなみに，4K画質の60インチ・テレビモニターと大型テレビスタンドを購入しても総額20万円程度に収まるので，決して高額な投資ではない。

23 スキャナー

訪問診療の場合，院外の他職種や病院との情報共有において，紙のやり取りが不可避である。たとえば，訪問看護ステーションからの報告書，ケアマネジャーからのサービス計画書，病院からの診療情報提供書など，患者数の増加に伴い指数関数的に紙ベースのデータが山積する。しかも，紙のまま放置しておくと，患者ごとにファイリングして持ち歩く際にどんどん重くなる。また，後で該当する文書を探すのも面倒である。

ゼロにはできないが，ペーパーレスと検索を容易にするデータ化ができないものかと模索していたところに，ポータブルスキャナーのScanSnap iX500（富士通）と出会ったのである。iX500のお陰で，紙で送られてきた情報はすべてPDF化することが可能

になった。これでペーパーレス化は達成されたが，今度は，iX500をどこに置くかという問題が生じてきた。結局3台購入して，どこからでもペーパーレスの作業ができるようにしている。

1) ScanSnapがEvernoteと連動するメリット

スキャニングするデータは1日に10件以上あるので，年間で1,000件は軽く超す。のちの検索のためにファイルに名前をつける作業が必要だが，負担になってくる。ファイルに名前をつけずに保存しても検索できる方法はないかと思案していたところ，ScanSnapがEvernoteと連動していることがわかった。Evernoteは，テキストだけでなく写真や画像，音声など，複数の形式のデータを1つのメモにまとめることができるクラウドサービスである。作成したメモは，インターネット上のEvernoteのサーバに格納される。データ形式ごとに別々の場所に保存する必要がないので，あとでメモを探したときに関連のあるデータを見つけやすい。特にテキストデータの場合，PDF化しても文字認識の機能があるため，あとからテキスト検索が可能になる。

たとえば，ある患者の診療情報提供書をScanSnapで取り込んでEvernoteにファイル名をつけずに保管したとする。そのファイルを検索したいときは，検索窓に「患者名　診療　情報提供書」と入力すれば，候補が数ファイル出てくるといった仕組みである。数ファイルに絞られた中から該当ファイルを探すのはそれほど手間ではない。当院も，ScanSnapとEvernoteを連動するようにして，単純にスキャニングするだけの作業ですむようになった（**図27**）。

2) iX1500の発売

2018年になって，iX500の進化したバージョンとしてiX1500が発売された。大きな違いは以下である。

- 読み取り速度の向上（25枚/分→30枚/分）
- 液晶タッチパネルの搭載

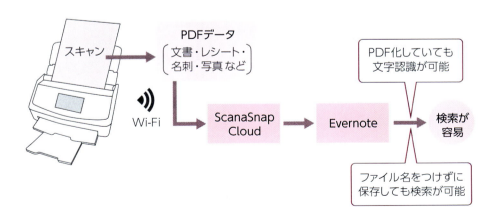

図27 ScanSnapがEvernoteと連動するメリット

これまでのiX500は読み取り端末にすぎず，連携したPC画面から保存先の設定などを行っていたが，iX1500は液晶タッチパネル上から保存先を設定できるようになった。つまり，iX1500だけでデータの読み取りも保存も可能となる。もちろん，液晶パネルから，Wi-Fiと繋がっているスマートフォンにも直接保存が可能である。

24 ドライブレコーダー

　ドライブレコーダーには2つの利点がある。1つ目は，事故が起きたときの映像による証拠である。相手のある事故では意見が食い違うことも多々ある。信号の色がどうだったのか，速度は何キロ出ていたのか，回避行動をしたのか等々，誰かが見ていないとわからないことばかりである。また，往診車の自損ケースもよく起こり，同乗者が必ずしも見ていないこともある。そういう場合にドライブレコーダーの映像データがあれば，客観的な判断がしやすい。

　2つ目は，ドライバーの安全運転意識の向上である。当院の往診車の場合，テレマティクスサービスが実装されており，事故映像のみならず急加速などの安全意識に欠けた運転映像と発生地点も記録され，ウェブデータとして報告されるようになっている（図28）。報告される度にドライバーにフィードバックをするのはお互いに窮屈な関係になるのでしていないが，見られているという自覚が安全運転の意識を向上させているようだ。実際，同乗している医師やアシスタントからも，急加速や急ブレーキの頻度が減ったとの感想が増えた。全日本トラック協会が発表した「平成26年度ドライブレコーダの導入効果に関する調査報告書」によると，ドライブレコーダー導入効果は「運転者の安全意識が高まった（危険運転減少）」とする事業所が72.2％，「安全運転指導に活用できた」も61.4％と高い割合を占めた。

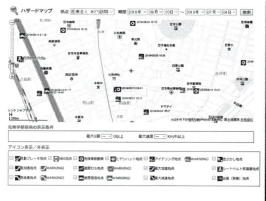
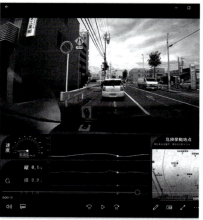

図28　テレマティクスサービス

しかし，ドライブレコーダーはあくまでも安全確保のための補助装置にすぎない。やはりドライバー部門のミッションも決めておきたい。当院のドライバー部門のミッションは「安全・確実かつ丁寧に患者宅に到着すること」とし，より早く到着することはミッションには入れていない。また，最初は「安全・確実」だけだったが，ドライブレコーダー導入時に「丁寧」を入れることにした。そして「安全・確実かつ丁寧」とは具体的にどういう運転なのかをドライバー同士で話し合ってもらったことも，運転の向上に役立っているようだ。

（姜　琪鎬）

4章 マーケティング

4章 マーケティング

1 マーケティングとは

　マーケティングは「サービスもしくは商品を売る」ことと認識されがちだが，これはマーケティングの一部の活動にすぎない。マーケティングのなすべき仕事の焦点は「売るというよりも売れるようにすること」である。

　「売れるようにする」とはどういうことだろうか？　簡単に言えば，放っておいても，顧客がサービスもしくは商品をどんどん購入してくれる状態を作り上げることである。在宅医療で言えば，自院のサービスが患者・家族もしくは関係者に「選ばれる必然（選ばれて当然の理由）」をつくり上げることである。

1 マーケティングの本質

　マーケティングの本質が「選ばれる仕組みをつくる」ことならば，どうやって選ばれるようにするのだろうか。顧客（患者・家族もしくは関係者）と自院のサービスの接点を制する（コントロールする）ことで，選ばれるようになる。

　コントロールすべき顧客との接点は主に3つある。

　①顧客の頭の中を制する

　②サービスを選ぶ場所を制する

　③サービスの利用体験を制する

　これら3つを制することで，選ばれる仕組みを作り上げることが可能になる。3つとも重要だが，②も③も，最後は顧客の頭の中のイメージに繋がっていく。よって，あえて最も大切な要素を選ぶとすれば「顧客の頭の中」であろう。

　なお，あえてサービスとしたのは，診療行為に限らず，紹介の段階での電話応対，患者宅訪問の際のマナー，多職種での情報共有の迅速さなども含まれての一連の活動がすべて評価対象になるためである。

2 顧客の頭の中を制する

　人の認識を自院にとって望ましい方向に変えることで，自院が選ばれる必然をつくるのだから，まずは選ばれる必然は人の頭の中につくる。

1）認知率

　人間は知らないものに対しては，選ぼうとしない。知らないクリニックより，知っているクリニックのほうが安心なのだ。顧客に自院の存在を知ってもらわないと始まらない。だから，手を付けるべきは，診療圏における自院の顧客認知の獲得である。

　診療圏において顧客が自院を知っている割合を「認知率」とする。一般的にこの認知率が高ければ高いほど自院のサービス利用は増える。問題は，認知率を上げるべき診療圏内の顧客をどこまでの範囲にするかである。つまり，患者と家族もしくは関係者（中間顧客）にするのか，患者，家族だけにするのか，関係者だけにするのかである。顧客の範囲を広げれば分母は大きくなるため，認知率向上のための施策を増やす必要がある。しかし，施策にはコストがかかるので，予算範囲内で費用対効果が高い顧客に絞りこむ必要がある。当院の場合，認知率を上げる対象を，関係者（中間顧客）であるケアマネジャー，訪問看護師，病院連携室のソーシャルワーカーの3者に絞り込んだ。その理由は以下である。

①費用面

　患者，家族への認知率向上を諦めたので，最も費用が嵩む屋外広告への投資をゼロにできる。医院の屋外広告（電柱，駅，ロードサイド）は，一般的に外来患者の認知率向上を目的としているからである。

②効率面

　訪問診療の適応になる患者がどこにいるのかを自院単独で把握するのは困難である。3者の関係者（ケアマネジャー，訪問看護師，病院連携室のソーシャルワーカー）は自治体が公開するデータベースにもれなく登録されているため，特定がしやすい。つまり所在が明らかな関係者にアプローチしたほうが確実性は高い。

③情報収集面

　訪問エリアをいきなり広域にしなければ3者の関係者の数はそんなに多くない。直接訪問することにより，顔の見える関係づくりと同時に地域課題の情報収集ができるので，自院のサービス充実の重点分野が見えやすくなる。

　認知経路としては，直接訪問のほかに，ホームページも充実させたほうがよい。また，関係者同士の横の繋がりを利用し，SNSを活用した施策も行っておきたい。

2）信頼資産

　在宅医療を専門とする「○○在宅クリニック」の「信頼資産」について考えたい。何が思い浮かぶだろうか？　訪問依頼時の親切な対応，診療中の医師と患者さんの笑顔，きめ細かい多職種との連携。映像的に思い浮かぶものがあれば，それはすべてクリニックの信頼資産につながるものである。ちなみに，鮮やかな映像情報は脳内に信頼資産をつくる大きな武器になる。初期の段階（開業前～開業後半年）では，信頼資産の中核となるのは，院長そのものの存在感である。ここでの存在感とは，院長が自ら語る理念，礼

儀正しさ，笑顔，地域への覚悟，そして，院長が発揮するリーダーシップなのだ。院長の立ち振る舞いすべてが信頼資産につながる。そして自院を他院と差別化して，自院が選ばれる原動力となるのだ。

3 サービスを選ぶ場所を制する

顧客の頭の中に十分な認知と有力な信頼資産を築けていたとしても，選ばれない場合がある。それは，「顧客がサービスを選ぶ場所」を間違えているのだ。

この2つの「顧客がサービスを選ぶ場所」を有利にコントロールできなければ，「選ばれる必然」には至らない。

1）患者宅

先述したように，当院では初期の段階の顧客を中間顧客である3職種（ケアマネジャー，訪問看護師，病院連携室のソーシャルワーカー）に絞り込んでいる。中間顧客からの紹介に値するクリニックとして扱われれば，集患は加速化する。

彼ら彼女らから自院を紹介するメリットをどうつくるかが重要課題となる。最大の武器となるのは，「患者さん，家族に強く求められる状態をつくり出すこと」である。自院が患者さん，家族に強く支持されるためには患家での自院のサービス利用体験が優れたものでなければならない。中間顧客は必ず患者宅で患者と家族にクリニックの評判を尋ねるはずである。つまり，サービスを選ぶ場所は実は患者宅であるのだ。

2）中間顧客のオフィス

中間顧客は，紹介先を常に覚えていられるわけではない。そのクリニックを認知していても，いざ紹介する瞬間には忘れているかもしれない。我々が商品を扱っていれば，商品を棚の外に山積みにして，目立たせてリマインドさせればよいが，我々のサービスはそういう手法は使えない。では，どうすれば中間顧客にリマインドは可能だろうか？パンフレットやカレンダーを配っても，他院も同様のことをやっているので差別化にはならない。当院の場合は，自院のマスコットキャラクターのイラストを印刷したマグカップを配布した（**図1**）。このマグカップには住所も電話番号も書かれていないので宣伝臭がない。また，親しみのあるイラストなので，手元に置いても目障りにならない。つまり，中間顧客にとって身近な存在にすることで，オフィスでも自院を常にリマインドしてもらう確率を上げるようにしたのだ。また，クリスマスやハロウィンなどのイベントのたびに，新しいバージョンも作成して，飽きずにオフィスに置いてもらう工夫もしている。特に，年に数件程度紹介してくれる中間顧客（8割を占める）には，有効な刺激策となる。

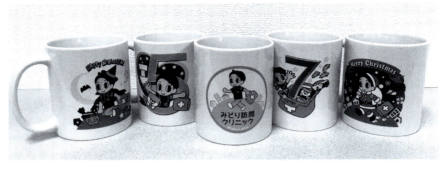

図1　ディスプレイとしてのマグカップ
左からハロウィン，開業5周年，開業時，7周年，クリスマスに作成した

4　サービスの利用体験を制する

　努力の末に，中間顧客であるケアマネジャー，訪問看護師，病院連携室のソーシャルワーカーの頭の中に認知と信頼資産を築くことに成功し，中間顧客が自院を選ぶ場所も制したとする。ここまで想定どおりに進んだのなら，しばらく集患は安泰だろう。しかし，このままでは中長期にわたる集患の仕組みは担保できていない。この場合にまだ欠けているのが，「サービスの利用体験を制する」ことである。

　中間顧客の最初の紹介を「trial（トライアル）」と言う。中間顧客の頭の中を制し，選ぶ場所を制すれば，トライアルまでは取れる可能性が高い。しかしながら，中間顧客による2回目以降の紹介［「repeat（リピート）」と言う］がなくては中長期での集患の安定化は難しい。このリピートに最も大きな影響を与えるのが，紹介してからのサービスの利用体験である。このサービスの利用体験は，中間顧客によって要素が変わるので注意が必要である。具体的には以下のようなものが挙げられる。

- ケアマネジャー：患者，家族からの利用体験の評価，自身が専門職として関わっての評価
- 訪問看護師：患者，家族からの利用体験の評価，自身が専門職として関わっての評価
- 病院連携室のソーシャルワーカー：患者，家族からの利用体験の評価

　実際にサービスを利用したときに，期待通りなのか，期待以上なのか，期待を大きく下回るものなのか。リピートはその期待値とのギャップが大きく影響する。実際の利用体験が期待に対して上回る方向に設定できていれば，リピート率は上がるだろう。また，サービスの利用体験は"口コミ"となって自院への評判を形成し，少なからずトライアルにも影響を与えるのだ。

（姜　琪鎬）

4章 マーケティング

2 マーケティングフレームワーク

1 マーケティングフレームワークの全体像

　フレームワークとは，何かを考えるときの基本となる頭の使い方の「型」のことである。この「型」に沿って考えていくと，具体的な方法を生み出しやすくなる。マーケティングフレームワークは，この「型」を使ってマーケティングの手法を整理したものである。

　マーケティングフレームワークは，4つの要素から成るが，マーケティング用語をあてはめると，以下のようになる。

- objective（何を達成するのか）：命題，最上位概念
- who？（誰に訴求するのか）：経営資源を投下する具体的な相手
- what？（何を訴求するのか）：経営資源で提供できる価値
- how？（どうやって届けるのか）：実現するための具体的なプラン

　ここでは，objective→who→what→howの順番で考える。この一連の考察の前にやっておくことがある。それは，自院をめぐる「環境分析」である。環境分析によってもたらされる情報は，地域の実状，患者・家族の理解，競合の理解，経営資源の理解などであり，これらを土台にして適切なobjectiveを設定し，who（誰に？）を決定し，そのwhoに対してwhat（自院のどういったところを訴求するのか？）を決定し，最後にhow（どうやってwhoにwhatを届けるのか？）を決定する。これがマーケティングフレームワークの全体像である。

2 環境分析（図1）

　マーケティングフレームワークを考える前に，環境分析が必要である。環境分析とは，地域の実状をよく理解して，それを味方につけるために行う。地域の実状を1つの機会ととらえて，その仕組みをきちんと理解することが重要である。様々な職種がどう繋がっているのか，国が定める報酬は何によって決まっているのか，どんな指示書を発行すれば，どう動いてくれるのか。構造をよく理解して，効果的な機械の操縦方法を解明しなくては，自院の優位性を保てなくなってしまうのだ。

162

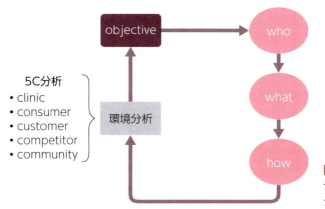

図1 環境分析とマーケティングフレームワークの流れ

　水は高いところから低いところに流れる。それが自然の摂理である。水を低いところから高いところに流すことは不可能ではないが，多くのエネルギーを要する。同じことが地域の実状にも当てはまる。つまり，地域の実状に逆らえば，膨大な経営資源が必要になるのだ。仮に画期的に思えた施策が，実行してみるとうまくいかないのはこのパターンである。つまり，戦略立案の段階で，地域の実状の自然の摂理に逆らってしまったのだ。だからこそ環境分析を徹底して，地域の実状に逆らった場合に踏みつけてしまう"地雷"を避けるのだ。そして，できればその地域の実状を自院の味方につけられるような戦略がないかを考えるのだ。つまり，水の流れに逆らうのではなく，水の流れを利用できないかを考えるのである。

3　5C分析

　最も一般的な環境分析の視点である「5C分析」を紹介する。自院を取り巻く環境を理解するためにも，この5つの領域に着眼するとわかりやすくなる。
　5Cを以下に示し，以降に順に説明を加えたい。
- clinic（自院の理解）
- consumer（サービス消費者＝患者の理解）
- customer（患者を紹介してくれる中間顧客の理解）
- competitor（競合の理解）
- community（自院を取り巻く社会の理解）

1) clinic（自院の理解）

　己をしっかりと知ることが第一歩となる。以下の2つの理解が不可欠である。
① 自院が使える経営資源の把握
　訪問診療の場合，開業当時は"ないない尽くし"なので，院長自身が経営資源そのものである。そして，規模が拡大するに従って増えていく人的資源が最も大きな経営資源

になる。

②自院の能力としての特徴（強み・弱み）の把握

開業時は経営資源も限られ，弱みを補うどころではない。よって強みを訴求ポイントにしたほうがよい。クリニック経営が軌道に乗り，1年経過したところで，振り返りとしての強み・弱みを分析したい。そこで自院の弱みを検証するのだ。弱みを院外の連携で補うことを第一に考え，難しいようなら新たな投資で院内を充実させる。

2) consumer（サービス消費者＝患者の理解）

患者の理解では，量的に理解すること（数値データを用いて広く全体像を理解するのに役立つ）と，質的に理解すること（現場での診療経験を通して患者の深い部分を理解すること）の両方が必要である。

①量的な理解

地域のデモグラフィックデータ（高齢者の分布，要介護高齢者の分布など）である。

②質的な理解

患者の病状把握に努めるだけでなく，底辺に流れる価値観や悩みはどのようなことか，常日頃どういったことに関心を持っているかなどであるが，家庭医療ではこの理解のためのフレームワークとして，生物心理社会モデルやsomato-psycho-socio-semioticモデル（身体心理社会記号論的モデル）があるので，大変参考になる。

3) customer（患者を紹介してくれる中間顧客の理解）

自院と患者の間にいる存在がcustomerである。協働して地域包括ケアシステムを支えるパートナーであり，何よりも自院に患者を紹介してくれる大切な仲介者である。

4) competitor（競合の理解）

自院の診療圏で，同じように訪問診療を行っている医療機関を研究することになる。実は，それだけでは十分な対象エリアとは言えない。狭義では患者獲得での競合なのだが，広義では診療圏外に存在する医療機関も競合と考えるべきである。なぜなら，開業2年目以降は，院長以外の医師が必要になってくる。そのときには，「War for talent」に臨まなくてはならず，診療圏外の医療機関とも医師確保で競わなくてはいけないためだ。

5) community（自院を取り巻く社会の理解）

社会がクリニック経営に与える様々な外部要因がある。それをcommunityと総称する。狭義では地域社会であるが，より広くとらえたい。つまり，法律などの規制，診療報酬システム，世論，景気などである。この要素がクリニック経営に決定的な影響を与える場合は少なくない。

最もわかりやすい例としては，診療報酬の影響である。在宅医療に影響を与える診療報酬の歴史を振り返ると表1[1]のようになる。国として，在宅医療の拡大のためのインセンティブと，質の充実のためのインセンティブを改定のたびに打ち出していることに

なる。

　また，有名人の看取り報道に代表されるように，「在宅での看取り」「在宅医療」などの言葉がメディアに登場しない日はない。つまり，マスメディアによって，これまで療養の場として病院などの施設しか選択できないという考え方から，住み慣れた自宅での療養も選択肢のひとつになるという世論形成の流れが後押しされているのである。

　景気の変動はすべての業界に影響があるが，日本のGDPの伸びは先進国の中で最低

表1　診療報酬の歴史

年	診療報酬
1980年	在宅医療における指導管理料の新設 　インスリン在宅自己注射指導管理料の創設
1984年	緊急往診の加算創設
1986年	訪問診療の概念導入 　寝たきり老人訪問診療料の新設 　各種の指導管理料の新設
1992年	在宅医療の包括点数の原型が誕生 　寝たきり老人在宅総合診療料
1994年	各種指導料，管理料の創設 　在宅時医学管理料，在宅末期総合診療料，ターミナルケア加算
1996年	在宅終末期医療の評価の充実 　在宅末期医療総合診療料の適用拡大 　在宅患者末期訪問看護指導料新設等
2000年	24時間の在宅医療の提供体制の評価 　24時間連携加算の創設
2004年	重症者・終末期患者に対する在宅医療の充実 　在宅終末期医療の評価の充実 　重症者への複数回訪問看護の評価
2006年	在宅で療養する患者のかかりつけ医機能の確立と在宅療養の推進 　在宅療養支援診療所の創設
2008年	高齢者医療制度の創設に併せた在宅医療の充実と評価 　在宅療養支援病院の創設
2012年	在宅医療の充実と評価 　機能強化型在宅療養支援診療所・病院の創設
2014年	在宅療養の後方支援の充実と評価 　在宅患者緊急入院診療加算 　在宅患者共同診療料
2016年	看取り実績の評価 在宅緩和ケア充実診療所・病院加算
2018年	在宅医療の拡大促進 　包括的支援加算・継続診療加算

（文献1をもとに作成）

レベルであり，税収増加だけに財源確保を頼ることが難しく，未来の世代に重くのしかかる国債発行で補塡しているのが現状である。当然，医療費に使える財源も限界に到達しており，最もコストのかかる入院医療を縮小させようとしている。一方で，地域包括システムの大きな歯車のひとつである在宅医療に入院医療からシフトさせようとする動きがある。

このような外部要因の多くは自院でコントロールできるものではない。大事なことは，自院の経営に多大な影響を与えるcommunity要素のドライバーを明確にしておくことと，変化の兆しに注意を払うことである。

4 objective（何を達成するのか？）

自院を取り巻く環境分析（5C分析）を進めながら最初にすべきは，目的の設定である。この目的によっては，その後の目標も戦略も戦術もすべてが変わってきてしまう。適切な目的設定には3つのポイントがある。

1）実現可能性

適切な目的とは，「高すぎず低すぎず」という相反する条件を満たすものである。どうやっても達成不可能な目的では戦略の立てようがなく，スタッフのモチベーションも上がらない。つまり，なんとか達成できそうだと実現性を感じられる範囲内に目標を設定する。また，簡単すぎる目的では誰も努力しないので，自院の成長が見込めない。「無理だとは思わないけど，高い目的だ」とスタッフに思ってもらうことが大切である。

2）シンプルさ

複雑な目的設定は，失敗が約束されたようなものである。長くて認識しにくく覚えにくいし，さらには戦略や戦術を複雑化しかねない。つまり，スタッフが理解でき，覚えられ，すぐに思い出せることが大切なのだ。

3）ワクワクするか

関わっているスタッフは自院の理念に共鳴して集まってくれたのだから，自院にとって重要だと理解できれば，大抵の目的に対しては素直に頑張ってくれるものである。しかし，それよりもさらに強力なのは，1人1人が奮い立つような魅力を備えた目的を設定することだろう。頭だけではなく，心からどうしても達成したくなるような目的が設定できれば，どんどん人を巻き込むことができる。人が気持ちを入れられる魅力的な目的の設定は，人的資源をさらに増加させることができるのだ。それは戦略や戦術ステージを粘り強く戦い続けるための大きな推進力となる。当院の場合，在宅療養者を支える専門職のためのハブクリニックになることを目的に掲げた。

5 who（誰に訴求するのか？）

1）なぜ，相手を選ぶのか？

目的を明確にしたら，その次にやることは，目的を満たすために，誰に訴求するのかというwhoの設定である。この場合，絶対に失敗する例として，whoをすべての人に設定することである。限られた経営資源をすべての人に投下すれば，1人あたりに使える経営資源は薄くなってしまい，前述した「成果が出るレベル」に到達することは難しく，全滅という事態もまねきかねない。

ちなみに，在宅医療の場合，whoには2つカテゴリーがあることに注意したい。consumer（サービス消費者＝患者の理解）としてのwhoであり，customer（患者を紹介してくれる中間顧客の理解）としてのwhoである。

2）「重点層」と「最重点層」（図2）

whoの設定方法はいろいろあるが，「重点層」と「最重点層」の2つを明確に定めることである。すべての層の中から，まず重点層を選び，その次に最重点層を選ぶ。このとき最重点層は，必ず重点層の中に含まれていなくてはいけない。

①重点層

自院が経営資源を投下する最も大きな括りのことである。この重点層の外にいる層に経営資源配分はしない。この層は，中長期的視点で定義すべきで，目的達成に照らして小さすぎないようにすることがポイントである。当院の場合，以下のようになる。

- consumer（サービス消費者＝患者の理解）としてのwho

外来にまだ通院できる高齢者と，既に要支援などの認定を受けて介護保険サービスを利用している方々を重点層としている。いわゆる在宅医療予備群の範疇に入る層である。当院ではこの層に対し，地域で介護事業者が開催する「介護フェア」などのイベントへの協力や「看取り」「在宅医療」などをテーマにした講演を積極的に引き受けるようにしている。

- customer（患者を紹介してくれる中間顧客の理解）としてのwho

介護に携わるすべての職種（ケアマネジャー），訪問看護師，病院の全スタッフ，地域

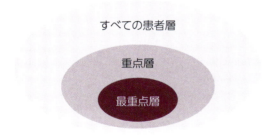

図2　重点層と最重点層

の調剤薬局，訪問歯科などが該当する。当院ではこの層に対しては，介護職向けの研修会や病院で開催される勉強会の講師を引き受けている。また，当院と連携している調剤薬局や訪問歯科には，当院の活動報告を掲載したニュースレターを定期的に送付している。

②最重点層

whoの中で，さらに経営資源を集中投資する層を最重点層と言う。自院の提供するサービスを利用する必然性の高いグループのことである。当院の場合，以下のようになる。

● consumer（サービス消費者＝患者の理解）としてのwho

在宅医療の場合，入院中の末期がんや非がん（心不全，呼吸不全，腎不全，神経難病など）でも終末期に該当する方々，要介護認定を受けて通院が困難になっている方々を最重点層としている。

● customer（患者を紹介してくれる中間顧客の理解）としてのwho

ケアマネジャー，訪問看護師，病院の連携室のソーシャルワーカーが該当する。

6 what（何を訴求するのか？）

マーケティングフレームワークにおけるwhatの役割は，自院が提供できるサービスが最重点層にとって価値あるものを選ぶことである。whatは自院を他院と差別化できる根源的価値である。

以下に，ハーバードビジネススクールのセオドア・レビット博士の著作を引用する。

「昨年，4分の1インチ・ドリルが100万個売れたが，これは人びとが4分の1インチ・ドリルを欲したからでなく，4分の1インチの穴を欲したから」[2]

消費者が本当に欲しいのはドリルという工具そのものではなくて，ドリルを使って得られる「穴」であるという洞察は，我々が何を提供もしくは訴求できるのかを考えるのに強い示唆を与えてくれる。

whoを最重点層のconsumerとした場合，なぜ，退院して家に帰りたいのかを考えてみたい。理由が「家で看取られたいのではなく，看取られるまで家で過ごしたい」であったとする。我々が価値提供できるのは，看取りまでの診療行為だけでなく，看取りまでの生活を支援するための一連の活動なのだ。この差は大きい。この場合，「安心感」がwhatになるかもしれない。つまり，診療行為にとどまらず，安心感に繋がる一連の活動が必要になるのだ。

当院の場合，最重点層のconsumerである患者には「安心感をもたらす診療」をwhatとした。最重点層のcustomerであるケアマネジャー，訪問看護師，病院連携室のソーシャルワーカーには「迅速かつ親切なサポート」をwhatとした。

7 how（どうやって届けるのか？）（表2）

マーケティングフレームワークを学ぶ目的で，環境分析，目的の設定，who，what を理解してきた。最後はhowである。howは，whatをwhoに届けるための仕掛けである。howとは，先述した「戦術」にあたる。戦術が強くないと，どれだけ素晴らしい戦略であっても目的が達成できない。

最も一般的にhowを整理したものとして，マーケティングミックスがある。これは，howの主な領域を4つにまとめ，それぞれの頭文字をとって「4P」と呼ばれている。サービス，製品をどうやってつくるか（product），価格をどう設定するのか（price），流通をどう設定するのか（place），どうやって顧客に情報提供するのか（promotion）の4領域についてである。医療の場合，priceは診療報酬の枠組みで設定されるので自由度はない。つまりpriceを省いた「3P」で考えるのが妥当だろう。当院が実施している施策を**表2**に概要をまとめておく。

マーケティングは，正しくwhoとwhatとhowが噛み合ったときに，非常に効果を発揮する。そのためにも院長自ら環境分析を徹底的に行うべきだろう。また，最重点層のconsumerである患者理解は院長だけでなく，スタッフ全員で情報収集を行うべきだろう。つまり，マーケティングの一連の活動を通じて，組織の一体感も生まれるのだ。

表2 マーケティングミックス（3P）

視点	product（サービス）	place（流通）	promotion（プロモーション）
目的	顧客に提供するサービスを決める	効率的・効果的な顧客へのアクセス方法を決める	効率的・効果的な顧客への情報提供方法を決める
アプローチ	サービスのスペックを決める（診療＋αとして以下の内容） ・家族向けマニュアル ・食支援のための活動 ・認知症対応のチーム ・緩和ケアマニュアル ・グリーフケア ・遺族会 ・インテイク	訪問経路の設計 ・エリアごと ・重症度ごと ・専門領域ごと ・ICTの活用	ターゲット設定 コミュニケーション目標設定 プロモーション手段の選定 ・広告 ・資材制作 ・研修会

文献

1) 公益財団法人在宅医療助成勇美記念財団：在宅医療テキスト第3版. 2015.
2) セオドア・レビット著, 土岐　坤, 訳：マーケティング発想法. ダイヤモンド社, 1971.

（姜　琪鎬）

4章 マーケティング

3 開業後のマーケティング

1 giveの精神

　人間は，自分が与えたと思うものを多めに，もらったと思うものを少なめにカウントする動物ではないだろうか。「してあげた」と思うこと自体が思い上がりなのかもしれない。自分が十分に満ちている状態をまず全力でつくる。そしてその状況から，周りに与えられるものを提供し続けることが本来あるべき姿と言えよう。

　しかし，そんな自分でも苦しくなることはある。そんなとき，「お願い」と頼むと助けてくれる人がいる。そのような持ちつ持たれつの関係により，人間は成熟した形に近づいていくのであろう。在宅で療養している患者さんの世界でも同様である。自立して誰の世話にもならないのも気持ちのよいものだが，困った状態になってもそれを貫き通そうとして大変になってしまう患者さんを時折見かける。そうならないよう，本当に困ったときはお願いをする。また提供する側も，対価を期待するとがっかりするため，はじめから期待せず，いっそのこと「差し上げてしまう」精神が常にあるようなクリニックチームに育て上げることが最もよい。

2 診療活動を通じたマーケティング

1）他職種の誰に，何を伝えるか

　様々な活動を通じて，何を目標とするのか？　それは「信用」を高めることである。「信用」はお金で買うこともできないし，一度の失態でも崩れてしまうやっかいなものでもあるが，「信用」を積み重ねていくことだけが組織が生きていく道である。「信用」を構築するための第一歩は印象を良くすることである。まずは基本的なことをすべてのスタッフがきちんと行えるようにするだけでもかなり印象はよい。挨拶ができる，約束がしっかり守れる。それに加えて「すぐにやる」というスピードが一番の売りになってくる。頼まれたその場で電話連絡を取るような態度は，真剣に取り組んでいることも伝わり，やり忘れもなくなり，何より次へのステップが早い。その場で解決してしまう姿勢こそが最も大きな売りになってくる。この姿勢は，患者さんを紹介してくれるような他職種（ケアマネジャー，看護師など）へ伝わり，患者が紹介されて来るつながりになる。

2) どんな自分たちでいたいか？

組織が人を作り，人が組織をつくる。採用がうまくいくと「先生のクリニックの人は皆さん，なんとなく似ているね」と言われるようになる。明るさ，親切さ，知識の深さ，仕事を行う上での余裕。すべてのことは人からの印象が一番大きいと思われる。

人から受ける印象が最も強いが，それ以外にも挙げるとすれば「色」と「ストーリー」であろうか。

色は，多くは院長が決めることとなるが「チームカラー」としてすべてのものに影響するため重要である。当院（総合在宅医療クリニック）ではいわゆる「エルメスオレンジ」を採用している。

①色はチームカラーとなる

スウェーデンの在宅医療現場の視察に行ったのは，クリニック開設前の2008年11月であった。午後3時になればあたりが暗くなるような白夜の国。辺り一面雪景色が広がり非常に寒い。でもなんだか温かい感じがする。なぜか？　それは，真っ白の中にある小さなお店や家に少しだけ暖色系のオレンジがあるため，全体が暖かく感じるのである。ちょうどクリニックの開設準備中であったため，クリニックカラーをこの「オレンジ」とした。日本ではなかなか見かけない特徴的なオレンジをストックホルムの国立美術館で目にし，それと同じ色をおみやげコーナーの「ペン立て」に見つけたため，早速購入し，当院のクリニックカラーとしたのである。

患者さんの家はとても暗い家や，明るさが足りないところもある。そのような家にクリニックの様々なものを置く場合，それらが患者さんを元気にするようなものであってほしいと考えたのである。

②ストーリーブック

当院には「ストーリーブック」というものがある。開業当時の話や，伝説的なクリニックスタッフのサービスを，研修に来た方には本としてお配りし，入職者にはそれを自分なりに理解して皆の前で発表してもらう。様々なつながりから「自分たちはどのようなチームなのか」をストーリーで話すことは，患者さんに当院を最も強く理解してもらえると感じている。

3) 診療そのもので評判を獲得する

どれほどよい色，人，ストーリーがあっても，実際に患者さんやご家族に満足してもらえなければ評判は上がらない。また自分たちの実力が上がるにつれ，より難しい患者さんが紹介されてくるという現状もある。仕事の報酬は仕事である。評判が高まればより難しい仕事をもらう。そのために日々チーム，自分を高めることを継続していく。

問題となるのは，組織が大きくなり，成長が追いつかないときである。

クリニックを開始するときに決めたことは，まず十分な人的資源。その後に仕事が来るように設計する必要がある。一時的に評判が高まり，あまりに多くの患者を一度に引

き受けることでかえって評判を落とすことがある。このような状況では望ましい医療が提供できないとお断りすることで，信用を増すことがある。ただし，断ると患者さんの紹介が減ることは覚悟しなければならない。安定して患者さんを受け入れられるよう，人的資源，チームとしての形を整える準備を常に行う。

4) 気楽に付き合える相手として

在宅医療の本質的な価値についてアンケートで検討したことがある。それは「親切」であった。ちょっとしたことに対して常に親切であることが，お家にお邪魔する上で最も大きな価値である。また，患者さんがリラックスした状態で相談できることも大事な要素と言える。自分の家に来てもらう人に対してリラックスできなければ，そのような人には来てもらいたくなくなる。

多職種協働も同様であり，必要なことしか話さない関係であれば"人となり"がわからず，深いところでつながることが難しい。困ったら最初に相談が持ち込まれるような場所になることも重要である。

5) フラットな関係

そもそも社会人において職種間で上下関係というものはあるのか。「役割」としての職種，「責任の範囲」としての職務階級はあるだろうが，人間としての上下は存在しない。社会生活の中では様々な考え方があり，上下関係が存在するときもある。それを尊重することはあるかもしれないが，スタンスとしてすべての人に丁寧に，親切にすることが大事なのだ。どんな人にも丁寧に対応できなければ社会人としてのチーム内では融合できない。

6) サービス担当者会議への出席

当院の医師は，退院カンファレンス，サービス担当者会議も含めすべての会議に原則参加としている。退院カンファレンスは，普段あまり会えない病院医師や看護師に，在宅医療を解説できる数少ない場所である。サービス担当者会議も，会議として患者さんに対する良いチームをつくることもでき，顔の見える関係になることで連携しやすくなる。

医師は忙しい。だからこそチームの人に仕事を分担してもらい，余計な合併症が起こらないように予防的に介入することをめざすべきであろう。

3 診療活動外でのマーケティング

様々な活動をしても，その活動の「ログ（＝記録）」を書いておかないと多くの人には認知されない。ホームページやクリニックの新聞などで活動報告することで，多くの人に活動を知ってもらい，応援してもらえるようになる。活動の成果もそうだが，「同志」とも言うべき人々との出会いも重要となってくる。彼らは様々な活動の際に仲間となり，地域における活動を応援してくれる。そのような応援者が多いこともかけがえのな

い資産と言えよう。

1）研修会

① かかるコストは広告費と考える

　様々な研修会を頼まれるがどう考えたらよいか。在宅医療は多職種連携で行うため，外にいる多職種・他事業所の人はすべて院内スタッフと同等と言っても過言ではない。そもそも在宅医療のことを知られていない現状では，在宅サービスの差で選ばれているのではなく，その前段階の「施設か在宅か？」という選択で患者さんは迷っているのだ。よって，同じ地域で在宅医療を行っている「ライバル」たちでさえも，「在宅医療の良い印象をつくるのに手を貸してくれる仲間」と言える。1回戦で施設ではなく在宅医療側に決めてもらった結果，ようやくつぎの2回戦で，どこの診療所にしようかと迷ってもらえるのである。それをふまえると，外の他職種・他事業所の人々に対する啓発は，巡り巡って考えれば在宅医療に関する広告，もしくは現場で長く在宅医療を行ってくれるための技術指導とも考えられる。このようにサービスの黎明期には，自分達がパイを独占しようとするとパイが広がりにくいので，多くの人に参入してもらってパイを大きくすることのほうが大切と考えるべきなのだ。

② 看板より費用対効果は高い

　研修会や教育に力を注ぐことは，自分たちの様々な診療行為が「なぜ素晴らしいのか」を理解してもらうことにも役立つ。たとえば野球の観客は，走者が3塁にいると，ホームスチールが起こるかと思って観戦しているため，ホームベースへ突入するタイミングを見逃さないが，野球に詳しくない人はその瞬間を予知することは難しい。つまり，様々な医療や介護のコツを教育しておくことは，自分たちの技術力の高さを理解する上でも重要な行為なのである。看板を立てることとは比較にならないほど効果がある。

　当院も最初の8年間で250回ほどの勉強会を地域に開放して底上げを図った結果，様々なところで「ツーカー」なことが起こり，自分たちの意図を知ってもらいながらの在宅医療を提供することが可能であった。地域を育てることは非常に重要な活動と言えるだろう。

2）医師会活動

● 在宅医療関連の業務を引き受けるべき

　医師会には当初から加入し，様々なタイミングで顔を出すようにしている。もともと様々なボランティア的な業務を多数受けてくれている医師会の活動には頭が下がる。当院は外来がないということで休日診療所を免除してもらっている代わりに，介護保険の合議体の委員を多く担当している。それぞれの医師会で様々な役割分担があると思うが，参加していくことが重要である。在宅医療関係の強みを活かして，筆者らは災害対策を担当し，防災部会の部会長をやらせて頂いたりしている。

　　　　　　　　　　　　　　　　　　　　　　　　　　　　　　　　（市橋亮一）

5章 業務マネジメント

5章 業務マネジメント

1 開業前

1 クリニックを始めるときに考えること

1) 理念とは目的地，お金とは燃料，人生とは生まれて死ぬまでの時間的差

　クリニックを始めるとき，どこから・何から考えてよいのかわからない。そのときのモデルとして，「飛行機モデル」を考えている。「理念」とは目的地であり，「お金」とは燃料，スタッフはクルー（乗組員）である。そして，自分の人生の生まれて死ぬまでの時間的差＝寿命の中でどこまで行けるのかを俯瞰して考えることができる。

　人生が長くなったのでいくつもの仕事を持つ人もいる。仕事として成立するということは誰かを喜ばせているということなので貴賤なく素晴らしい。日本には「一隅を照らす，これ則ち国宝なり」（伝教大師最澄：天台宗の開祖，767-822）という言葉がある。

　「径寸（けいすん）十枚これ国宝に非ず，一隅を照らす，これ則ち国宝なり」

　「径寸」とは金銀財宝のことで，「一隅」とは今自分がいるその場所のこと。お金や財宝は国の宝ではなく，家庭や職場など，自分自身が置かれたその場所で，精一杯努力し，明るく光り輝くことのできる人こそ，何物にも代えがたい貴い国の宝である。1人ひとりがそれぞれの持ち場で全力を尽くすことによって社会全体が明るく照らされていくという考え方，自分たちの持つ可能性を最大限に生かせるようにあれこれと悩まず，今いる場所に力を込めていくことを進めていこうというもので，そこから自分たちの物語が始まる[1]。自分の人生が終わったあとに残るものは，自分の中に残ったものではない。それは灰となってしまうから。誰かに残していくということを最初から考えながら，作り始めていくこともまた重要と思っている。

2) love & peace ではなく love & power

　自分たちのやりたいことをやろうと思っても実力がないと行えない。love & peace でなく love & power と考えて，力はどのようになったら蓄えられるのかを考え続けていく必要がある。日本では strategy は，「戦略（戦いを省略する）」と書かれる。自分たちはちっぽけな存在であり，強いチームは世にたくさんある。その中で"新しい価値"をどのように提供するのか？　無駄な戦いはせずに，目標をどのように達成していくのか，どの戦いを省略することができるのかを全体像から考える必要がある。大切なのは，

自分たちがやらなければならないことと，やらずに省略できることを考えること。在宅医療クリニックが飽和しているような地域の場合，“ここで本当に行うべきか？”など，もう一度検討することが必要である。

3）お金を，最初にも，最後にも置かないこと

　お金は燃料であって，燃料を集めることは目標ではない。燃料の重要性に目が奪われてしまい，それが目的化してしまうことがある。逆に，お金への嫌悪感からお金を集めないようにしてしまうこともある。燃料という存在としてお金を扱い，お金を目的の最初にも最後にも置かないようにすることで，目的地への到達を早めることができる。よく「お金」という存在を使えるように，学びが必要である。「お金はあくまでも手段」という距離感で，自分たちの戦略を考えていくことが重要と思われる。

2 クリニックの開設と方向性

1）goal directed approach：理念志向経営で考える運営

　goalとは理念であり，人を集めるとき，この組織が何を目的に存在しているのかというものである。日本では「○○やりたい人，この指とまれ」という言葉で表されるが，やりたい人を集めるときに何をやるかを示さないと人は集められない。また，何をやらないかが決まっていないと実際実行するうえで様々な「あいまいな」依頼が来たときに断れない。

　自分たちが「やること」以上に「やらないこと」がはっきりしていることは非常に重要である。たとえば当院（総合在宅医療クリニック）の「やること」は，「希望する在宅生活を安心して送れるように支援する」と，クリニック開設時（2009年）に決定した。そうすることで外来はやらないこととなり，また施設依頼が多数来たものの「自宅」に集中することで他との差別化を図ることができた。外来や施設に対してどのように対応するのかをそれぞれよく考えてほしい。

　次頁にクリニックを運営するときに考えている「関連図」を示す。最終的な成果物がどのように実現されるかの道順を示すものである。筆者らのサービスの目的は，このサービスを受けた人に「希望する在宅生活を安心して送れた！」と実感してもらうことである。

　ただ，理念があるだけではその実践はできない。そのgoal（理念）を達成するために必要な前提条件の関連図を図1のように表現し，それぞれの項目が実行されるために取り組むべきことを明らかにするようにしている。こうすると様々な多様な活動が，goal（理念）にどのように関係しているのかを理解することができる。スタート時に重要なことは，自分たちにとって大切にしたい理念を中心にした経営マップを作成することである。

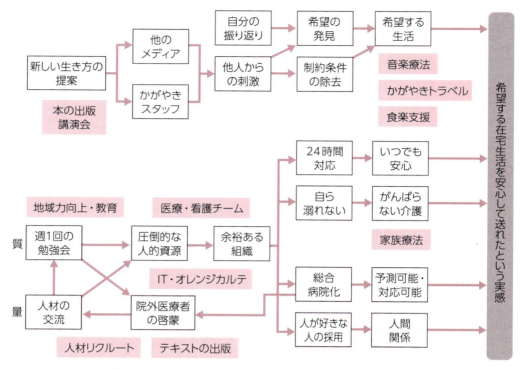

図1 理念とそれを実行していくことの全体像

右端の「希望する在宅生活を安心して送れたという実感」が成果。その成果の達成に必要な「前提条件」を成立させるための関連図を描き，どこが最も難しくなる場所（ボトルネック）かを検討する。最初からこの関連図を描くことは難しいかもしれないが，しばらく手探りでやってみた後に自分たちの場所・対象・チームにとっての関連事項を俯瞰させてくれるこのような図を描くことができると，自分たちの活動（色付き）の意味が理解できる。様々な活動を一見脈絡なく手がけているように見えてしまうとき，チーム内外に解説する際にも使うことができる

2) クリニック理念ブックの作成

　当院では理念「希望する在宅生活を安心して送れるように支援します」をより深く理解するために，朝のカンファレンスでこの理念の中にある言葉に関係する実体験を1分程度，誰か1人が話すようにしている。人から言われてわかるわけではなく，ともに道を究めるものとしてどのようにこの理念に相対していくのかが問われ，自分たちの1つひとつの判断が理念と乖離しないよう理念の共有を行う。他の人の解釈とのすり合わせも重要となってくるのでこのような時間が重要である。1年間ずっと行っていても話題が尽きないのは，それぞれの体験から導き出される学びが常に進化しているからであろう。
　「クリニック理念ブック」（伝説の巻物）が2017年3月に完成した。当院が行った1日全体研修において理念をよく反映している伝説の出来事をメンバー全体で選出し，それを物語として提示するものである。言葉だけでは伝わらないこともストーリーであれば深く理解できる。また，数年に一度新しい伝説を追加していき，様々なストーリーは「自分たちがつくるもの」であることを理解してもらいたいと思っている。

3) 確率論は偶然ではなく，必然の科学

　クリニックを運営する中，そしてスタッフが働いていく中で，たった「1日」においても無数の意思決定がなされている。その中で，goal（理念）に沿う判断と，そうでないものがある。より自分たちの向かう方向にベクトルが向いていないと，いかに大きく頑張ってもgoal（理念）には近づかない。そういう意味で自分たちの向かう方向が院内で共有されているかを常に確認しておく。方向が定まっても，リニアに突き進められる訳ではない。成功と失敗を何度も繰り返すので，千鳥足のような動きをすることが多い。しかし，確率論では，試行回数が多くなれば必ずあるべきところへ収束していくことがわかっている。すなわち，一時的な成功，もしくは失敗があったとしても，十分長い間観察を行えば，その組織は収まるべきところに落ち着くということである。うまくいかなくても腐らず，うまくいっても驕らない。ある一定の値に収束していくことを知ることが重要である。良くも悪くも，自分たちの力量に合った人が来るし，考えていることに見合ったチームになっていく。

3　マネジメントの基本思想

1) 臨界点を意識する

　組織運営は飛行機にたとえることができる。冒頭のたとえと同様に，マネジメントのポイントも飛行機で説明することができる。飛行機の場合，離陸するためにはある一定のスピードが必要となる。それ以下では離陸できないが，それ以上になった瞬間，機体が浮く。つまり，揚力が重力を上回るスピードである。これを"臨界点"という。多くの自然現象も同様に，ある"臨界点"を超えると反応が起こることが多い。どうやってこの"臨界点"を超えていくかを念頭にチームの活動を考えなければならない。

　運営者（達）の資源（エネルギー，時間，お金など）が"臨界点"を超えるためにはあるスピードまで行かなければならない。そのときには自分たちの持つ有限の資源の配分先を特に考える必要がある。地域全体で在宅医療について考えるため，筆者らは第一のルールを決めた。それは「地域と相補的（そうほてき＝あいおぎなう）な関係になる！」ことである。地域にあるものはそちらにまかせ，地域にないものに傾注することで超えなければならない"ライン"を超えるようにするという「弱者」の作戦で初期は立ち上がっていくことを検討した。そこで，①外来をやらず在宅医療のみやる，②地域に存在しない資源のみ持つ，③やるときは徹底的にやる，④得意で好きなことをやるようにする，としてクリニックがスタートとなった。

　開設したその日に近隣の施設からの依頼（施設全体＝非在宅）が来た。経済的にはそれを受ければ黒字化することとなるが，"自宅に帰ることを優先する"，"他にやってくれる人が地域に存在する"，"得意でも好きでもない"ということで断ってしまった。そ

の後自宅を積極的にやるという自院のポジションが地域内で確立され，重症例を紹介されるクリニックへと発展した。音楽療法や管理栄養，家族療法は採算性からどこまで待っても地域で提供されるあてがなかったので，当院で持つことにした。それが後に当院の性格をはっきりとさせる要素となった。

2）"やらないこと"を明確にする

　経済的に不利であっても取り組むことは，自分たちの理念に沿った活動をどのように実現していくのかと同じことである。選択することでやらないことを決めることができる。「やらないこと」を決めることができて初めて「やること」に全精力を注ぎ，臨界点を超える活動が行える。全体として採算を合わせながら，地域にとって，自分たちにとって優先順位の高いものに取り組む。人が1人増えることは，単純に人件費だけではなく，社会保障費，その人の働くためのスペース，車，PCと，連動して準備しなければならないものが増えて財政的な圧迫をするので注意が必要である。よって，すべてのことをやる＝総花主義の姿勢では組織の立ち上がりを支えることはできない。どの資源が目標に対して最も足らなくなるか（＝ボトルネック）を想定しながら全体の戦略を考えていく必要がある。繰り返すが，やることよりも，やらないことによって「特徴」がより強く形成されるのである（図2）。

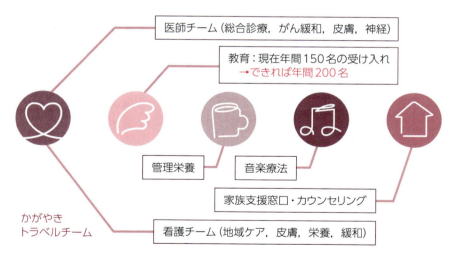

図2　はじめからのコンセプト

患者さんから見た場合，地域のどこかからサービスを得ることができればよいということになる。逆に言うと地域の中でできていないものを提供することは，患者さんへの絶対的な強みになるのである。その意味で，「地域に足りないもの」から何をするべきなのかを考える。すなわち，「地域と相補的な関係」になるということ。自分たちだけが強くなったとしても，地域の他のチームを廃業に追い込んでしまうこともあるだろう。それが地域に引き起こしうる痛みやロスと考えると，あえて他のチームが取り組めないことに特化していくのがよいのではないか。そこにチャレンジがある

4　業務の俯瞰図

1) 業務フローと院内システムの作成

　理念と戦略的に重要な拠点を決めたら，日々の業務フローもそれに沿った形で実現できるよう組み立てていく。クリニックにとって必要な理念・組織文化をつくると同時に，業務フローや院内システムをつくることは重要である。本項では具体的には記さないが，大きく考えて以下のようなシステムを導入する必要があるだろう。

①日常的な業務フロー，必要なシステム

　開業時の時間がある時期にできるだけシステムを整えておく。

②情報共有システム・ICTの導入

　専門家は，正確な情報に基づいて成果を出すことができる。逆に必要な情報なしにはまったく機能しない存在である。情報の整理と流通が在宅医療の根幹をなしている一方で，看護師・介護士に現場で入力してもらおうとしてもなかなか難しく，結果としてデイサービスやショートステイでの情報は共有されなくなってしまう。このため当院では，院内向けには電子情報として，患者宅ではプリンターにて印刷して患者宅にベッドサイドカルテを作成し，デイサービスやショートステイに患者とともに持って行ってもらう「デジタルとアナログのハイブリッドシステム」を運用することとしている。こうすればデイサービスやショートステイでの様子を紙媒体（アナログ）記入してファイリングしてもらうことも可能となり，不要な問い合わせを減らすことができる。また病院への通院時や救急外来受診時に持って行ってもらうことで，在宅医療の様子を病院主治医に紹介状以外のプラスアルファとして伝えることができる。病院でのMRI・CT画像などもCD-ROMにもらい，ファイルに一元化して入れておくことで患者とともにすべての情報を持ち運び可能にしている。採血結果情報もファイルされている。

2) 少ないスタッフでの役割分担

　クリニック開設時には仕組みもなく手探り状態で，発生する仕事を全員でなんとかできるようにしながら緩やかな仕事分担がなされるようになっていくことが多い。そして，日々の業務が忙しくても常に次のフェーズを準備していかなければならない。すなわち，個人に依存した形での管理は早晩破綻してしまう（突然体調不良になって休業したり，辞めてしまったり）し，他の人と仕事を共有できなければ長期休暇が取れない。標準化された業務の流れをつくっていくことが重要で，常に誰でも簡単にできる仕組みを考えていかなければならない。

　とても優秀な職人気質の人が来たときに問題となることがある。職人気質の人は，その人が居るときには完璧に運営することができるが，その人が不在のときに他の人でもできるような平易な仕組みにしようとすると，仕事のレベルが下がることをきらって協力してくれないこともときに起こりうる。なるべく仕事をブラックボックス化させずに

複数体制を敷けるよう準備することが望ましい。

また，人数が少しずつ増えることによりコミュニケーションの壁が生じてくるので，それにも注意が必要である。スタッフが4名，10名，15名の場合でそれぞれに壁がある。

①4人：「あうんの呼吸」のみでは仕事ができなくなる最初の人数

初期メンバーであうんの呼吸でやっていたところに新しい人が入ってくるために，一定のコミュニケーションの場を設ける必要が出現する。3人までは経験などの共有が多くなるが，4人目から，特に職種が違ってくると使う言葉の意味さえも違うことがある。

②10人：知り合いベースの採用の終焉と，事業拡大による仕組み化の必要性

最初成功していた知り合いベースでの採用のみでの対応が難しくなってくるので，組織文化の違う人が入ってくる。そして一定の勢力になる。そこでは理念を徹底し，方向性を統一することが難しくなる。人数が増えることによる業務拡大とそれに対応する仕組み化の必要性が出るが，そこまで手が回らない。仕組み化が不十分なところでトラブルなどが発生しやすくなる。理念の不一致と仕組み化の不十分さが相まって離職者*が出る。その穴埋めのための採用がうまくできないことでチーム運営が難しくなる。

③15人：「官僚化への戦い」×「脱創業者への試み」

● 官僚化への戦い

規模が拡大して地域での知名度が上がってくることで，大きな組織から優秀なスタッフを採用することが可能になる。一方で，システム化に対応することが難しいスタッフとの間に葛藤が生じる。小規模でアットホームに運営していきたい人と，大規模組織である程度標準化された運用に移行したい人の2グループができる。そこでうまく調整できるとよいが，どちらかを選択するということになると離職者*が出ることがある。

---

*：離職者について
一時であっても，自分たちと一緒に働いてくれた人々にはとても感謝している。また，「本人の適材」と「適所」の不一致のために機能しなかった場合がほとんどであり申し訳ない。また，その人のやりたいことに向けキャリアアップしていくのもまた望ましいと考える。離職者は自分たちのチームの口コミを発生させる元になるので感情的なしこりを残さないようにしていきたい。筆者の施設ではもともとサービス残業はないし，ボーナス直後の退職や，離職の際の有給休暇の消化もOKとしている。別れ際はなるべくすっきりとしていきたい。人が抜ける分，忙しくなりすぎるというときが問題にはなるが，受ける仕事を一時的にしぼってもいいので，そこには十分に対応したほうがいいのではないかと思っている。また，応募して頂いて採用にならなかった方々にも図書券を配ったりしている。愛があって応募してくださったのに，うまくマッチせず申し訳ないと思うからである。

● 脱創業者への試み

創業者があれこれ実務に追われているうちは，組織はこれ以上大きくならない。もしくは創業者がギブアップするサイズまで大きくなり，そこで限界をむかえる。創業者が解決する部分が大きければ大きいほど，そこがボトルネックになってそれ以上大きくならない。それはそれでいいのかもしれない。運営の難しさは大きさに比例し，時に2乗の複雑さを持つ。「そんなに人を雇わないほうがいいよ」と多くの名経営者が言っている。

在宅医療に関しては，ここからさらに大きくなる方向性をめざすのか，既存のサイズでゆっくりと行くかの分かれ目になる。小ささはキメの細かさ，大きさはチームの安定性と専門性が増す。どこまでの大きさが自分たちのやりたいことにフィットするのかを考えるようになるタイミングでもある。

3) 急速成長期の加入者 vs 創業メンバーにおけるシステム化への対応の違い

組織は4つの軸で考えることができる（図3）[2]。

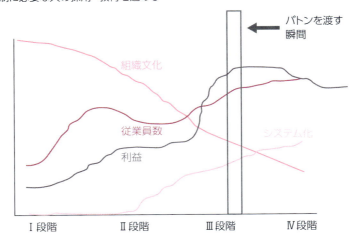

4つの進展を重ね合わせるとおよそこの図のようになる

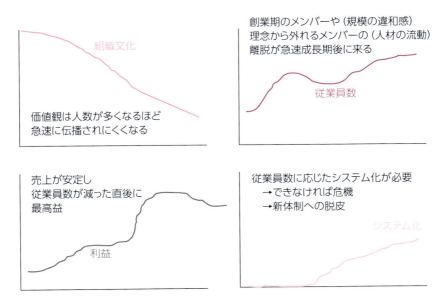

図3 growing pains（成長痛）

（文献2をもとに作成）

①組織文化

価値観は人数が大きくなるほど急速に伝播されにくくなる。

②従業員数

創業期メンバーは規模が大きくなるにつれて自由度が減り，サービスのレベルが以前ほど高くできないことに不満や不安を持つようになる。また，急速な成長に伴い理念から外れるメンバーが流入することでチームの一体感が薄れやすい。急速な成長のあとは，組織を去るメンバーが増える。創業期のメンバーが辞めてしまう場合と，当院のように残って理念を体現する存在になる場合の2種類がある。

③利益

売り上げは基本的に患者数が増えることにより増え，スタッフが減ったりすると増え，スタッフが増えると減るという上下を繰り返していく。

④システム化

従業員数に応じたシステム化が必要であり，できなければ組織の存続危機をまねくことになる。従業員の満足度が下がったり，患者や家族からのクレームが増えたりする。

組織文化が廃れないような様々な工夫が必要となる。たとえば松下幸之助であれば，自らの本を出版するためにPHP出版を創設したが，これは一般的にはできない。文章や講義，生き様などで伝えていくことが必要になってくる。

4) 院内スタッフの位置づけ

人数を早く大きくするほど様々なコストが発生しやすくなる。そのために非常勤や，外部コンサルタント的な存在を多くクリニック内に引き込むことも重要である。人材をシェアすることも重要となる。雇用形態が「常勤」という形のみになってくると様々なリスク（長期離脱など）への対応がしにくくなる。ワークシェアを進めていく形で誰もが長期休暇を取りうるような仕組みをめざす必要がある。

5) 訪問チームのサポート

収入は，訪問に行ったスタッフによってもたらされているので，なるべくスタッフが気持ちよく訪問できる体制をつくることが重要である。

①大都市，医師が潤沢に採用できる場合

「ファーストコールを誰が取るのか？」という問いによってすべての組織の有り様が変わってくる。夜間の緊急コールに医師が全部対応できるほど潤沢な医師資源を持つことができる大都市などでは，昼間の診療補助は非医療者を診療補助として育てる方法もありうる。その場合には訪問時に看護師が同行することによる看護の視点も加味して提供されるサービス分が減り，非医療者としての視点を得るというトレードオフがある。

②中規模〜小規模都市の場合

医師の採用が難しいので，医師が少なくても回る仕組みがテーマとなる。1つは看護師や在宅医療をよく知る多職種にファーストコールを取ってもらうという方向性である。

そこである程度対応してもらいつつ必要時には医師に連絡・緊急往診とする。ファーストコールを担当する者への教育が課題となるので勉強会を行い，診療の標準やアルゴリズムを伝えて標準化された対応が可能なようにする。患者背景までよく知る看護師を育てることで緊急対応への準備が可能になる。この形のメリットは，どんな非常勤医師が夜間対応することになっても，十分対応可能な優秀な訪問看護師を養成できることである。常勤医師をたくさん雇用することが難しい地方では，非常勤医師をある程度雇用する必要があるが，その診療同行の質が大きく高まる。

6) 24時間体制をつくる：退院と緊急コール

　医療者側が在宅医療をためらう理由の最大のものは，24時間体制の構築が難しいためである。すべての組織においてこの24時間対応をどのように担保していくか様々な知恵と工夫がなされている。

　当院では開設後3年間は代表の筆者がほぼ対応し，その後複数体制となってから複数の医師で交代してオンコール体制を担っている。

　ファーストコールは看護師が受け，相談が必要な場合にのみコールが医師にかかるようトリアージできるようになっている。看護師には「標準化された緊急コールへの対応」の勉強会とプロトコールが配布され，夜間当番になる看護師はその日の昼間に重症患者宅へ訪問できるよう配慮された勤務シフトになっている。看護師の教育として，平日の医師との診療同行を行い，患者への説明や様々な主訴に対するアルゴリズムを理解する。診療同行は教育としての価値が高く，24時間対応を可能にする看護師の裾野を広げるための投資である。その日の夜間の緊急当番となる看護師は，昼間に重症患者に会って話をしておくことで夜間の対応が行いやすくなる（図4）。

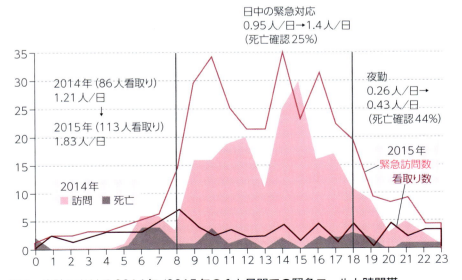

図4 当院における2014年/2015年の6カ月間での緊急コールと時間帯

複数体制になり看取り数が急増したが，夜間に緊急で呼ばれる回数は平均181名の患者を常時診療し，113名の看取りがあった2015年であっても1日平均0.43回の実出動であった。そのうち44%が死亡確認となっている。死亡確認に夜間必ず行ったほうがよいかは議論のあるところだが，日本人の心情として行ってあげたいという気持ちがあるので訪問することとしている。理論的には不要だが，なぜ行っているのかと問われたら「自分ならやってほしいと思うサービスのレベルに，自分たちのサービスを高めたいから」と答えるだろう。

文献

1) 天台宗 一隅を照らす運動：一隅を照らす運動 [http://ichigu.net/]
2) エリック・G. フラムホルツ, 他：アントレプレナーマネジメント・ブック—MBAで教える成長の戦略的マネジメント. ダイヤモンド社, 2001

（市橋亮一）

5章 業務マネジメント

2 開業後

1 紹介時・インテイク・初回訪問時・往診時

1 紹介時

1 患者紹介の流れ

　患者紹介の流れは他項（☞ p249「(3) 患者・多職種の視点の要諦」）で述べたように，大半はケアマネジャー，訪問看護ステーション，病院連携室，の3つのルートからの紹介である。地域包括ケア時代を迎えて，自治体が在宅医療介護支援センターを設置し，市民向けに在宅医療の啓発をはじめている。今後は市民から，センター経由でのクリニックへの問い合わせが増える可能性はあるが，市民もしくは家族からの問い合わせが最初にあったとしても，既に支援もしくは介護に入っている関係者から改めて情報を取得することがほとんどである。3つのルートからの紹介時の情報収集で包含できるものと考えられる。

2 患者依頼シート

　当院の場合，3つのルートに共通する「患者依頼シート」を一次情報と位置づけている（図1）。このシートは抜け漏れなく情報を集約させるためのものであり，この情報を必ず当院の受付事務が聞き出すことにしている。連携実績のある専門職の場合は，この「患者依頼シート」に記入してもらい，FAXしてもらうことにしている。

　「患者依頼シート」が完成した段階で，夕方の医師と看護師のカンファレンスで話し合うことになる。カンファレンスでは担当医を決め，さらに掘り下げて収集したほうがよい情報を洗い出す。追加情報の必要量に応じて，インテイクのための訪問の必要性も判断している。追加情報が充足された段階で二次情報が完成する。

　依頼元には一次情報を討議した段階で，当日中にフィードバックができる流れにしている。ボールを投げてくれた依頼元になるべく早く返球してあげることは，相互信頼の第一歩なのだ。

187

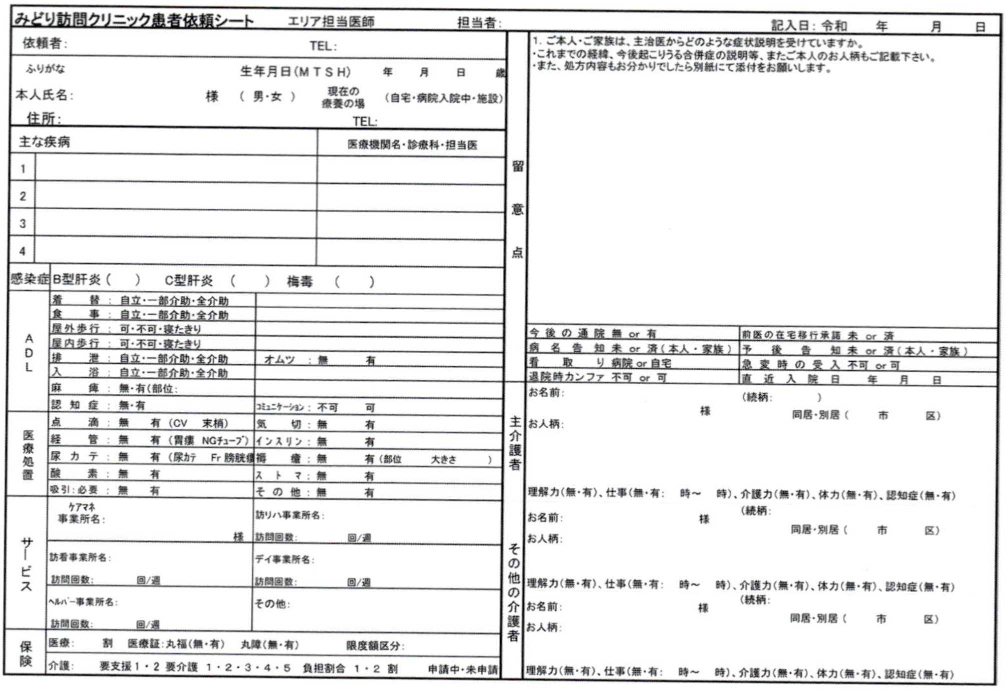

みどり訪問クリニック患者依頼シート　エリア担当医師　担当者:　記入日: 令和　年　月　日

依頼者:　TEL:

ふりがな　生年月日(M T S H)　年　月　日　歳

本人氏名:　様　(男・女)　現在の療養の場　(自宅・病院入院中・施設)

住所:　TEL:

主な疾病		医療機関名・診療科・担当医
1		
2		
3		
4		

感染症　B型肝炎 (　)　C型肝炎 (　)　梅毒 (　)

ADL	着替 : 自立・一部介助・全介助	
	食事 : 自立・一部介助・全介助	
	屋外歩行 : 可・不可・寝たきり	
	屋内歩行 : 可・不可・寝たきり	
	排泄 : 自立・一部介助・全介助	オムツ : 無　有
	入浴 : 自立・一部介助・全介助	
	麻痺 : 無・有(部位:	
	認知症 : 無・有	コミュニケーション : 不可　可
医療処置	点滴 : 無　有 (CV　末梢)	気切 : 無　有
	経管 : 無　有 (胃瘻　NGチューブ)	インスリン : 無　有
	尿カテ : 無　有 (尿カテ　Fr 膀胱瘻)	褥瘡 : 無　有 (部位　大きさ　)
	酸素 : 無　有	ストマ : 無　有
	吸引: 必要 : 無　有	その他 : 無　有
サービス	ケアマネ事業所名:　様	訪リハ事業所名: 訪問回数:　回/週
	訪看事業所名: 訪問回数:　回/週	デイ事業所名: 訪問回数:　回/週
	ヘルパー事業所名: 訪問回数:　回/週	その他:
保険	医療:　割　医療証: 丸福(無・有)　丸障(無・有)　限度額区分:	
	介護:　要支援1・2 要介護 1・2・3・4・5　負担割合 1・2 割　申請中・未申請	

留意点

1. ご本人・ご家族は、主治医からどのような症状説明を受けていますか。
・これまでの経緯、今後起こりうる合併症の説明等、またご本人のお人柄もご記載下さい。
・また、処方内容もお分かりでしたら別紙にて添付をお願いします。

今後の通院 無 or 有	前医の在宅移行承諾 未 or 済
病名告知 未 or 済(本人・家族)	予後告知 未 or 済(本人・家族)
看取り 病院 or 自宅	急変時の受入 不可 or 可
退院時カンファ 不可 or 可	直近入院日　年　月　日

主介護者
お名前:　様　(続柄:　)　同居・別居 (　市　区)
お人柄:
理解力(無・有)、仕事(無・有:　時～　時)、介護力(無・有)、体力(無・有)、認知症(無・有)

その他の介護者
お名前:　様　(続柄:　同居・別居 (　市　区)
お人柄:
理解力(無・有)、仕事(無・有:　時～　時)、介護力(無・有)、体力(無・有)、認知症(無・有)
お名前:　様　(続柄:　同居・別居 (　市　区)
お人柄:
理解力(無・有)、仕事(無・有:　時～　時)、介護力(無・有)、体力(無・有)、認知症(無・有)

図1　患者依頼シート

3　情報収集の重要性

当院は，緊急での初回訪問が必要な場合を除いて，一次情報と二次情報を収集して，初回訪問もしくは退院時共同カンファレンスに臨んでいる。ここまで事前に情報収集にこだわる理由は，情報不足自体がリスクになる恐れがあるからだ。たとえば初回訪問時に，家族が介護力に乏しく，不十分な療養環境であることが初めてわかったとすると，本来注力すべき診療どころではなくなり，環境整備などに追われることになる。医師にとっては非常にストレスフルな状態となり，診療も整備も中途半端なまま時間が過ぎていき，その後の訪問スケジュールが遅延して迷惑をかけることになりかねない。訪問前に必要十分な情報があれば，事前に対策を講じて他職種へ協力を依頼することが可能である。初回訪問時に最も大切な患者・家族との関係構築に注力するためにも，情報収集は入念に行うべきなのだ。

情報収集のポイントは以下である。

- 情報収集なしで初回訪問をしてはいけない。
- 医師・看護師でなくても一次情報の収集ができるようにする。
- 一次情報で足りない場合は二次情報も収集する (インテイク)。
- 依頼があった当日には依頼元にフィードバックする。
- 一次情報と二次情報をもとに，初回訪問前に必要な対策を講じておく。

このポイントさえ押さえれば医師は本来の診療に集中できる。何よりも，初対面の患者・家族との関係構築にも余裕ができる。そして共に支える外部の専門職からもこの先生に任せれば安心との評価が高まるのである。なお，初回訪問時はできるだけ外部の専門職にも集まってもらうのが好ましい。ここで，各々が患家を支えるチームの一員であることを自覚してもらうのだ。顔の見える連携こそが，良質な多職種連携の第一歩なのだから。

2 インテイク

インテイク（相談者の背景にある問題を明らかにするための面接）の役割は2つある。1つ目は二次情報の収集である（図2）。これは先述のように，情報収集の過程において一次情報収集（図1）のみでは不十分な場合に行う。同時に保険情報も収集している。2つ目は，訪問診療の仕組みと費用説明，必要書類の同意取得である。特に費用については，外来とは異なり在宅療養指導管理料があるため，単純に訪問診療料×訪問回数とはならず説明が必要である。

2つ目の説明で当院が行っているのは以下である。

- 訪問診療の流れの説明と，居宅療養管理指導の同意取得
- 強化型連携の説明と同意取得
- 緊急時の連絡先
- 訪問調剤希望の有無の確認
- 収納代行サービスと必要書類の記入の仕方

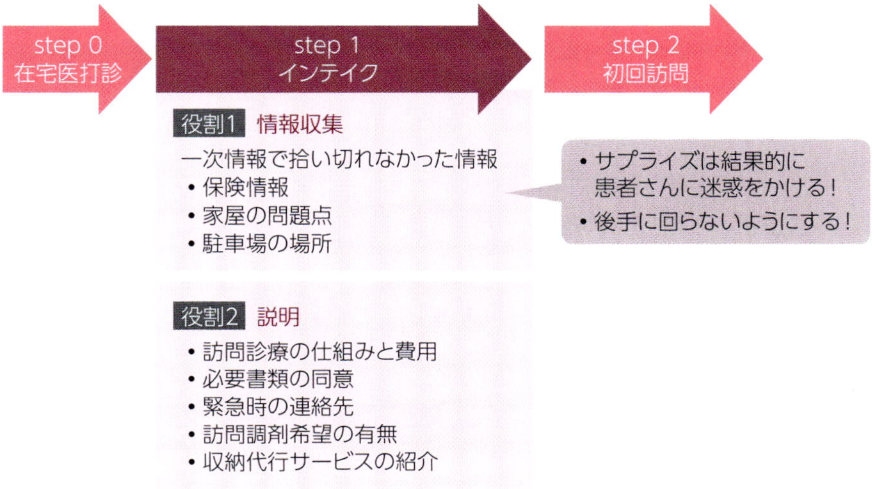

step 0
在宅医打診

step 1
インテイク

step 2
初回訪問

役割1 情報収集
一次情報で拾い切れなかった情報
- 保険情報
- 家屋の問題点
- 駐車場の場所

- サプライズは結果的に患者さんに迷惑をかける！
- 後手に回らないようにする！

役割2 説明
- 訪問診療の仕組みと費用
- 必要書類の同意
- 緊急時の連絡先
- 訪問調剤希望の有無
- 収納代行サービスの紹介

図2　インテイク：地域から在宅医療導入の場合

ちなみに誰が訪問するかだが，インテイクの2つ目の役割だけであれば医療的知識は必要ないため院内の事務スタッフが訪問し，1つ目の役割である二次情報の収集も必要な場合は看護師が訪問することにしている。

3 初回訪問

初回訪問は，宮森正先生（川崎市立井田病院）の言葉をお借りすれば，「玄関開けたら異文化ワールド」のファーストコンタクトである。どんなに情報収集してもサプライズは伴う。しかし，事前に準備できていれば心に余裕があるため，サプライズ自体も不謹慎ながら愉しめるのだ。これも訪問診療の奥深さのひとつだろう。しかしながら，我々はアウェイで診療に入らせてもらうことを肝に銘じておくべきである。不快な印象を与えて拒絶されれば，診療を継続できなくなるわけだから。

初回訪問時に押さえておくべきことを**表1**にまとめた。二次情報収集の段階でわかっているので，確認に時間を費やすことはないはずである。集まった専門職と手わけして行ってもよい。

気をつけなくてはいけないのは，先にも述べたようにアウェイで診療を行っているということだ。仮に療養環境が不備だらけでもその人にとっては住み慣れたホームなのだ。つまり，療養環境の改善目的の室内整備であったとしても慎重に介入すべきである。本人の思いを尊重せずに拙速で進めると，信頼関係構築でつまずく恐れがある。だから，

表1　初回訪問時に押さえるポイント

家の外	・集合住宅であればエレベーターの有無 ・駐車場の有無
家の中	・片づき具合 ・住宅改修必要性の有無 ・仏壇：「仏壇スコア」*は終末期に有用。詳細は宮森先生の本で[1] ・ペット：名前も必須。ケアの具合が療養環境の清潔度に影響する ・冷蔵庫：消費期限切れの食品の有無 ・残薬：押し入れを含めて捜索が必要 ・台所：認知症患者は火の不始末が多いため ・ベッド：介護用ベッドの有無 ・マット：硬さは褥創の確認とセット ・トイレ：ポータブルトイレの有無 ・食事摂取状況：宅配？　どこで摂る？ ・趣味：視野に入るものから推察してもよい
家族	・家族：関係は良好か？　熱心度は？ ・キーパーソン：遠方にいるのか？

＊：仏壇スコアとは，宮森先生の経験に基づく，死の受け入れを判断する材料の1つ

いきなり介入せず，まずは問題点を多職種で共有することを心がけたい。彼らのほうがより生活に密着した視点を持っているので，ヒントをもらえることが多いからである。

医師主導で介入しやすく，かつ優先順位が最も高いのが残薬の整理である。在宅療養者の場合，高確率で服薬に問題があるケースに遭遇する。その際に，不必要な薬剤と判断すれば，次回処方から外し，また必要な薬剤に関しては服用できなかった原因を分析して多職種で管理できる仕組みを構築したい。経済的な負担を考慮する必要があるが，服薬アドヒアランスに有効な訪問調剤（介護保険の場合は居宅療養管理指導料，医療保険の場合は在宅患者訪問薬剤管理指導料がかかる）を導入するのが好ましい。

初回訪問で確認すべきポイントを列挙したが，問題点を把握できたとしても，アウェイで診療をしていることを常に念頭に置いて介入する必要がある。在宅では良かれと思う介入が，時には裏目に出る場合があることを肝に銘じたい。時には待つことも必要なのだ。

4 往診

1 訪問診療の1日

当院の訪問診療の1日について紹介する（**表2**）。グループ診療を行っている一般的なクリニックの業務の流れと考えて頂きたい。

表2　訪問診療の1日の流れ

AM 8:45	物品準備（アシスタント・内勤）
AM 9:00	全体会議（全員） 訪問患者の確認（チームごと） 患者の情報で共有しておきたいことの確認（各スタッフから） 連絡（総務から） 日替わり勉強会（「7つの習慣」の読書会・医師による5分レクチャー，ケアネットTVのダイジェスト） ストレッチ（3分） 瞑想（3分）
AM 9:20 〜	訪問診療開始（医師・アシスタント・ドライバー） 訪問チームと内勤チームにわかれて業務を行う
PM 5:00	振り返り会議（医師・アシスタント） 新規紹介患者のプレゼンテーション（医師・看護師） 訪問患者の振り返り（チームごと） 最重症・重症・要注意患者の確認（医師・看護師）
PM 5:45	後片づけ（アシスタント）
PM 6:00	終業

訪問診療開始時点で訪問チームと内勤チームにわかれ，訪問チームは院外で診療を行い，内勤チームはさらに日替わりの当番業務にわかれて作業を行うことになる。内勤チームの主な作業は以下となる。

- レセプト処理
- コールセンター（訪問チームと外部の専門職との橋渡し）
- 物品準備と発注
- 新規患者宅を訪問して訪問診療の契約を締結

2 ITリテラシー格差を埋めるには

訪問チームと外部の専門職との橋渡しは，在宅医療では非常に重要な業務なので解説しておく。

実は，多職種連携のICT（information and communication technology）システムが普及し，患者を支える全職種にITリテラシーが備わっていればコールセンター機能という仲介業務を院内に設けることは不要である。しかし，現実は依然としてアナログなFAXや電話という手段が情報共有の大部分を占めている。より効率的なICTシステムが普及しないのは，職種ごとにITリテラシーの差があるためである。つまり，院内システムをICT導入でいくら合理化しても，院外との連携は他職種のITリテラシーに合わせて，非効率な手段で情報共有をせざるをえないのが現状である。

コールセンターは院内と院外のITリテラシーの格差を埋めるために存在するのだが，もう1つの役割を解説する。たとえば，外部の専門職から電話による問い合わせがクリニックにあったとすると，以下のような流れになる。

院外の専門職からの電話問い合わせ→コールセンター→チャットで訪問チームに連絡→訪問チームが電話で専門職に直接返答，もしくはコールセンターにチャットで返答依頼

ポイントは，訪問チームはなるべく電話連絡を受けないようにすることである。なぜなら患者宅では，医師は診療行為に集中してほしいためである。電話の呼び出し音というノイズが入るのはストレスであり，医師の判断にもミスが生じかねない。その代わりにアシスタントがチャットでコールセンターからの連絡を確認し，緊急度を判断しているので，返答が遅れることはないようにしている。

現状では，多職種連携のICTシステムは普及のハードルが高い。なぜなら，ITリテラシーが高い利用者を想定して開発されているシステムが少なくないからだ。特にユーザーインターフェイス（UI）が利用者目線になっていないシステムは入力自体がストレ

スである。「多職種での手軽で迅速な情報共有」が達成すべきゴールであるはずなのに，システムを使いこなすことが目的化してしまい，本末転倒な事態に陥っているのだ。最近は操作性がシンプルなシステムも散見されるようになってきた。かゆいところに手が届くようなUIを備えたシステムが開発されれば，普及が加速する可能性はある。

文献

1) 宮森　正：たのしい緩和ケア・面白すぎる在宅ケア．カイ書林，2014．

（姜　琪鎬）

5章 業務マネジメント

2 開業後

2 日・週・月単位での平準化

1 年間計画の重要性

年間を通しての計画をつくることで，年度内に起こる大まかな予定を分散することができる。**表1**に当院の年間計画表を示す。

表1 年間計画表

月	内容	意図・コメント
8月	・インターンシップ学生などの受け入れ	・未来の事務系職種の採用にとても有利なので，医学系大学生インターンシップを行う
9月	・経営合宿ワールドカフェ形式でその年の年間計画の策定	・年間の収支の報告と，理念の把握 ・業務改善課題の横断的取り決め
10月	・ファミリーコンサート ・忘年会の日程決め	・患者さん・ご家族参加の秋祭り
11月	・新入職者の決定（医師）	
12月	・新入職者が不足していたら紹介会社への依頼（医師，必要時）	・最近は採用が先行しているので紹介からの入職はここ5年ほどない
1月	・新入職員の入職事務作業開始	・麻薬登録，医師登録などの準備
2月		
3月	・歓送迎会	
4月	・新入職員研修，理念ブック研修	
5月	・年間休暇の決定	・年2回の9連休をどう取るのか？　の決定
6月	・院内旅行 ・インターンシップ学生などの受け入れ準備	・新入社員歓迎，理念の浸透
7月	・翌年の採用計画，入職してもらいたい医師への声がけ ・年度末，決算，賞与 ・在庫確認（決算に向けて）	・常勤数，非常勤数の決定

※1：医師は4月に異動することが多いのでそれに合わせて検討。その他の職種は通年採用。
※2：年に3回，機関紙を発行し地域関係者に配布する。

当院の年度末が8月のため，9月に年間の経営指標などを示しつつ，今後の方針を全体で決める「理念研修会・年間予定決め」を行う。大まかな数字をシェアしないとスタッフもよくわからないので数字や指標としてシェアする。そもそも利益の1/3が決算賞与となって連動している。

2 意見集約を行う予定を定例化する

日にち単位：朝，理念の唱和から始まり1分間スピーチ，全体連絡，症例検討会，チーム別のミーティングを行う。

週単位：週に1回（月曜日午前7時から1.5時間），各職種の代表者からなる運営会議を行う。内容は自由。懸念事項，確認したいこと，次のイベントへの準備で周知したいこと，など。毎回1.5時間フルにディスカッションとなる。

7名の参加者：理事長1名，理事1名，医師1名，看護師2名，リハ1名，プロデューサー1名。会計報告もこのメンバーで聞く（当院では収支を見える化している）。

月単位：月に1回，全体会議を行う。内容は運営会議での決定事項，皆からの聞き取りなど。このタイミングでは毎週の意見の吸い上げが有効なので，新しい議題が出ることは少ない。全員参加は難しいので議事録を全員のメールに流しておく。

3 繁忙期とそうでないときの業務配分

1）月単位

月末までの医療行為を翌月10日までにレセプトにして仕上げるので，当然月初めが忙しくなる。通常毎日レセプト処理をしていくのだが，訪問が最後に入ることでさらに変更が生じるため，どうしても「月末・月初」が忙しいのが医療事務である。当院ではレセプトチェッカーなどを使用しながら省力化を行っている。

繁忙期でない時期に医療物品などの発注・分配，請求書の送付業務などを行い，1カ月内での業務を平均化するように段取りを行う。

2）その他，1年で行う業務

①レセプト関係

- 新しい施設基準等で変更が必要なものの登録
- 院内掲示の確認
- 麻薬施用者登録の確認
- 診療報酬改定のたびに勉強会，体制の変更

②保険関係の更新

- 業務の損害保険

③車関係

- 駐車禁止除外指定の申請・更新
- 車検
- スタッドレスタイヤの交換
- スタッフ運転免許証の提出

④その他

- 健康診断
- 消火器の確認
- 医療機器の整備点検計画
- パソコンなどの電子機器点検計画
- 防災物品の点検・訓練・初動の確認
- 職員教育：医療安全，感染対策，マナー接遇，電話対応，メンタルヘルス

（市橋亮一）

5章 業務マネジメント

3 開業後に発生する問題

1 カイゼン

1 なぜ，カイゼンが必要なのか？

1）動いているけど，働いてはいない

　医療職は知的労働者ではあるが，実際は肉体労働がメインになる専門職である。特に在宅医療はオフィスに患者が来院するのではなく，自分で患者宅から患者宅へと移動するため，外来業務と比較して動くことがおのずと多くなる。しかし，動いていることで，「働いている」という錯覚に陥り自己満足になってはいないだろうか。身体が動いて忙しそうに見えても，付加価値を生むような生産的な動きになっていなければ，働いているとは言えないのだ。「働く」とは「付加価値を生む動き」なのだ。

2）仕事になっているか

　仕事にしても同様のことが言える。忙しく動き回っていても，仕事になっていないかもしれないのだ。たとえば，"必要物品を訪問のために準備する"を考えてみる。準備自体は仕事のように思える。しかし，物品庫の整理・整頓が徹底しておらず，必要物品を探すのに時間がかかるとしたら，それは仕事として評価すべきではなく，探すという"作業"にすぎない。なぜなら，改善（カイゼン）を怠り，漫然と非効率的な作業を繰り返しているからだ。これが日々の準備で繰り返されるならば，年間で大きな時間のロスとなる。時間のロスはコストのたれ流しと同義である。

　「仕事＝作業＋カイゼン」と考えたい。つまり仕事というものは，作業にカイゼンがセットになっていなければならないのだ。よって，作業にカイゼンを加えるかどうかは日々の仕事の成果や生産性に大きな影響を与えることになる。カイゼンを仕事の一部ととらえて日常的に意識してほしいし，スタッフにも周知させたい。与えられた作業をこなすだけでは成長はなく，カイゼンを継続的に付加し続けることが大切なのだ。

2 カイゼンの心構え

1）面倒くさがる

　いきなり逆説的だが，面倒くさがる気持ちが業務効率化のネタを見つけるために重要である。業務の内容が「作業系」か「考える系」なのかを区別する。作業系業務とは，高度な判断を要さずに処理できる仕事を指す。考える系業務とは，臨機応変な判断が必要な仕事である。業務効率化を図るのなら，ここで，業務効率化のアプローチは2つある。

　1つ目は，作業系業務をいかに標準化し，直感的に行えるようにするかである。つまり，作業系業務の面倒なことを見つけ出し，仕組み化で徹底的に楽をする。

　2つ目は，考える系業務の中から本当に判断が必要なのかを検討して，判断が不要になるように作業系業務にしてしまうのだ。

　作業系業務のカイゼン例を挙げたい。薬局へ処方箋をFAX依頼する場合，訪問先から院内スタッフに対し，当院はチャットで指示を出している。かつては，「Aさんの処方箋を○○薬局へFAXをお願いします」と申し送っていた。しかし，毎回このような文章を書くのは面倒である。そこで，「Aさんsf」とした。「sf」の「s」は処方箋の略字，「f」はFAXの略字であり，「sf」で「処（s）方箋をF（f）AXして下さい」を意味する。つまり，約20文字以上要した指示が，5〜6文字程度に短縮されたのだ。当院の場合，FAX依頼は日に10件以上あるので，週単位・月単位になれば，この省略によるカイゼンは大きい。

　2つ目の考える系業務のカイゼン例も示す。訪問チームごとに物品を準備する場合，かつては，チーム名が書かれた名札を確認しながら物品を仕分けしていた。いろいろな名札を確認するという行為が面倒だし，判断が入ると間違いが起きやすい。そこで，医師ごとにあらかじめ色を決めた。物品も色分けして視覚的に直感でわかるようにした。おかげで準備も楽になり，片付けもしやすくなった。

2）納得できる証拠から始める

　単に「やり方を変えたほうがよい」と言っても，現場スタッフは毎日している動きがベストだと思い込んでいる。だから，長年同じやり方でやってきたスタッフにとっては，「やはり，これまでのほうがやりやすい」となってしまう。強制的に命令することもできるが，数日後には元の状態に戻ってしまうのが目に見えている。誰でも慣れた作業を変えるとなれば心穏やかではないし，納得感がなければ抵抗したくなるものだ。

　心理的ハードルを下げるためには，当人が納得するように客観的な証拠を示すことが有効である。たとえば，物品庫における物品の取り出しの動線などが該当する。物品の置き場所を使用頻度順によってできるだけ近い位置に配置変更する場合，口頭で告げるだけでなく実際にやってもらい，実感してもらうことにしている。頭ごなしに「こうしなさい」と言うよりも，「こうすれば楽になる」と気づいてもらうことで，スタッフは働

く（動くではない！）ようになるのだ（☞**7章-4**）。

3) 巧遅より拙速

「巧遅」とは，考え方はよいが時間がかかること。改善をきちんとやろうと何日もプランを練ること。一方の「拙速」とは，出来栄えはいまひとつだがとにかく速いこと。やってみた改善が「こんな幼稚なもの」と言われる程度のものであったとしても，とにかくパパッとやってみること。まずやってみる「拙速」が，何よりも重要なのだ。

議論・検討・擦り合わせなどに多くの時間を割き，行動をなかなか起こさないことはよくある。今やろうとしている方法がいまだ稚拙だと感じ，「もっとよい方法を見つけてから行動しよう」としていると改善がどんどん遅れてしまうのだ。どんな稚拙なことでもよいから先に踏み出す。階段1段でもよいから，とにかく先に踏み出してみる。1歩踏み出すとスタート前にはわからなかったことが見えてきたり，別のよい考えが出てくることがあるのだ。役立つのは批評力よりも実行力であり，踏み出した後の軌道修正力なのだ。

4) 成果は横に広げる

仕事の成果やノウハウを院内で独り占めしたがる人は少なくないが，望ましくはない。

あるスタッフの作成した患者用の説明資料が，患者や多職種に好評だったとする。それを他のスタッフや部署も使えるように共有する。つまり，成果を横に広げるのだ。そうしたほうが他のスタッフが同じ内容の資料をつくり直すムダもなくせる。当然，横に広げる活動が正しく評価される仕組みも必要である。

ただし，誤解してほしくないのは，院長から「これをやりなさい」と組織全体に浸透させるのは，正しい「横に広げる活動」ではないという点である。院長が「今日から整理整頓を徹底しよう」と言っても，かけ声倒れに終わってしまう。現場が整理整頓の必要性を実感して創意工夫をしないと定着しない。あくまでも，現場のスタッフから自主的に上がってきた改善を横に広げていくべきなのだ。現場のスタッフがやり始めたことだからこそ，わが事として他の部内にも広がっていくのである。

5) 反対勢力対処法

できない理由を並べて，新しい行動に反対する人がよくいるが，ある工夫を行えば強力な味方にすることができる。

まず，その人には「できない理由」をホワイトボードに書いてもらう。そして，「ありがとう！　ここまでよくぞ問題点を考えてくれたね。次は，これを皆で解決していくことで，『できない理由』を『できる理由』に変えていこう。あなたには是非そのまとめ役になってもらいたい」といったように述べる。

「できない理由」を事細かに挙げられるのは現状を把握・分析している証拠である。反対勢力は，実はリーダーシップを発揮する可能性を秘めているのだ。

3 業務カイゼンの流れ

1) きづく，うずく，ねづく（表1）[1]

　いまのやり方がよいと思うかと聞かれたら「ノー」だけれども，どこから手をつけてよいかわからないから，仕方がないとあきらめている。カイゼンすることなく，もやもやしたまま時間が経つうちに，徐々に非効率になっていけば「負の循環」に陥ってしまう。

　負の循環を断ち切って，良い循環に流れを変えたい。そして，院内に定着させたい。その道程は険しいが是非とも実現したい。まずは「負の循環」を脱するために，「きづく」ことである。

①きづく

　「きづく」とは，惰性で行っているやり方の問題に気づくことである。その一歩手前が「もやもや」した段階である。「負の循環」における「もやもや」が顕在化する局面に目をつけるべきである。たとえば，スタッフから出る愚痴こそが「もやもや」を言語化したものである。院長は，この愚痴をカイゼンの糸口としてとらえなくてはならない。この愚痴を掘り下げることが重要なのだ。愚痴を言っているスタッフは，実は院内業務をいつも気にかけて見ているからこそ，「直したい。カイゼンしたい」と常に考えている。ただ，その思いが愚痴になって出てきているだけなのだ。だから，愚痴を言うスタッフと話す際に気をつけておきたいのは，責めたり問い詰めたりといった言い方にならないようにすることである。相手が感情的になっている状態こそ，問題が顕在化してきている証拠なので，理解を示した上で傾聴に努めることである。この段階では，個人レベルでの問題にすぎず，スタッフ全員に共有してもらわないと，「きづき」にはならない。

　次の段階として，この愚痴を視える化することによって問題を客観視できるようにする。"視える化"する最適のツールはホワイトボードなので必ず使いたい。ここでやっと議論を始めることができるのだが，単に「やり方を変えたほうがいい」と言う提案が出されても，「これまでのやり方でいい」と言うスタッフが出てくることが多々ある。なぜなら，作業に慣れてしまったスタッフは新しいやり方が，合理的だと頭でわかっていても，変えること自体にストレスを感じるのだ。このストレスは，未来に対する漠然

表1 「きづく」，「うずく」，「ねづく」

- 「きづく」：問題に気づくこと。現場を見える化することによって，問題に気づきやすくなる
- 「うずく」：顕在化した問題を改善すること。ひとたび問題が明確になると，治りかけの創部が痒くなるように，人はそれを解決したくてウズウズしてくる
- 「ねづく」：改善をした結果，その状態が定着し，現場の作業全体がレベルアップすること。文字通り改善結果が根づくという意味である

（文献1をもとに作成）

とした不安のようなものである。半ば強引に改善させることもできるが，数日後には元の状態に戻ってしまう恐れがある。そういう場合は，単に変更を命令するのではなく，本人たちが納得するために，客観的な証拠を示すだけでなく，腹落ちするようなパフォーマンスが必要になる。たとえば，院長自ら非効率な業務の流れを実演してみるのも1つの方法だろう。

② うずく

「うずく」とは，きづいてもらった問題を改善したいという気持ちのことである。つまり，認識してもアクションに移さなくては勿体ない。そのためにも，スタッフがそれを解決したくてウズウズしてくるように，「できるという確信」が持てるように鼓舞するのだ。せっかくきづいても，頭ごなしに「こうしなさい」と言われれば反発されてしまう。だからこそ，「こうすれば楽になる」とカイゼン後の姿をポジティブにイメージして，漠然とした不安を取り除いてうずいてもらうのだ。

③ ねづく

「ねづく」とは，文字通り，カイゼン結果が根づくという意味である。改善された状態が定着すれば現場の仕事はレベルアップする。ここでの定着とは，自部門にとどまらず，他部門に共有してもらう（トヨタ流に言えば「横展開」）ことである。せっかくのカイゼンをやりっぱなしにして，自部門だけのノウハウにとどめておくなどでは勿体ないのだ。そのためにも，カイゼンが成果を生んだ段階で，関わったスタッフで振り返り（反省会ではない！）をしてもらうことは必須である。

たとえば，あるカイゼンのプロジェクトがあり，工程Aの後に工程Bを経て完了に至るとする。工程Aで仕事の遅れが生じた場合，その遅れが響き，次の工程Bで予定されていたスケジュールを食いつぶしてしまうことになる。しかし，最終的な完了日を延ばすことができなかったので，工程Bを力業で乗り切ることにより無事に完了することができた。

この場合，結果的には間に合って，成果物にも影響がなければ，「ふぅ，なんとか乗り切った」とピンチをしのいだ充実感で満たされるかもしれない。しかし，今回は力業で問題やピンチを乗り切ることができたが，次に同じ状況が生まれたとき，同様にうまくいくとはかぎらない。つまり，再現性が担保できないのだ。このような事態を防ぐためにも，「プロジェクトの途中でムリはなかったか」をしっかりチェックすることが大切なのだ。なんとか残業をして間に合わせる，スタッフに無理を言って帳尻を合わせるといった，その場しのぎを繰り返していれば様々な面で無理が生じるし，プロジェクトに関わったメンバー同士の関係も悪化しかねない。

また，プロジェクトの過程で関係者が得た知見を他部門に横展開することもセットにしておきたい。具体的には，朝の全体会議などで時間をとって，カイゼンの成果報告会を開催してもらうとよい。

2）主作業，付随作業，ムダ・例外作業（図1）

1日の訪問にかけることができる時間は有限である。残業時間をできる限りゼロにするという制約下で，付加価値を生み出す主作業の最大化を考えるべきである。

総作業時間のうち，業務に費やす時間は「主作業」のほかに，「付随作業」と「ムダ・例外作業」を含めた3つに分類することができる。以下，この3つの作業時間について考察する（図2）。

①主作業

在宅医療においては，「診療行為と，地域の専門職との連携による支援」が患者と家族の満足度を高めると考えてよい。この満足度こそが付加価値である。そして，この満足度に直結する「診療行為と，地域の専門職との連携による支援」を「主作業」と呼ぶ。

1日の業務において生産性（後述）を最大化するためには，主作業から生み出される付加価値を最大化することが重要である。

②付随作業

「付随作業」とは，付加価値を生まないが，主作業を支えるために必要な作業のことである。たとえば，物品の準備，往診車への搬入，居宅内で処方箋や診療レポートを印

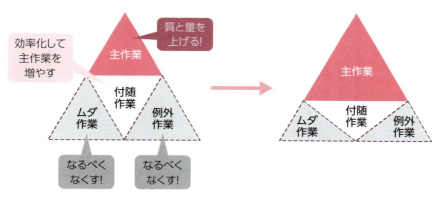

図1 主作業，付随作業，ムダ・例外作業

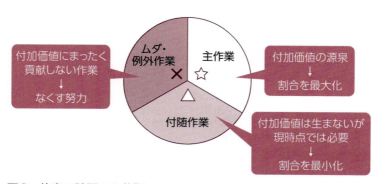

図2 仕事の時間の3分類

刷するプリンターの準備，地域の専門職への連絡・指示などがこれに該当する。付随作業の時間を極力効率化することによって主作業の割合が高まり，生産性も高まる。

③ムダ・例外作業

「ムダ・例外作業」は，付加価値にまったく貢献しない作業のことである。我々の仕事の中には付加価値を生まない時間がたくさん潜んでいる。発注遅れによる欠品，診療バッグ内が散らかっていることにより物品を探すのにかかる時間などが該当する。これらのムダは，総作業時間（後述）の増加をまねき，結果的に生産性が落ちることになる。また，ムダが積もり積もった結果として残業が増えたりしているのではないだろうか。そこで，醒めた視点を持ってもらうために自分の役職より上の目線で自分の仕事を眺めてもらうのが良い。そうすることによって，やるべき作業，やめたほうがいい作業が見えてくる。やめる，あるいはやめてもいいような工夫を現場で考えてもらうことは，仕事の流れをシンプルにし，スタッフの段取りが良くなるという効果も期待できる。そのためにも院長はムダの弊害と，取り除くことがもたらすメリットを腹落ちするように説明し，ムダ取りを実行する人を評価する文化をつくることが大切である。

3）生産性

生産性とは，分子を「主作業から生み出される付加価値」とし，分母を「総作業時間＝主作業時間＋付随作業時間＋ムダ・例外作業時間」とする場合の，分子/分母を意味する。たとえば，投入する総作業時間を増やしても，主作業から生み出される付加価値が増えないかぎり，生産性は低いままなのだ。生産性の式を以下に示す。

$$生産性 = \frac{付加価値（＝満足度）}{総作業時間 ＝ 主作業時間 ＋ 付随作業時間 ＋ ムダ・例外作業時間}$$

生産性を高める順番は以下の通りである。

(1)「付随作業」を見直して，かかる時間を最小化する。

(2)「ムダ・例外作業」を見直して，ゼロにできるものはゼロにする。

(3)「主作業」の見直し

(1)と(2)は分母にあたる総作業時間減少に寄与する。(1)と(2)で削減した時間を(3)に付与すれば，総作業時間（分母全体）を増やさずに(3)の「主作業」の時間を多く確保して，付加価値をさらに増やし，結果的に生産性を高めることが可能である。

(3)で注意しておくことがある。「主作業」は分子の付加価値増加に寄与するが，一方で，主作業自体に要する時間も増えて分母も増加する可能性がある。さらに主作業と密にリンクする付随作業の時間が増えて分母が増加する場合もある。残業を例に説明したい。主作業に当たる「地域の専門職との連携による支援」をより濃密なものにすべく，時間をかけるとする。この主作業と関連する付随作業にである「連絡・指示」も増えた場

合，残業が必要になってくる。残業をすれば，より濃密な「診療と地域の専門職との連携による支援」が可能かもしれない。主作業は付加価値に直結するので付加価値も高まるが，生産性はかえって悪化する恐れがある。なぜなら，生産性＝付加価値／総作業時間なので，分子の増加分よりも分母の増加分が大きくなる恐れがあるからだ。すべてのケースにこの公式を適用してしまうと訪問診療を楽しむことができなくなるので，厳格に考える必要はないが，問題は残業が常態化してしまう場合である。中長期的には残業によりスタッフが疲弊し，組織の活力を削ぐことになりかねず，「働き方改革」に逆行することになる。これは特に，院長1人最適化が長期間にわたっている常勤医1名のクリニックにおいて起こりやすい。自分ひとりで頑張ればいいと思っているうちに，気づかないところで院内スタッフや院外専門職を巻き込んでいることはよくあるのだ。この場合，短期的には生産性が高まるが，中長期的にみると地域を疲弊させることにより，全体の生産性が落ちる可能性があることを肝に銘じておきたい。

4）ムダ取り：訪問診療作業における3つのムダ

①動作のムダ

　動作のムダとは付加価値を生まない動きを指す。たとえば訪問前の物品準備で，ある物品を取るたびにかがむ動作をしているとする。このとき，かがむ行為はムダな動作と言える。なぜなら，かがまなくても取れる位置に置いておけば作業時間を短縮できるし，作業者の身体へ負担もかけずにすむからだ。特にムダが生じやすいのが物品を探す行為である（☞p114「3. モノの移動」）。ここに頭を使うこと自体ストレスであるし，取り違えが発生しやすいので，直感的にわかる仕組みづくりが必要である。特にグループ診療の場合は複数の訪問ルートになるため，どの医師もしくはルートに適切な物品を配備するかの工夫が必要である。当院の場合は医師ごとに色を決めて，物品のすべてに各医師の色のシールを貼って，色で仕分けを行っている（図3）。

②運搬のムダ

　モノの運搬自体は付加価値を生まないので，これらを運搬のムダとする。ムダな移動が発生しないように，使用頻度順に物品庫の棚のレイアウトや物品の配置などを工夫す

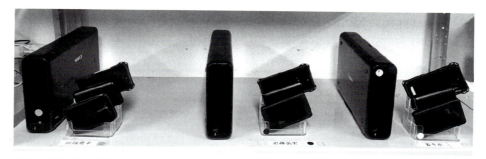

図3　動作のムダ取り
医師ごとに色を決めており，携行する物品も色分けに従って整理している

る。たとえば，物品を取りに行ったら一度で必要なものがすべて揃うよう「一筆書き」の動線に沿った物品レイアウトにすることで，運搬のムダを減らしている（☞p115，図1）。

③在庫のムダ

欠品により診療に支障をきたすことを恐れて，物品庫の棚に過剰な在庫が乱雑に積み上がる光景はありがちである。当院の場合は，物品庫の項目で述べたが（☞3章-2-1），使用頻度の定時観測により適正数を割り出し，「カンバン」を利用することにより，過剰在庫を最小化できるようになっている。

最後に，院長は，プレイヤーでもありマネジャーでもあるので，多忙である。

しかし，院長がスタッフに任せるべき仕事を自分で抱え込んでしまうことは少なくない。たとえば，患者や家族向けの説明資料の作成などはスタッフに任せるよりも自分でやってしまったほうが早く正確な仕事ができるかもしれない。しかし，それをしてしまうと，本来は院長の重要な仕事であるマネジメントにかける時間が少なくなり，大局的なレベルで効率は悪くなる。おまけにスタッフも育たない。院長は業務を部分最適ではなく，全体最適で眺めるべきなのだ。だからこそ，院長自身が抱えている仕事も仕分けして，スタッフに任せてもよい仕事はできるかぎり棚卸しし，任せるべきなのだ。院長自身の時間は有限なのだから。

5) カイゼン以前にできること

カイゼンに取り掛かる前に，準備しておきたいことが2つある。

1つ目は，整理整頓である。そもそもの仕事の基本に整理整頓があるが，整理整頓を習慣化するだけでも，後々になってカイゼンに取り組まなくてはいけない事例が減るというメリットがある。2つ目は，情報共有しやすい環境整備である。在宅医療は個人で完結させるには，かなりの負荷がかかり，持続性に乏しい。質と持続性を担保するのなら，チーム内およびチーム間の共同作業をうまく機能させることである。機能させるための必要条件として情報共有がある。この2つについて説明していく。

①三定（整理整頓）

三定とは物品管理の基本原則であり，具体的には以下となる。

①定位置：ものをどこに置くか

②定品：どんなものを置くか

③定量：どのくらいのものを置くか

つまり，物品を3つの方向から「見える」ようにするのだ。たとえば，棚に置く物品は「三定」を守らないと棚の物品を逐一数えるという面倒な判断作業が待ち受けている。判断作業が重なれば業務ストレスが増え，間違いも起こしやすくなる。この「三定」は，物品棚に限らず院内全体でも活用できる。たとえば，皆で共有する文房具（大型ステープラー，セロハンテープなど）に適用すれば余計な文房具を購入する必要がなくなるし，

探す時間のロスやストレスを削減することができる。「姿置き」で「見よう」としなくても「見える」ようにするのだ。

②大部屋とクラウド型カルテ（環境整備）

段取りよく仕事を終わらせる秘訣のひとつは，仕事の並列化である。それぞれの工程や部署が同時並行でやるべきことを実施すれば，全体の作業時間を短縮できるのだ。しかし同期化するには，すべての仕事が足並みをそろえなければならない。1つの作業で問題が発生して予定通りに仕事ができなかったら，全体に影響が及ぶことになる。

大部屋方式を採用すると方針や情報を各部署がその場で共有できるので，コミュニケーション不足によるミスが少なくなる。しかも，お互いがどんな仕事をしているのか，どんな仕事を求めているのかも見えるので，仕事の質とスピード，アップにもつながる。

同期化を進める意味でも，大部屋方式による情報共有はとても有効である（図4）。

できることならクラウド型カルテを導入したい。クラウド型カルテの最も大きなメリットは，業務の"並列化"が可能になることである（図5）。たとえば電子カルテがクラウド化されていないとする。カルテをインストールした端末を携行する医師がクリニックに戻って院内サーバと同期するまでは，訪問が完了した患者情報を院内で把握できない。業務が"直列化"しているために情報共有が後回しになってしまうのだ。"直列化"の弊害は，たとえば処方の疑義照会が薬局からクリニックにあった場合，院内の内勤スタッフには情報がないためすぐに対応できず，結局，当事者である訪問チームと薬局が直接やり取りをすることになる。この場合，訪問チームにとっては「例外作業」となるので，時間のロスが生じる。業務が"並列化"できていないために，同時進行で内勤チームから訪問チームをサポートできないのだ。このような「例外作業」のやり取りは診療の流れの妨げであり，余計なストレスを生みかねない。クラウド型カルテであれば業務の

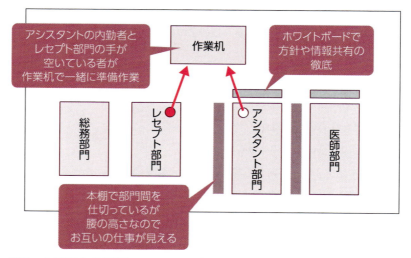

図4　大部屋方式（当院のレイアウト）

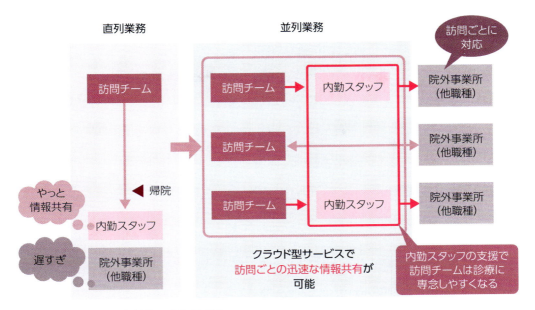

図5 カルテのクラウド化で変わること

　"並列化"が可能なので，患者宅の訪問が完了する度に訪問チームと院内スタッフが情報共有できる。そのため，院内スタッフのほうで迅速に対応できるし，結果として訪問チームが本来専念すべき診療に集中できるのだ。

6) 意識しない限りムダは見えてこない

　主作業の最大化，付随作業の最小化，ムダ・例外作業の除去は，現場で作業をしているスタッフが実行してくれることは，初期の段階ではほとんど期待できない。なぜなら，意識しないかぎり見えてこないからだ。だからこそ，リーダーは鳥のごとく高い目線で広い視野を持って業務を眺め，気づいた点を常にスタッフにフィードバックすべきだろう。また，「自分たちの出すべき成果は何であるか」を皆と一緒に議論してもよい。そうすれば，自分たちが専念すべき主作業も明確になるし，「きづく→うずく→ねづく」の流れが組織の文化になるのだ。

　人は失敗したくないので，どうしても難しい仕事，新しい仕事にチャレンジせずに，得意な仕事，簡単な仕事をやりたがる。しかし，成果を上げるためには，積極的に失敗から学び，楽しみ，成長の糧にしなくてはならない。

　「失敗したくないから」と言って実行しない，これほどもったいないことはない。チャレンジした上での失敗こそが組織の重要なノウハウなのだ。失敗は，組織の成長のための授業料と考えるべきであり，スタッフにとっても失敗を経験するうちにリスク管理能力が備わってくるのだ。リスク管理能力とは，地雷ポイントの認識や失敗による損失の見積もりの把握である。リスクへの感覚が研ぎ澄まされることより，不安を克服し，チャレンジを楽しむ余裕も生まれるし，失敗を楽しめる組織文化が醸成されるのだ（図6）。

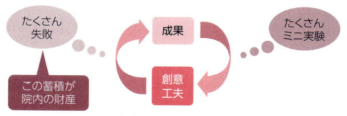

図6 在宅医療のカイゼンは面白い

column

人がすぐに変われないのはなぜか

1. 行動の構造から考える

　人間の行動は思った通りにすぐには変われない。その理由を「行動」というものがどうやって生み出されていくのか，その構造から理解してみたい（図1）。行動の構造の一番外側にbehavior（行動），その内側にskill（技術），さらにその内側にmindset（意志・心構え），そしてすべての中心にvalue（価値観）がある。内側のものが，外側を支配している構造である。valueによってmindsetが影響され，mindsetによってskillが影響され，skillによってbehaviorが影響される関係にある。

　ベテラン外科医が執刀したとする。目に見えているbehaviorは鮮やかなメスさばきである。しかし，その内側には，メスをスムーズに操れるようになる

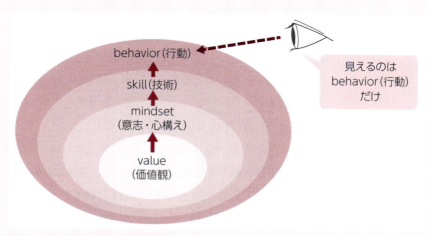

図1 行動が生み出される過程

ための研鑽と経験というskillの蓄積がある。さらにその内側には，高度な外科技術というskillの獲得を可能にしたmindsetがある。つまり，一人前の外科医になるという意志があればこそ，厳しい研鑽を積んでskillを習得できたのだ。そして最後に外科医としてのmindsetを支えているのは，その人のvalueである。value→mindset→skill→behaviorの順で影響を与えている。逆に言えば，強みとなるbehaviorを発揮したい人は，まずは適切なskillを獲得しなければならず，skillを得るためにはそれに見合ったmindsetを持っておく必要があり，そのmindsetになるためには，それに合ったvalueが必要となる。

　人間のvalueを変えることは非常に難しいとされている。その人のmindsetはvalueに抵触しない範囲にどうしても限定されてしまうからである。つまり，その人の価値観に矛盾する心構えを持つことは無理なのだ。そしてmindsetが変わらないとskillは獲得できないし，skillがないと適切な行動をとることは難しいのだ。

2. 内側の階層に目を向ける

　スタッフに何らかの行動を促したいときに，行動だけをみるのではなく，その内側にあるskillやmindsetの階層をしっかりと洞察しなくてはいけない。skillは足りているか？　それがないのに，期待するbehaviorはとれるものではないのだ。その場合，期待されるbehaviorを生み出すための土台となるskill習得をめざすべきなのだ。skillがなかなか獲得できないときは，必要なmindsetができているかを疑わなくてはいけない。

3. 意識と行動のタイムラグ

　実は，mindsetは変わるときには一瞬で変わる。「変わろう！」と決心した瞬間に変わる。しかし，skillやbehaviorはそうはいかない。長年にわたって染み付いたクセというものがある。最初は期待通りの行動がとれないことは当たり前なのだ。

　期待通りにできなくても，何度も何度も繰り返し，意識した方向へ自分の行動を矯正して慣れさせていく時間がどうしても必要になる。思った通りにすぐにできないことで，自分自身に失望したり，周囲からも失望されたりすると，弱点克服の努力を継続することが困難になる。多くの人にとって弱点克服が難しいのは，意識変化と行動変化のタイムラグに耐えられないからなのだ。だから，本当に変わりたいのであれば，すぐには変われないことを最初から織り込んで覚悟を決める必要がある。

（姜　琪鎬）

2 KAIZEN会議のすすめ

多くの組織では会議は院長の独演会になっていたり，誰も意思表示しなかったりで，明確なアウトプットが出せないままになっているのではないだろうか。ここでは，アウトプットが出せるKAIZEN会議について解説する。

1 KAIZEN会議（図7）の定義と目的

ここでの会議の定義は，「現場のスタッフが，クリニックの方向性を理解して具体的に実現する方法を考える場」とする。時間は15～30分程度で，集まる人数は2名以上であるが，比較的少人数なので全スタッフが集まる規模の会議は該当しない。KAIZEN会議は，何か問題があればサッと相談できる「場」とも言える。会議の最も大切な目的は，仕事に関わっている人同士が「良いパターンのコミュニケーション」をとることである。仕事というものは円滑なコミュニケーションがとれるとより良い意見が出るし，それぞれの考えのズレも修正しやすいのだ。そうすることで現場の問題が解決され，お互いがチームワークを発揮して前に進むことができる。周りのスタッフをうまく活かして協働してもらえるので，院長1人では成し遂げられない，より大きな成果を上げることが可能になる。

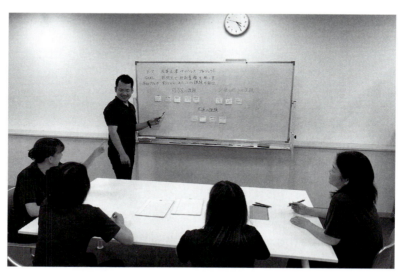

図7　KAIZEN会議

2 KAIZEN会議の6つのsteps

● step 1：アイデアと提案を出す

まずは質問をしてアイデアを出してもらうことから始める。ここで大切なのは質問である。質問には大きく分けて「過去視点」と「未来視点」があるが，過去視点の質問というのはたとえば「何でこんなミスをしてしまったの？」である。このような過去視点ではつい深く追求したり，相手を責めたりすることになり，スタッフは萎縮して前向きな気持ちで取り組めなくなってしまう。一方で未来視点の質問であれば，「同じミスを繰り返さないために，今後何をしたらよいと思う？」となる。すると，同じスタッフでも答える内容が変わってくるはずである。過去を分析することも大切だが，たいていは人に向かってしまう。そして，誰でも防衛本能やプライドが働く。その結果，「他部門に何がわかるんだ！」とまわりへの責任転嫁が始まりかねない。現場主体のKAIZEN会議でそうした「責任問題」が云々されるようでは，その会議から良質のアウトプットが生まれる可能性は低くなってしまうのだ。つまり過去にとらわれず，他責にせず，自分たちの力でより良い未来を創造するよう心がけたい。

ちなみに，過去を分析することを疎かにしていいわけでもない。要はKAIZEN会議をなるべく短時間で切り上げるためにも，事前に分析資料を参加メンバーに配布しておき，全員が目を通した状態で会議に参加してもらったほうがよい。

テーマは院長もしくは部門のリーダーが決めたほうがよい。部門全体，クリニック全体を俯瞰して「今，話し合うべき重要なテーマ」を判断できるのは，院長もしくは部門のリーダーである場合が多いからである。

それでは，KAIZEN会議でどのように話し合っていくのか？　質問はどう投げかければいいのだろうか？　ポイントは「今後は？」「みんなで」という単語をつけて未来視点に転換することである。たとえば「今後，訪問看護師との情報共有を迅速にするために，みんなで何をしたらよいと思う？」という質問である。よくある「どうして情報共有が遅いの？」という投げかけとはイメージや答えが変わってくるはずである。また，「みんなで」というのもポイントである。「参加しているメンバーの力を結集して，今後何を変えていけるか？」という広い視点を入れる。1人ではできないが個々の得意なことを引き出しながら，チーム力を結集することで解決する可能性が広がるのだ。閉塞感のあるチームに共通するのは「希望がないと思いこんでいる」ことなので，1人では解決できそうもない問題をチーム全体の視点で考えることにより，可能性（希望）がいくつかあることに気づき，狭い思考の枠を広げることも可能なのだ。

解決案や提案を出しているうちに，よく出る発言がある。「隣の部門がちゃんとやってくれていれば……」という他人事視点の意見である。つまり，「自分たちはこのままで変えたくない」「自分以外の誰かがもっとちゃんとしてくれたら」という他人依存型の

表2　書くことの5つのメリット

1. 書いているとき，人の意見は見えないので，自分の意見を書くしかない。よって「○○さんと同じです」という発言がなくなる。
2. 複数案を書いてもらうと，それぞれ得意分野があり見ている視点が違うという気づきや個性がはっきりと現れる。たくさん書いてもらえばもらうほど，「他の人がどう思うか？」「何を書いているか？」よりも，「自分の見えている世界」で書くしかないのである。
3. 一度書くことで「書く作業が最初のアウトプット」となり，整理されて書かれたものを発言するため聞きやすくなる。
4. 付箋に書いて集めてホワイトボードに貼れば「見える化」が可能になり，参加メンバー同士の発言内容の「聞き逃し」「聞き間違い」「聞き忘れ」がなく進められる。また，付箋には動かすことが簡単でグループ分けもしやすいというメリットがある。
5. 書かれた付箋を貼ってグループ分けすることで「見える化」できるということは，そのホワイトボード自体が議事録になるので，スマートフォンで撮影すればわざわざ議事録を書き起こす必要がなくなる。

スタンスである。そんなときは，もう1つ質問をしてみる。「自分（または自分の部門）が，新たにできることは何ですか？」である。つまり他人依存型ではなく，主体的な思考パターンに転換するのである。

　意見を効果的に集約するためには，自分の考えを発言する前に必ず「複数の提案を書く」ことから始めたい。「複数」の提案の理由は，1つだと無難なアイデアになりやすいため，個々の思考力や提案力をつけてもらうためである。「書く」理由は，5つのメリットがあるためである（**表2**）。

　ここで，参加メンバーが発言を聞くときの3つのマナーを挙げておく。

　①違う考えを歓迎する

　つまり，「自分と違う」→「間違い」ではなく，「自分と違う」→「個性」と捉えてみるのである。

　②聞きたいときに自由に質問しない

　その理由の1つは話の脱線の要因になりやすいこと。もう1つは単純な「確認質問」ではなく「詰問」になってしまうことが多いためである。

　③話を最後まで聞く

　参加メンバーが安心して話せる場づくりのためにも，必須である。

●step 2：アイデアと提案を整理する

　アイデアや提案が付箋に書かれてホワイトボードに所狭しと貼られたとする。スピーディーに意思決定するためにも，整理が必要となってくる。ここでの整理のポイントは，「人」を軸にすることである。つまり，「誰が誰に」実行するのか？　という視点でアイデアと提案を分けていくとよい。ここでは，さらにアイデアを広げたり厳密に整理したりすることが目的ではなく，step 3の「素早く決断する」ことにつなげることが重要な

ので，整理はザックリで十分である。

● step 3：決定・計画する

　いろいろなアイデア・提案が出てくると，KAIZEN会議のリーダーはたくさん選び
たくなることがよくあるが，「選択と集中」を心がけて決定したい。なぜなら，たくさ
ん選択しても実行しきれないし，KAIZEN会議の度に新しい仕事が増えるだけなので，
結局，成果は上がらないのだ。最初は欲張らず少ない数から始めて，「確実に実行して
小さくても成果を出す」ようにしたい。

　決断のポイントは，4つある。

　①短期間で可能（長くて1カ月以内）

　②コストが安い

　③理念に沿っている（クリニックにとって重要）

　④成果を見込みやすい

　この4つのポイントをクリアしたアイデア・提案を実行することにより，小さな成功
体験を積み重ねて参加メンバーに自信を持ってもらうのだ。そうすれば成果が不透明な
ケースや初めてチャレンジする場合でも，「まず，やってみよう！」という気持ちも生
まれてくる。

　どの提案を実行に移すかを決めるとき，同時に「誰に管理者になってもらうか？」も
決めておく。ここでの管理者の定義は，「実行者」という意味ではなく，「計画通り実行
されるように管理監督する人」という意味である。この場合，①それぞれの決定案件に
対し主体的に管理したい人を自薦してもらう，②いなければリーダーが指名する，と
いう手順でよい。なお，管理者を単純に「提案した人がやる」にしてはいけない。「提案
した本人が一番わかっているだろう」と，そのアイデア・提案の提案者が管理者を任さ
れることが常態化すると，特定の参加メンバーに負荷がかかることがよくあり，だんだ
ん誰も提案しなくなってしまうのだ。だから別の方法として，「管理者の2名体制」また
は，「別の適任者に管理者になってもらう」とする。特に「管理者の2名体制」の場合，1
人が忙しくても，もう1人が動けるので実行力が高まるメリットがある。

　決定の最後に，リーダーは参加メンバーに対して，

・なぜこの提案を決定したのか

・誰に管理者になってもらいたいのか

・どんな風に進めていってほしいのか（最終のイメージや実行期間）

を説明しておきたい。リーダーと参加メンバーの間の「理解度の溝」を埋めるためである。

● step 4：決定したことを計画する

　やることが合意できれば，実行に移すことになる。ミーティングや会議で決まったこ
とが実行できないことが少なくない。そしてそれが繰り返され，「何も進まないこと」が
その組織の文化になってしまうことがある。なぜだろうか？　理由は「誰が？」「何をす

る？」だけを決めてミーティングや会議を終えてしまうことだ。そこでKAIZEN会議の場合，決定の最後に必ず，計画ミーティングをすることにしている。この計画ミーティングは，実行の第一歩をその場のミーティングでスピーディーに決めて，現場に戻ってからの負荷を軽減するためにある。具体的なポイントは以下である。

①何をするか？

②誰と誰がするか？

③いつまでに完了するか？：上旬とか下旬のような曖昧さはお互い誤解する元凶なので，「○月○日」としたい。

④いつ，どんな順番で？：管理者もメンバーも日常の仕事を抱えて多忙であるため，どうしても実行日を延ばしがちである。特に最初の一歩を踏み出すのに時間がかかることが多いので，実行日時を決めておきたい。とにかく，「スケジュールの詳細は後で話し合う」にしないことである。

⑤「真の目的」を実行するメンバーで共有する：「そもそも何を目的にこの計画が立てられたのか？」「終わったときにどうなっていれば成功なのか？」をメンバーで共有しておく。実は往々にして「何が目的か」が曖昧になり，目的と手段を履き違えてしまうことがあるため，必ずリーダーが持つ成果のイメージとすり合わせておく。

● step 5：計画を実行する

いよいよ実行である。まずは実行メンバーに全員で，何を実行するのかを宣言してもらうことである。自分たちで決めたことを宣言することで「自ら実行する」主体性が生まれるからである。

● step 6：軌道修正を行う

軌道修正とは「目的を達成するまでアプローチを変えて，継続して実行していくこと」である。実際，良い計画を立てたつもりでも思い通りにいかないことは必ずある。特に「計画→実行」に慣れていない組織の場合，最初は予定通りにいかないことのほうが多い。そのために必要なのが「軌道修正ミーティング」である。大前提として，進捗記録をクラウド上で共有化する必要がある。つまり進捗記録の見える化である。一覧表のフォーマットは何でも構わないが，「管理者が」「毎週○曜日に更新する」「更新箇所は赤字」はルール化したほうがよい。

3 進捗が遅れたら？

進捗が遅れたり止まっている場合は対応策を考えたい。選択肢は4つある。

①期日を修正して実行する：ここでのポイントは，「遅れたことをあまり責めない」ことである。責めると次回以降の期日設定は怒られないように「長めの設定」にする可能性がある。

②リーダーがサポートし，実行日時を確保する：①と同じく，管理者はそのままに期日を修正して進めていくのだが，①との違いは「今止まっている計画を確認して，院内で優先順位を上げて100％実行できるようにサポートする」ことである。つまり，リーダーが実行をサポートすることで個人の限界を突破し，院内での協働で前に進めていくことになる。

③管理者を入れ替える：まず，管理者2名のうち1名を入れ替える。これまでの流れを引き継ぐ必要があるので，1名だけのほうが安全である。

④計画を変更する：アイデアの提案時や計画時には気づかなかったことに，実行してみて初めて気づくことは多い。そんなときは「いったん止める」，または「代わりに別の計画を実行する」という選択肢をリーダーは常に意識しておく。

　以上，KAIZEN会議の進め方を紹介した。生産性の高い会議が定着すると，日々のミーティングで「話し合う→成長を感じ，良くなっていく実感が日々起きる→主体的に働く」という好循環を生み出し，「実行・継続して成果の出せる強い組織文化」をつくることが可能になるのだ。

3 アウトソーシング

1 自院のコア・コンピタンスは残し，それ以外はアウトソーシングにする

1）手間と頻度

　アウトソーシングするときは，どの部分を外部に任せるのかを判断する必要がある。判断基準のひとつは「手間と頻度」である。「手間はかかるが頻度はそんなに多くない業務」をフィルターにして選別するのだ。2つの例を使って説明する。

①ITインフラの点検とトラブル対応

　たとえば，ITインフラの点検とトラブル対応が該当する。当院は，20台のPCと汎用型プリンターが無線LANで接続されているが，専門知識を要するITインフラ点検の頻度は，せいぜい月に1回程度である。また，独力で挽回できないトラブルが発生するのも，数カ月に1回程度である。そのために専任スタッフを雇用するのは合理的ではない。余計な固定費をできるだけ抑えるためにも，発生したトラブルの度に料金を支払うサービス業者と契約している。

②往診車の定期的メンテナンス

　往診車の定期的なメンテナンスはドライバーの業務だったが，タイヤ交換などは頻度が少ない割に重労働であるし，オイル交換などでドライバーが不在になる時間も短くな

いことがわかった。購入した往診車をリース扱いにすることで，リース会社にオイル交換（数カ月に1回），タイヤ交換（年に2回），車検（2年に1回）を委託して，ドライバーが本来すべき仕事に集中してもらうようにしている。

2) コア・コンピタンス

もう1つの判断基準はコア・コンピタンスである。コア・コンピタンスとは，自院が最も価値を提供できる部分を指す。自院にとって「いちばん付加価値の高いところ」はアウトソーシングにしてはいけない。

たとえば，院内事務による診療報酬請求業務がコア・コンピタンスに該当する。一見すると，診療報酬請求業務はレセプト処理がメインであり，外部に委託したほうが合理的に思える。当院も開設時はそう考えていた。以下にアウトソーシングにしてはいけない理由を述べる。

①多職種連携

在宅医療の場合，診療報酬請求業務はレセプト処理のほかに，様々な管理料を確認するためのカルテ記載の内容チェック，指示書発行のための他職種とのやり取りなどがある。特に他職種との連携において，指示書などの書類のやり取りをぬけもれなく管理することにより，円滑に行われているのだ。つまり，事務スタッフがやり取りを重ねることにより，コア・コンピタンスとも言うべきノウハウが蓄積されていくのである。医師ももはや日常化している連携業務において，違う観点の院内のスタッフからアドバイスがもらえる安心感は大きく，アウトソーシングはしないほうがよいだろう。

②個別指導

頻度は少ないがインパクトの大きい業務に"個別指導"がある。個別指導とは，保険医や保険医療機関に対する行政指導であり，在宅医療の場合，レセプト1枚当たりの平均点数が高くなるため指導対象になりやすい。30人分の連続した2カ月分のレセプトに基づき，面接懇談方式で行われるが，カルテ記載の詳細までチェックが入るため，準備となるとスタッフを総動員することが多い。そして，この個別指導こそ，自院が蓄積した診療報酬請求業務のノウハウが発揮されるのだ。当院の場合，常日頃，事務スタッフからカルテ記載のアドバイスを受けて修正するのが日課となっていたお陰で，在宅医療でチェックが入りやすい管理料に対してもほぼ問題なく指導を終えることができた。保険診療のルールを遵守していることへの評価ととらえられる。このような実績が事務スタッフの大きな自信となり，さらにコア・コンピタンスの強化にもつながるのである。

自院が最も価値を提供できる部分（コア・コンピタンス）は残し，手間や頻度から「自院の不得意分野」や「価値を生み出せない部分」はアウトソーシングにするのが基本的な考え方である。

2 アウトソーシングが決まったら

　いったんアウトソーシングすることになったとする。アウトソーシング先の選び方は，「コスト」のほかにも，「リスク管理」を重視することが大切である。つまり，「信頼関係が築けるかどうか」を確認する。スタッフもアウトソーシング先も「理念を共有できる人を選ぶ」べきなのだ。当院も，ITインフラをチェックしている外部の担当者には自院の理念と診療について，院長自ら説明した。幸いなことに当院がアウトソーシングとして委託している関係者は，医療情報のセンシティブな部分も理解してくれ，この人なら任せられるということでお願いしている。

　アウトソーシング先と院内スタッフの違いは，「雇用形態」のみである。

　相手がスタッフでも，アウトソーシング先でも，いずれにしろ，「自分ひとりだけでは決してできないこと」を実現するためには信頼関係の構築がとても重要なのだ。

文献
1)　OJTソリューションズ：トヨタの育て方. KADOKAWA/中経出版, 2013.

（姜　琪鎬）

6章 財務マネジメント

6章 財務マネジメント

1 開業前：知っておいたほうがよい会計知識

1 数字の理解はクリニック経営に必須

クリニック経営を黒字化することは，事業継続のために最初に実現すべき目標である。心の中では，きちんとした診療さえしていればお金はあとからついてくるという気持ちが強いはずである。苦手な会計の数字に関しては税理士任せにし，自分は診療に集中したいという気持ちも理解できる。しかし，クリニック成長のための投資の意思決定は院長が行わなくてはならない。そして，意思決定をすれば決して少なくない額のお金が必要となる。つまり，意思決定とお金は必ずリンクしているのだ。

財務指標に関して最低限押さえておきたい項目はそれほど多くはない。本項では，訪問診療のクリニックを経営する上で押さえておきたい会計知識と流れに絞って解説していく。クリニックの成長に必要なお金のことをしっかりと理解した上で，患者さんと家族の満足度を高めることに真摯に向き合えば，お金はついてくることがおわかり頂けるだろう。

2 ビジョンとお金の関係

ビジョンとは，達成したい目的を言葉や数字，あるいは映像で具体的に表現したものである。

「どんな構成の在宅患者を，1日何件訪問しているか」

「どんな能力を持つスタッフが何人くらい周りにいて，どんな関係を築いているか」

「自院の診療が地域にどんな影響を与えているのか」

ビジョンがはっきりすると，「それを実現するために，具体的にいくらのお金が必要なのか」「それをいつまでに稼ぐ必要があるのか」，そして「どんな行動を起こす必要があるのか」が見えてくる。たとえば，優秀なスタッフを採用したければ，その人が納得するだけの給料を支払う必要がある。同時に，その人がその給料に見合った利益を生み出すよう，活躍の場も与えなくてはいけない。もし，3年後までに4人常勤医師体制のグループ診療を確立したいのであれば，それまでにインフラ整備（＝土壌），アシスタント育成への投資や，雇用する医師の給与支払いに充てる資金を蓄える必要がある。ま

た，ビジョンに「2週間の休暇を取り，海外の在宅医療を見学する」という目標を掲げたのであれば，2週間院長が不在でもクリニックの業務が滞りなく進むよう，スタッフに任せられる状態をつくるための投資が必要である。

　このように，「1年後，3年後，5年後にどうなっていたいか」ということが明確になるほど，それを裏付ける資金プランの重要性が増してくる。ビジョンがあってもお金がなければそれを実現できない。そうかといって，お金のことばかりに追われているとビジョンを忘れてしまう。だからこそ，ビジョンとお金は車の両輪でどちらも不可欠なのだ。

3 お金の悩みは4段階ある

　院長の多くが抱える「お金に関する困りごと」を一言で表すならば，「クリニックのお金の流れが漠然としている」ことによるストレスと言ってよい。これを分類すると，4つのレベルで表現できる。

1) レベル1：基礎知識を知らない

　クリニックとしてのお金の出入りの全体像とメカニズムを知らないので，「どこかに見落としていることがあるのでは？」と常に恐怖感があるレベルである。

①時期

　クリニックの知名度が上がり，患者紹介増加に伴い，増える一方の業務負担を補うために効率化の工夫をせず，増員でしのぐときに陥りやすい。

②対策

　まずは後述の，初級編①「お金の流れの6つのstep」の解説（☞p224）を読み，用語と定義に慣れておく。

2) レベル2：自院の収支の現状を知らない

　自院の収支の全体像がつかめていないので，黒字であっても赤字であっても，「自院は今，どのくらいのレベルにあるのか」がわからず，常に不安があり，具体策を講じることができない。

①時期

　スタッフ数が10名を超え，総務もしくはレセプト担当の事務スタッフに経理をお願いする。院長は外に出て診療に追われる日々。経理担当者は支出に目を光らせて「何にいくら支払っている」というミクロな情報は把握しているが，クリニック全体としてお金がどう動いているのかという経営判断の視点では理解できていない。「もっと経営判断の視点でフィードバックしてもらえないか」と要求する院長に対して，何をどのタイミングで伝えれば良いのか経理担当者にはわからない。最悪の場合，経理担当者は精神的に疲弊して退職に至ってしまう。

②対策

後述の，初級編①「お金の流れの6つのstep」(☞p224) を理解した上で，自院の現状の数値を概算で把握する。次に，初級編②「収支構造の6つのレベル」(☞p227) のどのレベルに該当するかを理解する。そして，中級編「お金の流れから考える方向性・対策・施策」(☞p228) を策定する。

3) レベル3：自院の未来の収支を知らない

近い将来お金が不足するか否か，仮に不足するならいくらか，残るならいくらかなどが不明確なので，対策があいまいなレベルである。

①時期

スタッフの数が20名を超え，現状の収支情報もある程度は把握できるようになってきた。医業収益も順調に伸び，増員を繰り返している。すると，収益も利益も増えているのだから，資金繰りにも余裕が出そうな気がするが，現実は逆である。特に医師採用のタイミングで想定以上のコストがかかり，運転資金が足りなくなることも出てくる。銀行に対して「なぜ1,000万円の借り入れをしたいのか」という理由を明確に説明できないため，過去の決算書を見せて融資担当者の判断に任せる状態。院長自身はまるで"ゴールのないマラソン"を走るような漠然とした焦りと不安，そして消耗感を覚える。

②対策

自院の現状の数値だけなく，未来（1カ月後，半年後，1年後）についても，上級編①「次年度の医業収益目標の目安を算出する5step」(☞p231) に則って概算をつくり，未来のイメージを描く。

4) レベル4：使い方の基準，根拠を知らない

「スタッフを採用する」「賞与を払う」「ホームページを作り直す」など支出を伴う経営判断をする際に，いくらまでが許容範囲なのか，その根拠や判断基準がないレベルである。

①時期

クリニックの規模も順調に大きくなってきた。業績が良くなると，それにあやかろうとする業者が近づいてくる。それも，院長の虚栄心や拡大欲求を突いた提案をしてくる。そんな業者が，銀行の融資担当者と組んで，"地域包括ケア時代の医療・看護・介護一体化のシナジー戦略"などの耳ざわりのいい言葉を駆使して「施設の開設」「訪問看護ステーションの開設」の案件を持ち込んでくる。院長としても，ここまで自院が発展していることに自信を深めているため，「銀行のお墨付きもあるのだから，攻めてみるか」と決断。借り入れにより巨額の新規事業投資を行った。

ところが，その拡大戦略に着手した頃には風向きが変わり，自院の組織内トラブルが勃発し，退職者が続出。スタッフ減少に伴い収益が低下。新規拡大の前に自院の立て直しに迫られ，新規事業の投資もスタッフがなかなか集まらず，結局，投資のための借り入れが資金繰りを圧迫していく。

②対策

上級編②「月10万円の広告費を使う場合，最低いくらの医業収益アップが必要か」（☞p233）と同様のシミュレーションをして，「そのお金を使ってよいか否か？」「使うとしたら，タイミングや支払い方法はどうすればよいか？」といった判断基準を持つ習慣をつける。特に，大きな支払いが伴う意思決定の際には，①投資回収ができるか，②付随するコストは何か，の観点で検証する。

4 経営判断が必要なお金の話

1) 適正採用人数

たとえば，「新たに採用する医師は常勤と非常勤，どちらがベターか？」「新たに採用するアシスタントは2人と3人，どちらがベターか？」という問いがある。

雇う人数によって利益予測が変わる。単に人件費が増えるだけでなく，診療キャパシティが増えて医業収益が増えることもある。診療が忙しくなってきたのであれば，人が多いほうが医業収益も増やせそうだが，いったん採用したら中長期的にわたって雇い続ける義務も発生する。すなわち，その年の人件費が増えるだけでなく，次年以降にも影響するので，「中長期的にみて，当院は医師・アシスタントが何人で人件費はいくらがベストなのか？」という経営判断が必要になる。

2) 借入金の上限額

「当院の借入金の上限はいくらなのか？」という問題も非常に重要である。たくさん借りれば資金繰りは楽になるかもしれないが，いずれは返済しなくてはいけない。後で返さなければいけないことを考えると，必要以上に借りるのは危険である。しかも，借りた分の利息も払わないといけないので，固定費も増え利益を圧迫する。詳細は，初級編①「お金の流れの6つのstep」（☞p224）のstep 6で解説する。

3) 次年度の医業収益目標の設定

「次年度の医業収益目標はいくらにすべきか？」という問題は毎年浮上してくる。根拠もなく「昨年は7,000万円だったから，1割くらい増やして7,700万円ぐらいでどうかな」と，過去対比でなんとなく決める経営者は少なくない。これでは，なぜそれを達成する必要があるかの根拠や理由がスタッフに伝わらず，スタッフの踏ん張りがきかない恐れがある。詳細は，上級編①「次年度の医業収益目標の目安を算出する5step」（☞p231）で解説する。

5 お金について学ぶ，実際の手順

では，"how"について順を追って解説する。
- 初級編①：お金の流れの6つのstep
- 初級編②：収支構造の6つのレベル
- 中級編：お金の流れから考える方向性・対策・施策
- 上級編①：次年度の医業収益目標の目安を算出する5step
- 上級編②：月10万円の広告費を使う場合，最低いくらの医業収益アップが必要か

1）初級編①：お金の流れの6つのstep（図1）

お金がどのように入ってきて，どのように出ていくのか，そしてどれだけ残るかについて，順番に説明したい。

- step 1：医業収益を定める

一番左側の長方形を【医業収益】とする（図1）。これは年間の売上高である。収益には大きくわけて，医療保険請求収入，介護保険請求収入，その他医業収入があるが，構造をシンプル化するために，これらすべてを【医業収益】として一括りにした総和とする。

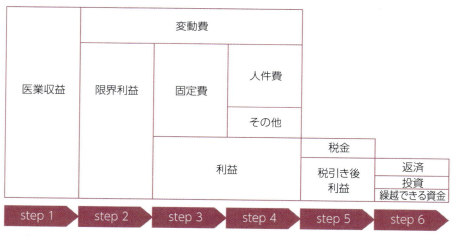

※固定費における減価償却費は税引き後利益に繰り戻し可能だが，わかりやすくするために省略

- step 1：医業収益を定める
- step 2：医業収益から変動費を引いて限界利益を算出
  ※変動費は収益の増減に比例して増減する費用（薬剤費や医療材料費，検査外注費など）
- step 3：限界利益から固定費を引いて利益を算出
  ※固定費は収益の増減に関係なく固定的に発生する費用であるため，収益が減少すると，自動的に利益は圧縮される
- step 4：固定費を，人件費とその他の固定費に仕分け
- step 5：利益のうち，4割程度を税金として引いて税引き後利益を算出
- step 6：税引き後利益から，借入金の返済，投資，次期繰越の資金に充てる

図1 お金の流れ：6つのstep

● step 2：限界利益と限界利益率を算出

　次に，上側の長方形が【変動費】である。変動費とは，収益が増えたら増え，減ったら減る費用のことで，収益が2倍になれば【変動費】も2倍に，逆に半分になれば半分になる費用である。以下の式で求められる。

　　限界利益＝医業収益－変動費（**図1**）

　【変動費】の内訳は，薬剤費，医療材料費，検査外注費などがある。step 1で定めた医業収益から変動費を引いて【限界利益】を算出する。この【限界利益】は【医業収益】以上に重要な数値である。なぜなら，収益として入ってくるお金のうち，変動費分は素通りして外部に出ていってしまうため，実質，クリニックに入る収入は【医業収益】ではなく【限界利益】なのだ。

　なお，【医業収益】に占める【限界利益】のことを【限界利益率】と言う。

　　限界利益率＝限界利益÷医業収益

　通常，医療などのサービスを提供する業種の場合，70～90％と高めの【限界利益率】になる。なぜなら，価値提供のメインは，材料などの変動費よりも専門技術にあるためである。この【限界利益率】が高ければ高いほど，クリニックへの収益インパクトは大きくなる。

● step 3：利益を算出

　次に，【限界利益】を2つに分解する。【固定費】と【利益】である。【固定費】は【変動費】と反対の性質の費用と考える。つまり，収益が増えても減っても，基本的に変わらず固定なのだ。具体的には，人件費，水道光熱費，事務用品費，家賃などである（☞**p235，表1**）。【固定費】が定まれば，step 2で算出した【限界利益】から【固定費】を引いて，【利益】を算出する。以下の式となる。

　　利益＝限界利益－固定費

● step 4：固定費を仕分け

　【固定費】は【人件費】と【そのほかの固定費】に大きくわけられる。ここでいう【人件費】には，院長の生活費も含めて考えたい。決算書上のルールでは，個人事業の代表者の報酬は，「可処分所得」として「利益」に含めて記載されるが，マネジメントの正しい意思決定をするためには，クリニックの利益と院長個人の給料はわけて考えることが重要なので，ここでは決算書上のルールに則らず，院長の個人的な報酬はすべて【人件費】に含める。以下のように求める。

　　固定費＝人件費＋そのほかの固定費

【人件費】について，1つ重要な指標がある。【限界利益】のうち労働に対してどれだけ分配しているかを示す【労働分配率】*1である。この比率が低いほどクリニックとしては生産性*2が高く，少ない人件費で多くの【限界利益】を生み出しているのだ。

一般的に，労働分配率を適正に保つには，「人件費はより小さく，限界利益はより大きくしよう」と考えがちである。しかし，本当はもう1つの方向性がある。それは「人件費はより大きく，その分，限界利益はよりもっと大きく」である。スタッフとクリニックが共に成長・発展し，達成感を共有できるのはこのスタンスではないだろうか。

ここでの"クリニックとしての生産性"は，あえて"地域貢献における生産性"を除外している。地域貢献の成果は長いタイムスパンで取り組むものであり，金銭的な指標で定量化しにくいためである。むしろ地域貢献は，多職種研修会，市民への啓発活動など，"寛容なgiveの精神"で取り組むべきものである。だからこそ，訪問診療の"生産性"を高めることにより余裕（資金，スタッフのキャパシティ）を生み出すことで，その余裕を地域貢献に投資する好循環を作り出すべきだろう。

---

*1：労働分配率とは，限界利益に占める人件費の割合のことである。
【労働分配率＝人件費÷限界利益】で求められる。
人件費は固定費の中で最も大きな費用である。大きすぎず小さすぎず，適切にコントロールしていくことが重要となる。グループ診療を拡大する過程で，常勤医師雇用にあたり，紹介会社に支払う手数料は意外と大きい。この手数料を人件費に仕分けしておくと採用年の労働分配率が上がってしまう。そのため，自院の基準値をあらかじめ決めておき，それを守ることをルールにしておいたほうがよい。まずは，自院の労働分配率が現在何％かを算出しておきたい。規模によって適正ラインは様々だが，目安としては50〜60％なら妥当な水準，40％台なら良好，60％以上では危険信号と考えておく。労働分配率が高すぎるとは，スタッフが給与に見合った働きをしていない，あるいは人が多すぎることを意味し，クリニックとしての生産性が低いということである。

*2：生産性とは，「どれだけの投入に対してどれだけの成果を上げたか」の効率のことである。つまり，少ない投入（人手，時間，賃金など）で最大の成果（限界利益，利益など）を発揮できる組織は「生産性が高い組織」と評価される。
【生産性＝成果（限界利益，利益など）÷投入（人手，時間，賃金など）】となる。労働分配率は，組織が生み出した限界利益のうち，どれだけを人件費として分配しているかを示す。一方，生産性は，組織が投入した人件費によって，どれだけの成果（たとえば限界利益）を生み出したかを示す。生産性の高い組織は必然的に労働分配率が低くなる。なお，5章で定義した生産性（＝付加価値÷総作業時間数）と違い，あくまでも会計上の生産性と捉えてほしい。

● step 5：税引き後利益を算出

【限界利益】から【固定費】を引いたものを，一般に【利益】と言う。しかし，【利益】がすべて自院に残るわけではなく，さらに出ていくお金がある。それが【税金】である。

税引き後利益＝利益−税金

税率が40％として【利益】のうち4割を【税金】とし，【利益】から差し引くと，【税引き後利益】が算出される。なお，個人事業の場合，決算書上のルールでは院長の報酬と利益の合計に対して所得税がかかるが，今回はお金の流れを大まかに理解してもらうため，そのルールには則らない。

● step 6：借入金の返済，投資，貯蓄に充てる

　【税引き後利益】より，銀行からの借入金の返済に充てる。つまり，本業での儲けから税金を払い，そこから銀行への借金の原本の【返済】をして，さらに投資をした上で，残ったお金が次年度に繰り越しできる資金となる。ここで注意したいのは，借入金は経費であるという誤解である。借入をした場合，原本（借りたお金そのもの）と，それにかかる利息を支払う必要がある。この支払利息は経費（そのほかの固定費）となる。しかし，元本自体は経費ではなく資産の移動であって，【税引き後利益】から支払うことになる。

　ここで，借入の深刻度は「借入が大きいか否か」だけでは判断できない。次式によって判断できる。

借入金残高÷年間の税引き後利益＝返済見込み年数の長さ

　この計算の結果がたとえば10年であれば，「今の収益・利益を維持すれば10年で完済できる」ことを意味する。この借入金の影響は意外と小さくなく，経営しているうちにボディブローのようにマネジメント（特に院長の心理状態）に影響を与えるものである。だから，できるだけ収益と利益を増やして，毎年返済できる額を増やす工夫と努力が求められる。逆の見方をすれば，借入残高に対して税引き後利益が少ないクリニックは「早く利益体質にしなくてはいけない」が課題となる。

2）初級編②：収支構造の6つのレベル（図2）

　初級編のクリニックのお金の流れの全体図を把握した時点で，次は収支構造のレベル

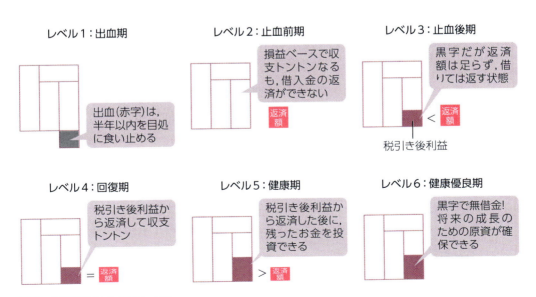

図2　収支構造：6つのレベル

を把握したい。**図2**に示すように，レベル1（出血期）〜レベル6（健康優良期）まで6段階ある。自院は今どこにいて，次にめざすのはどこなのかを知る必要がある。

● レベル1：出血期

クリニックを立ち上げたばかりの時期は，月次の収支は当然赤字である。つまり，出血（赤字）を食い止めなくてはいけない。院長はひたすら集患のための営業活動に奔走することになる。

● レベル2：止血前期

クリニックの知名度が上がり，地域の多職種からの紹介が増えることにより増患につながっていく。早ければ数カ月以内に，月次の収支がトントンとなる。しかし，利益はゼロなので，借入金は返済できない。

● レベル3：止血後期

やっと利益が出るようになるが，毎月の返済額には到達せず，不足分は運転資金を切り崩して返済に回すこともある。いわゆる自転車操業状態。

● レベル4：回復期

利益から毎月の返済に回すと，お金が残らない状態。まだ必要な投資にも，成長ための原資確保の貯蓄にも回せない状態。この時期を1年以内に終わらせてレベル5に移行できないと，グループ診療への移行が計画通りに進まない。

● レベル5：健康期

利益から返済した後にお金が残り，残ったお金でスタッフへの賞与分配，次年度に備えた投資などが可能になる。

● レベル6：健康優良期

借入金を完済し，無借金状態になる。スタッフの増員も可能になる。また，グループ診療に向けた医師雇用の原資の蓄えも可能になる。

3) 中級編：お金の流れから考える方向性・対策・施策（図3）

クリニックのお金の流れの全体図を把握し，自院がどのレベルにいるかを把握したら，今度は方向性の確認，そして対策と施策を講じることになる。

● step 1：方針の確認（表1）

方針性は大きくわけて3つある。①収益アップ，②支出ダウン，③資金繰りである。いずれの方針も，「クリニック成長のために，投資可能な利益を増やすこと」につながるものである。

①収益アップは，医業収益全体（**図3**の①）を増やすことで利益を増やそうとすることである。

②支出ダウンは，医業収益はそのままで，支出（**図3**の②）を減らすことで利益を増やそうとすることである。

③資金繰り（**図3**の③）は，お金の出入りは変わらないので，利益自体は増減しない。

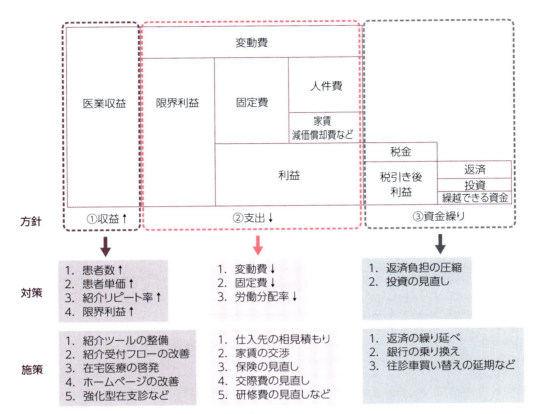

図3 お金の流れから考える方向性・対策・施策

利益が出ているのに「勘定あって銭足らず」な自転車操業状態を回避するためには，手元のお金を増やすことである。

● step 2：対策（**表1**）

上記3つの方針を，それぞれの構成要素にわけたものが対策である。

表1の「②支出ダウン」における対策のうち，労働分配率（＝人件費÷限界利益）のダウンは"人件費のダウン"を必ずしも意味しない。むしろ人件費のダウンによって，労働分配率を下げる対策は避けるべきである。なぜなら，人件費を下げるとスタッフのモチベーションが下がるだけである。"労働分配率を下げる"のであれば，人件費を維持したままで限界利益を増やす道があるし，人件費を増やして，限界利益をさらに大きく増やす道もあるのだ。

「③資金繰り」における対策のうち，返済負担の圧縮は，たとえば「銀行に5年で返済する予定を7年に延ばしてもらい，月々の負担を減らせるように交渉する」といったことを指す。あるいは，「複数の金融機関で高い金利でいくつも借りているものを1箇所に統合し，その代わりに金利を安くしてもらうよう交渉する」などである。

同じく「③資金繰り」の対策のうち，投資の見直しは，「往診車の減価償却期間を迎えてもまだ十分に役目を果たすのであれば，新たに購入せずに乗り続けることで，買い替

表1 お金の流れから考える：方針，対策，施策

方　針	対　策	施　策
①収益アップ	1. 患者数のアップ	A. 紹介ツールの整備 B. 患者紹介受付フローの改善 C. 地域での在宅医療の啓発 D. ホームページの改善
	2. 患者単価のアップ	A. 重症患者の実績の積み上げ
	3. 紹介リピート率のアップ	A. 診療実績の積み上げ B. 他職種とのコミュニケーションの改善 C. 研修会の開催
	4. 限界利益のアップ	A. 機能強化型在支診になる
②支出ダウン	1. 変動費のダウン	A. 仕入れ先の相見積もり
	2. そのほかの固定費のダウン	A. 家賃値下げの交渉 B. 保険の見直し C. 交際費の見直し D. 研修費の見直し
	3. 労働分配率のダウン	A. 労働分配率を適用した雇用基準の策定
③資金繰り	1. 返済負担の圧縮	A. 返済の繰り延べ B. 銀行の乗り換え
	2. 投資の見直し	A. 往診車買い替えの延期 B. 高額診断機器購入の延期

えに伴う出金を抑制する」など，新たな設備投資を抑制することである。設備投資は高額になるほど，その見直しは資金繰り対策においてインパクトがある。

● step 3：施策（**表1**）

　対策をさらに個々の行動にまでブレイクダウンして具体化したものが施策である。施策は，それぞれに考えていけば無数にあり，唯一の正解があるわけではない。**表1**に代表的なものを紹介する。

　ここに"往診実績の積み上げ"を入れたいところだが，往診はできるだけ少なくなるよう，日常診療で心がけることである。なぜなら，想定外の往診が多いということは，それだけ日頃の管理が適正に行われていない可能性があるためだ。もちろん，必要な予防的配慮をしても防ぎきれないケース，たとえば心筋梗塞や脳梗塞の再発時は往診すべきである。しかし，これは施策としてリスト化するものではなく，訪問医としては当たり前の所作と言えよう。

　「4. 限界利益のアップ」のための施策である「A. 機能強化型在宅療養支援診療所になる」は，往診料，在宅時医学総合管理料などに加算がつくため，結果として限界利益がアップする。

　以降の上級編では，医業収益について問題形式で考えてみたい。

4）上級編①：次年度の医業収益目標の目安を算出する5step（図4）

Question

開業してもうすぐ2年目のクリニックがある。患者紹介が順調に増加し，売り上げも1年でようやく5,000万円に到達したとする。限界利益率は80%。つまり，医療材料費や検査外注費などで変動費が1,000万円発生する。そして限界利益のうち，固定費が4,000万円かかっている。固定費のうち人件費は2,000万円，看護師と事務スタッフと院長の給与である。そのほかの固定費は，オフィスの家賃，光熱費，往診車の減価償却費などである。現在，クリニックの通年利益は640万円であった。

開業時に借り入れをした銀行への返済は毎月20万円で，年間で240万円である。この返済があと5年は必要である。患者数が増えてきたこともあり，次年度開始時より常勤医師の雇用を考えている。実は，そのための準備として，新たな医師に同行する看護師はすでに雇用している。また，まだ購入していないが，医師を迎え入れた段階で往診車1台と医師用ラップトップPC（合計100万円）を追加購入することを検討している。その場合，次年度に必達すべき売り上げ目標はいくらだろうか。なお，減価償却費は無視する。

Answer

この場合，「逆算思考で目標を決める」ようにしたい。逆算とは，次年度は「いくらのお金をクリニックに残したいか」と発想して根拠を積み上げるということである。

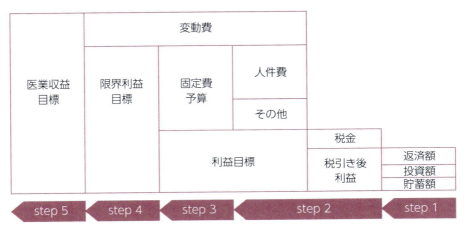

※固定費算出のための1.5倍は当院の実績値
※固定費における減価償却費は税引き後利益に繰り戻し可能だが，わかりやすくするために省略

- step 1：「借入金返済額＋投資額＋貯蓄したい額（すべて1年間）」を算出
- step 2：その額を「（1－税率）」で割って利益目標とする（税率が40%の場合，60%で割る）
- step 3：人件費を1.5倍して固定費予算を算出
- step 4：固定費予算に利益目標を加えて，限界利益目標を算出
- step 5：限界利益目標を限界利益率で割って医業収益目標を算出

図4 次年度医業収益目標の算出：5つのstep

●step1：「借入金返済額＋投資額＋貯蓄したい額（すべて1年間）」を算出

借入金の返済として240万円。往診車とPCへの投資として100万円となる。それから，紹介会社を利用して常勤医師を雇用する場合，手数料が年俸（1,500万円）の20％にあたる300万円を支払う必要があるが，これらは今年度の利益からの蓄えで賄えそうである。しかし，次年度の翌年にもさらに常勤医師1名の雇用を考えているので，同額の手数料は手元に置いておきたい。つまり貯蓄額を300万円とする。

借入金返済額＋投資額＋貯蓄したい額＝240万円＋100万円＋300万円＝640万円

●step2：その額を「（1－税率）」で割った利益目標

税率が40％の場合，60％で割るという意味である。

利益目標＝（借入金返済額＋投資額＋貯蓄したい額）÷（1－税率）
　　　　＝640万円÷60％＝1,067万円

●step3：人件費を1.5倍して固定費予算を算出

新たな常勤医の年俸を1,500万円とすると，他のスタッフの人件費増加はないとして，次年度の人件費は3,500万円となる。

固定費予算＝人件費×1.5＝3,500万円×1.5＝5,250万円
※固定費算出のための1.5倍は当院の実績値である。

●step4：固定費予算に利益目標を加えて，限界利益目標を算出

限界利益目標＝固定費予算＋利益目標＝5,250万円＋1,067万円＝6,317万円

●step5：限界利益目標を限界利益率で割って医業収益目標を算出

医療収益目標＝限界利益目標÷限界利益率＝6,317万円÷80％＝7,896万円

1年目の医業収益は5,000万円だったから，2年目はさらに2,896万円（＝7,896万円－5,000万円）の医業収益を確保すれば，銀行への返済も滞らず，スタッフへの給与の支払いもできることがわかる。

これは，1月あたり241万円（2,896万円／12カ月）の増収が必要ということである。患者1人の月あたりの平均収益が7万円とすれば，今年度末から次年度初月にかけて35人の患者が加わっている状態を1年間維持することになる。次年度初月にいきなり35人の患者が増えることはありえないから，一定患者数が漸増するとなると，毎月約5～6人の患者が継続的に増えて，次年度末の収支がトントンとなる。

このように，金額の単位である「円」から，患者さんが何人必要かという単位の「人数」に転換する習慣をつけておくと，収支の見当もつくし，スタッフにも説明しやすい。

5）上級編②：月10万円の広告費を使う場合，最低いくらの医業収益アップが必要か

Question

　開業して半年のクリニックがある。なかなか知名度が上がらず，患者紹介が順調に増加しているとは言い難い。売り上げも半年でようやく単月で100万円に到達したとする。限界利益率は80％。つまり，医療材料費や検査外注費などで変動費が20万円発生する。そして限界利益のうち，固定費が80万円かかっている。固定費のうち，人件費は看護師と事務スタッフ2人分の給与である。まだ院長の給与は出ず，生活費は貯蓄を切り崩す日々である。そのほかの固定費は，オフィスの家賃，光熱費，往診車の減価償却費などである。現在のクリニックの利益は10万円である。実は開業時にホームページを立ち上げてみたものの，開業時のコストを抑えるために簡素なホームページとし，タウン誌などの媒体への露出もしていなかった。患者紹介が想定以下であることから，増患の一環としてホームページのテコ入れや広告掲載をすることにした。見積もりを出してみたところ，月10万円の広告費を使うことになる。この場合，いくらの医業収益アップであれば，費用対効果に見合うと言えるだろうか。

Answer

　月に10万円の広告費を新たに使うということは，「そのほかの固定費」が10万円増えるということである。固定費が10万円増えれば，限界利益も最低で10万円は増やしたい。スタッフの人件費を削減して相殺することは難しい。つまり，新たな限界利益は90万円（＝80万円＋10万円）確保する必要がある。そうでないと利益が目減りしてしまい，本末転倒になってしまう。

　したがって，限界利益率が80％という前提で，限界利益が10万円アップして新たな限界利益が90万円になるとすれば，以下となる。

　　必要な医業収益＝新たな限界利益÷限界利益率＝90万円÷80％＝112.5万円

　これが広告を出して損をしない最低の収益である。つまり，収益が毎月12.5万円以上アップして初めて広告が費用対効果に見合ったと考えるのだ。患者1人の月あたりの平均収益が7万円だとすれば，広告期間中は毎月2人弱の増患状態を維持することになる。この限界利益率を使った考え方は，新たな投資（たいていは固定費に仕分けされる）に対して，どれくらいの収益が必要かざっくりとした見当をつけるのに有益である。つまり，

　　新たな投資で必要な収益＝新たな限界利益（＝新たな投資額＋これまでの固定費）
　　÷限界利益率

となる。ここから費用対効果を検討するのである。

　この一連の思考シナリオが，何をすればお金の収支がどう変化するかの流れである。院長は1つ1つの意思決定に対してお金がどのように出入りしていくら残るのか，さらに再投資すべきかどうかをイメージできるようになれば，お金に対する漠然とした不安を軽減できるのだ。

（姜　琪鎬）

6章 財務マネジメント

2 開業後の財務

1 限界利益を使いこなす

1) 用語の確認

本項では，【限界利益】の効用について，用語の確認から行いたい（☞6章-1）。

まず，医療機関の費用は大きく「変動費」と「固定費」にわかれる（**表1**）。

さらに，3種類の"益"，①医業収益，②税引き後利益，③限界利益，の定義について理解しておきたい（**表2**）。医業収益と税引き後利益は決算書に記載されるが，限界利益は決算書に記載されていない。よって，自身で算出しなくてはならない。実は限界利益こそが意思決定に重要な指標なのだ。つまり，限界利益を知ることによって，どの程度の患者数を確保すれば収支を健全化できるのかがわかる。例として，限界利益を使って患者数の損益分岐点を算出してみる。

2) 患者損益分岐点における限界利益の活用

①固定費と変動費にわける

変動費は，訪問診療を専門とするクリニックの場合，収益のおおむね5〜10%である。

表1 変動費と固定費

- 変動費：医薬品の購入費や血液検査の外注委託費などのように，収益や患者数に応じてかかる費用
  - →売り上げが上がるほどかかる費用
- 固定費：人件費，水道光熱費，事務用品費，家賃のように，収益や患者数にかかわらず支出が一定の費用
  - →売れても売れなくてもかかる費用

表2 3種類の"益"

- 医業収益：訪問診療の場合，医療保険と介護保険の2種類の保険から支払われるクリニックの売り上げと同義
- 税引き後利益：利益*から税金を引いたもの
- 限界利益：医業収益から変動費を引いたもので，いわゆる粗利益のこと

＊：利益は，本業から得られる営業利益と本業以外から得られる営業外利益に分けるべきだが，たいていのクリニックは営業外の利益はないので，あえてシンプルに利益とした

②限界利益と限界利益率の算出

限界利益率＝限界利益÷医業収益

限界利益率が高ければ高いほど利益を生み出しやすいと考える。

③損益分岐点収益の算出

損益分岐点収益とは，利益がゼロになっている状態の医業収益のことをいう。すなわち，限界利益と固定費の額が同額になるときの収益のことで，以下の式である。

損益分岐点収益＝固定費÷限界利益率

④損益分岐点患者数の算出

損益分岐点患者数＝損益分岐点収益÷患者１人当たりの平均収益

2 患者数の損益分岐点

ここで，患者数の損益分岐点の演習をしてみたい。

Question

開設したばかりのクリニックがある。毎月の患者１人あたりの平均収益が７万円で，患者１人の診療にかかる医療材料などが平均して１万円（＝変動費）である。このクリニックを維持するのにかかる人件費・家賃・光熱費など（＝固定費）が60万円である。何人の患者を確保すれば，クリニックを維持できるだろうか。

Answer

限界利益＝医業収益−変動費から，

限界利益＝７万円（医業収益）−１万円（変動費）＝６万円

限界利益率＝限界利益÷医業収益から，

限界利益率＝６万円（限界利益）÷７万円（医業収益）＝86％

損益分岐点収益＝固定費÷限界利益率より，

損益分岐点収益＝60万円（固定費）÷86％（限界利益率）＝69.8万円

損益分岐点患者数＝損益分岐点収益÷患者１人あたりの平均収益より，

損益分岐点患者数＝69.8万円（損益分岐点収益）÷７万円（患者１人あたりの平均収益）＝9.7人

つまり，固定費が60万円かかるクリニックの場合，毎月10人弱の在宅患者を確保すればクリニックを赤字にせずに維持できるということである。限界利益を意識するということは，"お金が入って結果的に残ったのが利益"という感覚から，"どれくらいの患者数を確保すれば利益が出るのか"という逆算的な感覚に視点を移動させることである。

3 雇用の意思決定における限界利益の活用

「医師を新しく雇用したら，いつから"貢献している"と言えるのか？」。この項は財務の問題にフォーカスしているので，あくまでも"財務的貢献"と断っておく。つまり，臨床的・組織人的な貢献は除外している。上記の財務的課題をざっくりと算出する方法を，演習を通して紹介したい。この場合も【限界利益】の考え方が役に立つ。

1) 新規雇用医師の"財務的貢献"（常勤医師）

Question

毎月の患者1人あたりの平均収益が7万円で，患者1人の診療にかかる医療材料などが平均して1万円（＝変動費）のクリニックがあるとする。このクリニックが常勤医師を1名雇用しようとしているが，その場合，いつから"財務的貢献"をしていると言えるだろうか。新規に雇用する医師の年俸は1,600万円である。このクリニックは，医師に必ず診療アシスタントとドライバーを同行させており，2人の月給は合わせて37万円である。

Answer

①条件の整理

- 医師の人件費（毎月）：133万円（年俸1,600万円として）
- アシスタントとドライバーの人件費（毎月）：37万円
- 限界利益と限界利益率

限界利益＝医業収益−変動費

であるから，次式で求められる。

限界利益＝7万円（医業収益）−1万円（患者1人あたりの変動費）
＝6万円

限界利益率＝限界利益÷医業収益であるから，次式となる。

限界利益率＝6万円（限界利益）÷7万円（医業収益）＝86％

②人件費の算出

　人件費は，医師の人件費だけで計算すべきではない。なぜなら付随する人件費があるからだ。医師1人を雇用すればアシスタントとドライバーも1人ずつ必要になり，これらが付随する人件費となる。

　人件費＝医師の人件費＋アシスタントの人件費＋ドライバーの人件費なので，次式となる。

　　　人件費＝133万円＋37万円＝170万円

③固定費の算出

　当院の実績値から計算すると，固定費は人件費の1.5倍であったので，便宜上こちらを適用する。このあたりは医療機関の規模などによって変わってくるので，自院の実績はどれくらいか，契約している税理士に確認しておきたい。

　固定費＝人件費×1.5とすると，次式で求められる。

　　　固定費＝170万円×1.5＝255万円

④損益分岐点収益の算出

　損益分岐点収益とは，利益がゼロになっている状態の医業収益のこという。すなわち，限界利益と固定費の額が同額になるときの収益のことで，以下の式であらわすことができる。

　損益分岐点収益＝固定費÷限界利益率より，

　　　損益分岐点収益＝255万円÷86％＝297万円

　これは，新しく雇用した医師が毎月297万円の収益に相当する訪問をしないと，その医師は"財務的に貢献"していないことを示している。

⑤損益分岐点患者数の算出

　金額の単位である「円」から，「何人の受け持ち患者」という単位の「人数」に転換してみると，

　損益分岐点患者数＝損益分岐点収益÷患者1人あたりの平均収益との式であり，以下となる。

　　　損益分岐点患者数＝297万円（損益分岐点収益）÷7万円（患者1人あたりの平均収益）
　　　　　　　　　　　＝42人

　これは，単月で42人の患者を受け持ってもらって，初めて"財務的に貢献"したということである。

⑥いつから損益分岐点に到達するのか（表3）

　いきなり42人の患者を担当することは，財務面のプラスよりも，新規の医師にとっては過重負担となるし，患者側にとっても好ましいことではない。負担が過大にならない患者数から毎月漸増して損益分岐点の患者数に到達してもらうことが現実的である。この場合，院長が受け持っている患者を移行したり，新規依頼の患者をなるべく受け持ってもらうことになる。なお，損益分岐点到達までの期間は，各クリニックの患者増加の割合に左右される。仮に，1カ月目に10人，2カ月目に25人，3カ月目に35人，4カ月目に45人，5カ月目に55人，6カ月目に65人の患者を担当してもらうとする。当院の場合，入職して最初の月の前半は院長である筆者と一緒に訪問するので，受け持ち患者はゼロである。初月の後半から1人で診療（＝20人担当）すると，1カ月目の担当患者数は実数として10人と数える。この場合，4カ月目で単月収支が損益分岐に到達（単月で42人担当）し，単月での黒字化となる。しかし，その前月までは損益はマイナスだったので，4カ月目以降に得られる利益で補填されていく。累積で損益が黒字に到達するのは6カ月後である。

⑦紹介会社が仲介に入った場合はどうなるか？

　この場合，損益分岐に到達する期間はさらに遅れる（表4）。

表3　常勤医師1名を雇用した場合の月次損益（紹介会社経由せず）

	1カ月	2カ月	3カ月	4カ月	5カ月	6カ月
受け持ち患者数	10	25	35	45	55	65
医業収益	70	175	245	315	385	455
人件費	170	170	170	170	170	170
固定費	255	255	255	255	255	255
単月損益	−185	−80	−10	60	130	200
累積損益	−185	−265	−275	−215	−85	115

（単位：万円）

表4　常勤医師1名を雇用した場合の月次損益（紹介会社経由）

	1カ月	2カ月	3カ月	4カ月	5カ月	6カ月	7カ月
受け持ち患者数	10	25	35	45	55	65	70
医業収益	70	175	245	315	385	455	490
人件費	170	170	170	170	170	170	170
固定費	255	255	255	255	255	255	255
紹介手数料	27	27	27	27	27	27	27
単月損益	−212	−107	−37	33	103	173	208
累積損益	−212	−319	−356	−323	−220	−47	161

（単位：万円）

たとえば，医師の人件費（毎月）が133万円（年俸1,600万円として）の場合，一般的な紹介会社の手数料率は20％なので，医師の紹介手数料は320万円となる。これを毎月に按分すると，月あたり27万円のコスト増となる。この場合も4カ月目で単月の損益分岐に到達する。ここは，紹介会社を経由しないケースでも同様である。しかし，前月までの累積損が大きいため，累積で損益が黒字に到達するのは，7カ月後である。

2）新規雇用医師の"財務的貢献"（非常勤医師）

Question

週に1日勤務の非常勤医師を雇用する場合はどうだろうか。

毎月の患者1人あたりの平均収益が7万円で，患者1人の診療にかかる医療材料などが平均して1万円（＝変動費）のクリニックがあるとする。このクリニックが非常勤医師を1名雇用しようとしているが，その場合，いつから"財務的貢献"をしていると言えるだろうか。新規に雇用する医師の1日の報酬は8万円である。このクリニックは医師に必ず診療アシスタントとドライバーを同行させており，2人の月給は合わせて37万円である。

Answer

先ほどと同様のプロセスで算出してみる。

①条件の整理

- 医師の人件費（月あたり実働4日）：32万円（1日報酬8万円として）
- アシスタントとドライバーの人件費（実働4日）：7.4万円（月給37万円の5分の1として）
- 限界利益と限界利益率

限界利益＝医業収益－変動費

であるから，次式となる。

限界利益＝7万円（医業収益）－1万円（患者1人あたりの変動費）
　　　＝6万円

限界利益率＝限界利益÷医業収益のため，以下のようになる。

限界利益率＝6万円（限界利益）÷7万円（医業収益）＝86％

②人件費の算出

人件費は医師の人件費だけで計算すべきではない。なぜなら，付随する人件費があるからだ。先述のように，医師1人を雇用につきアシスタントとドライバー1人ずつが，

付随する人件費となる。アシスタントとドライバーは週に1日同行するため，月給の5分の1が人件費となる。

人件費＝医師の人件費＋アシスタントの人件費＋ドライバーの人件費であり，次式のようになる。

人件費＝32万円＋7.4万円＝39.4万円

③固定費の算出

当院の実績値から計算すると，固定費は人件費の1.5倍程度であったので，便宜上こちらを適用する。このあたりは医療機関の規模などによって変わってくるので，自院の実績はどれくらいか，契約している税理士に確認しておきたい。

固定費＝人件費×1.5とすると，以下のようになる。

固定費＝39.4万円×1.5＝59.1万

④損益分岐点収益の算出

損益分岐点収益とは，利益がゼロになっている状態の医業収益のことをいう。すなわち，限界利益と固定費の額が同額になるときの収益のことである。

損益分岐点収益＝固定費÷限界利益率なので，次式のようになる。

損益分岐点収益＝59.1万円÷86％＝69万円

これは，新しく雇用した医師が毎月69万円の収益に相当する訪問をしないと，その医師は"財務的に貢献"していないことを示している。

⑤損益分岐点患者数の算出

金額の単位である「円」から，「何人の受け持ち患者」という単位の「人数」に転換する。

損益分岐点患者数＝損益分岐点収益÷患者1人あたりの医業収益，のため，次式となる。

損益分岐点患者数＝69万円 (損益分岐点収益) ÷7万円 (患者1人あたりの医業収益) ＝9.9人

つまり，毎月ほぼ10人弱の患者を受け持ってもらって初めて"財務的に貢献"したことを示す。

⑥いつから損益分岐点に到達するのか (表5)

非常勤医師の場合，週に1回の訪問なので，訪問診療に慣れてもらうのに時間がかかる。つまり，いきなり10人の患者を担当すると過重負担となってしまうので，より少ない患者から毎月漸増して損益分岐点に到達してもらうほうが双方のストレスを緩和できる。担当してもらう患者も，院長や常勤医が受け持っている病状的に安定した患者を移行することになる。なお，損益分岐点到達までの期間は，各クリニックの患者増加の

表5 非常勤医師1名を雇用した場合の月次損益（紹介会社経由せず）

	1カ月	2カ月	3カ月	4カ月	5カ月	6カ月
受け持ち患者数	5	10	11	12	13	14
医業収益	35	70	77	84	91	98
人件費	39.4	39.4	39.4	39.4	39.4	39.4
固定費	59.1	59.1	59.1	59.1	59.1	59.1
単月損益	−24.1	10.9	17.9	24.9	31.9	38.9
累積損益	−24.1	−13.2	4.7	29.6	61.5	100.4

（単位：万円）

表6 常勤医師1名が試用期間中に辞めた場合の月次損益（紹介会社経由）

	1カ月	2カ月	3カ月
受け持ち患者数	10	25	35
医業収益	70	175	245
人件費	170	170	170
固定費	255	255	255
紹介手数料	27	27	267
単月損益	−212	−107	−277
累積損益	−212	−319	−596

3カ月目で辞めても紹介手数料を年俸の2割支払う契約の場合，残額をここで精算

約600万円の投資が無駄に！

（単位：万円）

割合に左右される。仮に，1カ月目に5人，2カ月目に10人，3カ月目に11人，4カ月目に13人，5カ月目に14人の患者を担当してもらうとすると，当院の場合，入職して最初の月の前半は院長である筆者と一緒に訪問するので受け持ち患者はゼロである。初月の後半から1人で診療（＝10人担当）すると，1カ月目に担当患者数は実数として5人と数える。この場合，2カ月目で単月損益が損益分岐に到達し，単月での黒字化となる。しかし，その前月までは損益はマイナスであり，2カ月目から得られる利益で補填されていく。累積の損益が黒字に到達するのは3カ月後である。

3) 試用期間中に辞めた場合はどうなるか？

　万が一，不幸にも試用期間中の3カ月で常勤医師が辞めてしまうと，すべて持ち出しとなり（**表6**），600万円近くの損失を計上する。なお，3カ月で辞めてしまっても，紹介会社との契約によっては年俸の2割を支払う義務がある場合は注意が必要である。苦労を重ねながら蓄えてきた600万円の投資が無駄になってしまうのだ。2年目以降，数百万円単位の額で動く頻度が増えるため，財務マネジメントの基本知識は必須であるし，採用には細心の注意を払いたいのはこのためである。

財務的なリスクをなるべく避けたいのなら，まずは非常勤医師の採用からスタートしたほうがよいだろう。試用期間中に退職のリスクが生じても，財務的なダメージは常勤医師と比べて軽傷ですむからである。

　医療機関といえども利益を出すことにはこだわりたい。なぜなら，利益こそがクリニックの継続的な成長のためのガソリンである。院長自身が腹を据えて成長戦略を考えるためにも，余裕資金が必要である。「貧すれば鈍する」事態は避けなければならない。実際，在宅医療と親和性の高い医師を確保できれば，クリニック成長の起爆剤になるのだが，理想と考えるような患者数のタイミングで医師が現れるとは限らない。むしろ，予算計画より早いタイミングで現れることはよくある。だからこそ，人材投資のための余裕資金はどうしても必要なのだ。そして，会計的な知識は必須といえる。決して少額ではない投資に対して，費用対効果の明確な基準を持てず，漠然とした不安を抱える日々から脱却するためにも，特に「限界利益」の考え方を武器にしたい。

（姜　琪鎬）

7章 組織マネジメント

7章 組織マネジメント

1 組織マネジメント概説

1 在宅医療のロードマップ

　地域包括ケアシステムの中で自院が存在意義を発揮するためのロードマップを示したい。たんぽぽクリニック・永井康徳先生が提唱された「在宅医療3つのレベル」（**図1**）[1]である。レベル1から始まりレベル2「守る在宅医療」を経て、レベル3「積極的な在宅医療」をめざすものである。

2 レベル2という時期

　開業当初は内部の組織固めに専念するため、レベル1「追われる在宅医療」の時期が数カ月続く。可能な限り早急にレベル2の準備を始めるべきである（**図2**）[1]。なぜなら、レベル1の猶予期間は6〜12カ月程度で、早くレベル1から脱しないと、他職種から信用されなくなるのだ。

　レベル2に到達すると別の大変さがある（**図2**）[1]。ようやく1人最適化の組織が固まってきたところに2人目の医師を採用することで、1人最適化としていた業務を複数人用に設計し直さなくてはならない。医師1名を2名にするということは単純にレーンが2つに増えるだけでなく、業務も複雑化、高度化することなのである。たとえば、採用

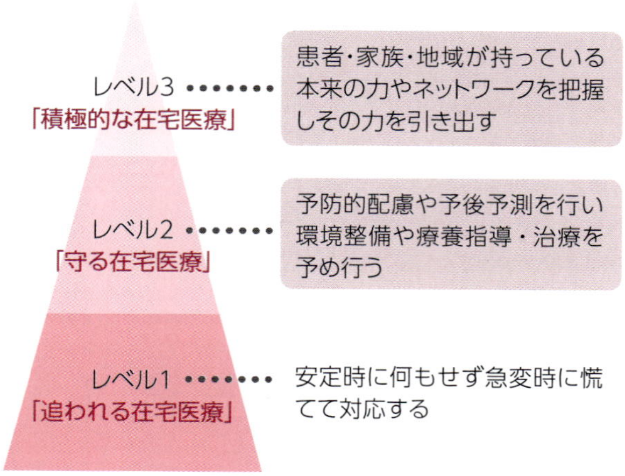

レベル3 ……… 患者・家族・地域が持っている
「積極的な在宅医療」 本来の力やネットワークを把握
しその力を引き出す

レベル2 ……… 予防的配慮や予後予測を行い
「守る在宅医療」 環境整備や療養指導・治療を
予め行う

レベル1 ……… 安定時に何もせず急変時に慌
「追われる在宅医療」 てて対応する

図1　在宅医療3つのレベル
（文献1, p49より引用改変）

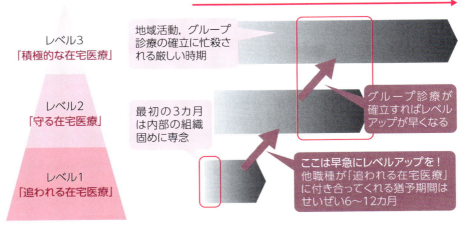

図2 レベルアップの準備は早期から始める　　　　（文献1, p49をもとに作成）

も資金繰りも行わないといけないのだ。

　なおかつ，この時期には地域に関わる活動も求められるようになる。医師会や自治体を通じて講演活動などを依頼される。このようにレベル2からレベル3に上がるまでは猛烈に忙しくなる。

　このレベル2という多忙を極める時期をうまく乗り切るために最も早急に着手すべきは，グループ診療の確立である。つまり，グループ診療が確立するとレベルアップが早くなるのだ。なぜなら，院長以外の医師が日常診療業務を担えるので，院長自身のリソースをマネジメントに投じることができるからである。

3 レベル3へのロードマップ

1) 4つの視点

　レベル3になるために具体的に何をすべきか，バランススコアカード*のフレームワークにある4つの視点でみていく（図3）。図中左側赤色の4つのカードのうち，上に行くほど優先順位が高い。

　営利目的の企業では通常，財務の視点がトップにくるが，医療機関はNPOのため患者もしくは「顧客の視点」が優先される。ここでは顧客を，①患者，②他職種の2つと定義している。在宅医療は外来を中心とする診療所と違い，患者が看板で見つけて来院することはめったになく，多くは他職種からの紹介である。つまり他職種のロイヤルティ（loyalty）を上げる必要があるのだ。

　次に来る「財務の視点」，すなわちお金は，エンジンを動かすガソリンのようなもので，これがなければ給与の支払いや成長のための投資もできないが，営利企業と異なり

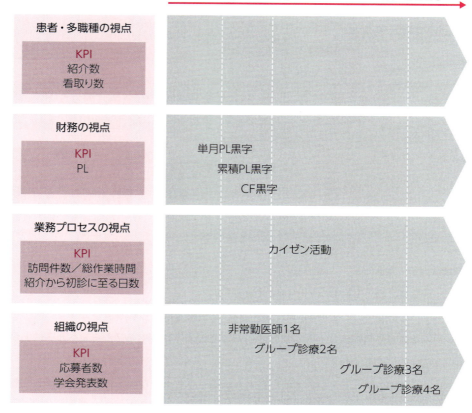

図3 バランススコアカード：レベル3へのロードマップ

累積PLとは当該年度内に限る
KPI：key performance indicator（重要業績評価指標）
PL：profit and loss statement（損益計算書）
CF：cash flow statement（キャッシュフロー計算書）

お金ありきではない．顧客満足を高めた対価として報酬を得るという考え方であるべきで，決して最上位には置くべきでない視点である．

さらに，活動を支えるものとして「業務プロセスの視点」があり，常に改善活動をしていくこととなる．では，その業務のカイゼンを担うのは誰かというと「人」であり，3つの視点を支える「組織の視点」が必要になるのだ．

＊：戦略的経営システムのこと．戦略を4つの視点（財務，顧客，業務プロセス，学習と成長）にわけて考え，様々な指標を設定する．

2）重要業績評価指標（KPI）

各視点に入っているKPI（key performance indicator：重要業績評価指標）は定量化のための指標である．

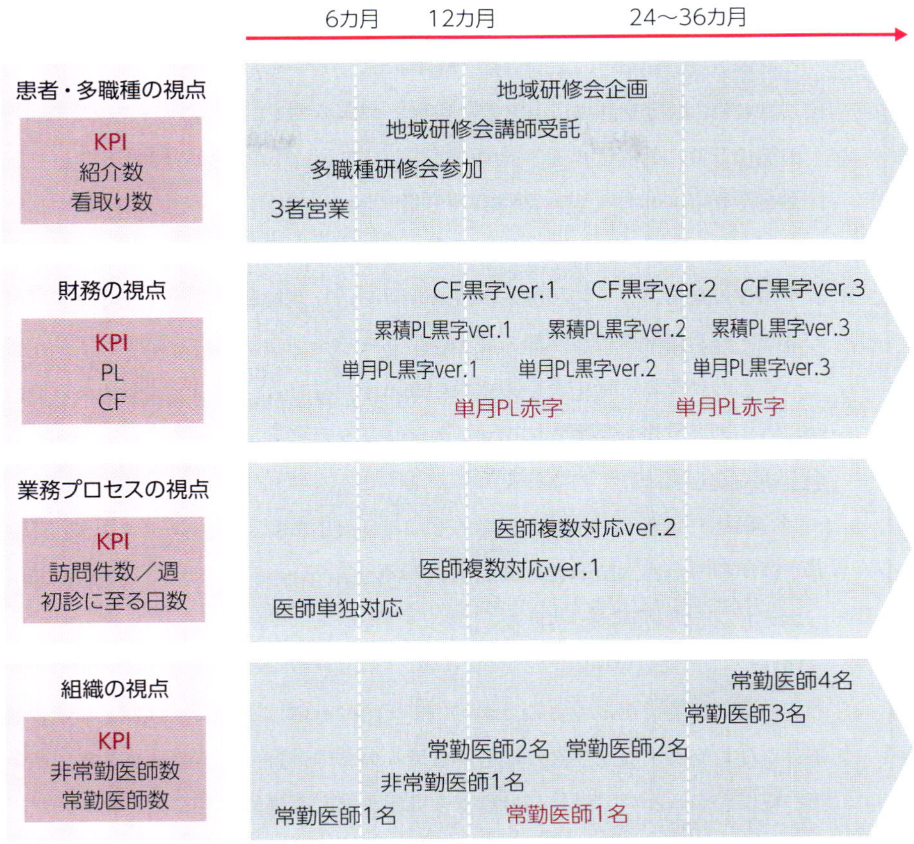

6カ月　　12カ月　　　　24〜36カ月 →

患者・多職種の視点

KPI
紹介数
看取り数

地域研修会企画
地域研修会講師受託
多職種研修会参加
3者営業

財務の視点

KPI
PL
CF

CF黒字ver.1　　CF黒字ver.2　　CF黒字ver.3
累積PL黒字ver.1　累積PL黒字ver.2　累積PL黒字ver.3
単月PL黒字ver.1　単月PL黒字ver.2　単月PL黒字ver.3
単月PL赤字　　　　単月PL赤字

業務プロセスの視点

KPI
訪問件数／週
初診に至る日数

医師複数対応ver.2
医師複数対応ver.1
医師単独対応

組織の視点

KPI
非常勤医師数
常勤医師数

常勤医師4名
常勤医師3名
常勤医師2名　常勤医師2名
非常勤医師1名
常勤医師1名　　常勤医師1名

図4　レベル3へのロードマップ詳細

　患者・他職種の視点のKPIは真っ当な在宅医療を行っているかを指標化する。この場合，紹介数と看取り数とした。看取り数に関しては，終の場の選択の自由もあり議論の余地があるが，定量化のしやすさを考慮してKPIとした。財務の視点のKPIはPL（profit and loss statement：損益計算書）とCF（キャッシュフロー）である。医業収益は2カ月後にようやく基金からお金が入ってくるので資金繰りの指標であるCFは非常に重要なのだ。つまり，PLが黒字でも資金が足りないことはよくあるため，正確に計算した上でお金のやりくりを行い，スタッフのボーナス月に資金繰りで走り回ることのないようにしたい。なお，業務プロセスの視点のKPIはやや難しい。

　4つの視点の詳細は**図4**であるが，以下に説明していく。

3) 患者・多職種の視点の要諦

　まず3者営業を行う。3者とは，訪問看護師，ケアマネジャー，病院連携室のソーシャルワーカーの3種の専門職のことで，居宅患者の紹介のほぼ9割がここに集約される。よって，3者への営業を最初の半年でしっかり行うことは必須である。

　また，なるべく早期に地域に出ることである。レベル1の時期において，多職種研修

会への参加は地域に出ることと同義であり，積極的に顔を出すべきである。1年ほど経つと研修会での講師役などで地域から声がかかる。これはチャンスであり，忙しさを理由に断れば，次の機会は巡ってこない恐れがあるので，ぜひとも引き受けるべきである。

地域の3者に対して，最も大切な心構えは"give"の姿勢で接することである。これはお金や物品ではなく自らの体験や知識のgiveであり，地域の介護職や訪問看護師のニーズに適った教育コンテンツを是非とも積極的に開示したい。地域での存在感が増すようになったら，さらに積極的に働きかけて自ら研修会の企画を立てるようにする。この種の研修会は地域の専門職の底上げにもなるし，自院に対してのロイヤルティを高めていくことになる。地道な積み重ねになるが，これこそが信頼資産であり価値が目減りしにくいので，最も堅実な集患マーケティングと考えてよい。

4) 財務の視点の要諦

PL（損益），CF（キャッシュフロー）は，最低でも3回は険しい山場を経験すると考えたい。そのため，時期ごとにver. 1，ver. 2，ver. 3に分けて解説する（図4）。

①ver. 1の時期（開業後～12カ月）

「最初の1年は見栄を張るな」に尽きる。初期投資をかけすぎると，後々，ボディブローのように効いてくる。なかなか減らない負債のために，次の投資（特に人材採用）もままならなくなる。なんと言っても，負債そのものが院長自身のメンタルにマイナスの影響を及ぼしかねない。最初の投資さえ抑えれば，心理的にも楽になれるのだ。筆者の場合，開業資金は借り入れなしで手元にある資金1,000万円以内に抑えた。使える資金に上限を設けたおかげで，使い途の優先順位を明確にしたり創意工夫を凝らすことができた。たとえば，なるべく新品は避け中古品で代用するなど常に節約を心がけた。また，超音波のようなやや値が張る診断機器は開業時に欲しいところだが，半年経って資金に余裕ができた段階で購入した。往診車も中古車で十分である。開業から数カ月間，医師は院長1名で他の医師に見栄を張る必要はないので，思い切ってケチに徹することができるはずである。

②ver. 2の時期（開業後12～24カ月）

1年目の資金繰りのマネジメントはせいぜい家計簿レベルであり，2年目から本格的な財務の視点が必要になってくる。これは人材確保という投資判断を迫られる問題に直面するためである。つまり，人材採用は高額医療機器を買う/買わないといった決断以上に難しい問題をはらんでいる。たとえば，機器の性能はカタログ通りと考えてよいはずだが，人の場合は履歴書にある過去の実績や資格が未来のパフォーマンスを約束しているとは限らないのだ。医師の雇用，特に常勤医の採用では，投資に見合うリターンが得られない期間がある。この期間が図4に示すver.2に相当する。つまり医師の給与分が月次のPLに重くのしかかり，しばらくは単月赤字が続く可能性がある。長ければ今までの蓄えを切り崩すことになるので，累積のPLも赤字をまねきかねない。そのため

人件費の支出に対しての回収期間も投資計画に織り込んでおかなくてはならない。もちろんCFの黒字化はPLよりも遅れて達成されることも頭に入れておく。でないと資金が枯渇してパニックになりかねない。

③ver.3の時期（開業後24カ月〜）

たとえ患者が順調に増えても，3人目の常勤医を雇用すればver.2の時期と同様に月次のPLや累積のPLへの負のインパクトがしばらく続く。この期間を常に投資計画に織り込むことは②と同様である。自院が欲しいベストのタイミングで医師が採用できるとは限らないことも心得ておきたい。医師が応募してくるのが，患者数が少なくて財務的に厳しい時期だったり，医師が余り気味の時期だったりするのだ。いずれの時期でも計画通りの適正な医師数とはならないが，そういうタイミングに限って理想とするタイプの医師が現れることはよくある。

実は筆者のクリニックでも，在宅医療と親和性の高い領域の医師2名が同時に応募してきたことがあった。1名で十分だったのだが，結局，両者とも採用することにした。必然的に単月のPLも累積のPLも赤字となり，必死に集患の営業で走り回り，なんとか年度末のPLで黒字に持ち込んだことがある。それほど医師にかかる人件費は財務のみならず，院長の精神衛生上も大きなインパクトがあることは肝に銘じておきたい。

5) 業務プロセスの視点の要諦

まずは医師（院長）1人で業務が回るように確立することが大切なのは言うまでもない。先述したように，医師1人最適化が長引けば長引くほど次の常勤医が入職しても定着しにくくなるので，早急に複数対応の準備が必要である（医師複数対応ver. 1）。ここは☞2章-2を参考にして欲しい。続いて，医師が入職してからのアクション（医師複数対応ver. 2）としては☞2章-2，☞2章-3，☞2章-4を参考にしてほしい。

6) 組織の視点の要諦

組織の問題は，財務，業務プロセスなどすべてに関連してくる。図4には医師数のみ記載しているが，実際は医師をサポートするスタッフ（アシスタント，ドライバーなど）が医師ごとにつくので，結局，医師数の3倍程度の数字となり，さらにはそのスタッフに与えられた仕事，報酬体系も設計しなければならず煩雑で，組織は複雑さを増していく。そのため，院長（と事務長）は，診療以上に組織マネジメントの比率を増やす覚悟が求められる。詳細は☞7章を参考にして欲しい。

4 戦略策定のためのツール

戦略とは☞p22「3 選択と集中」で述べたように，目的を達成するために経営資源を配分する「選択」のことである。「選択」という意思決定のために，外部環境や内部環境を知る必要がある。

SWOT分析とは，外部環境や内部環境をS：strength（強み），W：weakness（弱み），O：opportunity（機会），T：threat（脅威）の4つのカテゴリーで要因分析するツールである。環境変化に対応すべく，自院が持つ資源の最適活用を図る戦略策定法の1つと言える。当院を例に挙げてSWOT分析をしてみる（表1）。

strength（強み）は，強化型連携，居宅の重症系患者の多さなど，weakness（弱み）はターゲット医師への発信力の低さ，組織急拡大による一体感の欠如などが現状で思いつく。

opportunity（機会）は読者もいくつか思いつくであろう。高齢化による潜在患者数の増加は立地次第で見込みのないエリアもあるが，当院は見込みのあるエリアのため「O」に該当となる。

診療報酬改定による病院からの在宅復帰促進は今後さらに加速していく流れであるのは間違いない。これはどのクリニックにも共通である。医療介護連携が推進される制度なども追い風と言える。

threat（脅威）は，診療報酬改定による点数引き下げが該当すると考えた。居宅系の点数自体は下がっていないが，在宅専門診療所の要件ハードルが非常に上がってきている。一方で，がん末期の患者が2～3割で，なおかつ看取りを熱心に行っているようなクリニックは社会から本来求められる在宅医療の方向性と一致するため，ほとんど負の影響を受けない。報酬の引き下げで損失を被ったのは，施設の訪問を拡大し続けたクリニックや，軽症を強引に在宅適応にしたクリニックなどである。

ちなみに当院は2012年に立ち上げて以来，2012，2014，2016，2018年と診療報酬改定を既に4回経験しているが，改定の負の影響はまったく受けなかったので，居宅中心の訪問診療を堅持していく。

表1 当院のSWOT分析（当院の場合）

強み（strength）	弱み（weakness）
・強化型連携を組んでいる ・居宅の重症系患者が多い ・疲弊しないシフト体制の構築 ・事務スタッフの高い処理能力 ・ICT導入による業務の効率化 ・地域の多職種との信頼構築	・ターゲット医師への発信力 ・組織急拡大による院内のまとまりの欠如

機会（opportunity）	脅威（threat）
・高齢化による診療圏の潜在患者数の増加（立地） ・診療報酬改定による病院の在宅復帰促進 ・医療介護連携が推進される制度（制度）	・診療報酬改定による点数引き下げ ・診療報酬改定による在宅専門診療所の要件ハードル上昇 ・16kmルールを満たす区外クリニックの参入（競合）

5 在宅医療業務の問題点（表2）

1) 24時間・365日体制の維持

　在宅療養支援診療所の場合，24時間・365日で緊急時の対応ができる体制を求められている。ほとんどのクリニックは常勤医1名（院長）で開設するので，院長1名で対応しなければならない。最初の1年は情熱で乗り切れるかもしれないが，1名での対応が長期化すれば，心身の負担が大きくなってくる。非常勤医師を雇用して夜間と週末は委託したいところだが，1クリニックでは費用負担が大きいし，どこまで任せていいのか不安になってしまう。

表2　訪問診療クリニックの業務の問題点

①24時間・365日対応の維持
- 1人で頑張るのは限界
- 夜間・週末の非常勤医師雇用は単独の医院では費用負担が重い

②アシスタントの育成
- 育成が面倒
- 育成法が確立していない

③煩雑なレセプト業務
- アウトソーシングではスタッフが育たない
- アウトソーシング先が頼りない
- アウトソーシングではノウハウが残らない

2) アシスタントの育成と業務マネジメント

　医師の在宅医療の経験が浅い場合，ペアで訪問しているアシスタントの役割は重要である。特に他職種との情報共有や指示に関しては，経験の浅い医師では外部の専門職がどのように繋がりながら動いてくれるのかをイメージするのが難しく，アシスタントが頼らなければならないケースが少なくない。そのため，アシスタントが補完的に動けるように育成する必要がある。実はアシスタント教育には確立された方法などなく，各クリニックが時間をかけて多職種連携の経験を重ねながらノウハウを蓄えているのが現状である。

3) 煩雑なレセプト業務

　在宅医療の診療報酬は外来診療とは違う体系に基づいているし，介護保険も密接に関連しているので，外来の延長で考えるのが難しい。また，成長領域ということもあり，2年ごとの改定の度に現場の事情を反映した大きな変更がある。そのためレセプト業務は煩雑になりがちである。さらに在宅医療の診療報酬を扱える医療事務のプロは非常に少なく，経験者を雇うことはほぼ不可能に近い。一方で，未経験者を育成するにも適切な教育者が見つからず数年経っても院内のレセプト業務が安定しないことが多い。最近はレセプト業務をアウトソーシングするサービスが出始めているが，最も問題となるのは院内にノウハウが残らないことである。実は診療報酬や介護報酬に関連する知識は，他職種の行動原理を理解する上でも欠かせない。たとえば訪問看護が医療保険になる場合などである。報酬に基づいた他職種の行動原理を知っている者が院内にいるのといな

いのとでは，自院のサービスの質にも影響する。できるなら院内にノウハウが蓄積するような体制をつくるのが好ましいが，開設したばかりのクリニックの院長にとっては，不安定なレセプト業務が最初の大きなストレスにもなり得る。

6 機能分離し，共同運営を行う

以上の3つの問題点を踏まえた上で，筆者が提案する解決策が図5である。機能分離した上で，クリニック同士が共同で運営する体制である。1人で在宅医療を行っている医師たちが結束するのでもよい。同じ悩みを抱えるクリニックが協業して1つのネットワークをつくり，本当に持つべき機能だけを院内に残し，他はすべて院外に出すことで機能分離する。つまり，先述のレセプト処理や，アシスタント業務を代行するための「診療外サービス受託センター」をつくってしまうのだ（図5，機能分離①）。前提として，この協業に参加するクリニックは同じ種類のクラウド型カルテを使用していることが必須となる。アシスタント業務についても全員が同じオペレーションで行っていればこの受託センターに一括要請し，派遣してもらうだけですむ。スケールメリットを活かし，アシスタント教育も効率的に行える。

しかし，ここで最も悩ましいのは表2で示した24時間・365日対応の維持であり，以降に述べていく。

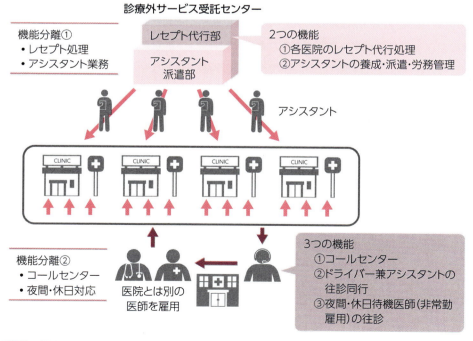

図5 機能分離

7 夜間・休日対応の解決策

　24時間・365日対応を，1名常勤医（院長）のクリニック単独で維持しようとすると，その医師はバーンアウトに追い込まれる恐れがある。在宅医療は地域包括ケアシステムの大切な歯車の1つなので，決して脱輪させてはならない。ここでの解決策にも機能分離の考え方を取り入れ，日中の訪問と夜間・休日の往診に従事する医師を分離する。

1）休日・夜間対応クリニック（図6）

　実践例としては，東京の悠翔会が有名である。悠翔会の場合，夜間・休日対応専門のクリニックを開設して共同で利用することで，個々のクリニックは日中の訪問診療に専念している。悠翔会のように大規模都市圏に展開する場合は利用するクリニックが一定規模で存在するため，専門のクリニックを開設するのが効率的かもしれないが，中小の都市圏でクリニックを新規で開設するとなると，利用するクリニックの数によっては，経営的に成立しない場合が出てくるので，夜間・休日対応専用の部門を代表のクリニックに置いてもよいだろう。いずれの場合でも，曜日ごとに非常勤医師に担当してもらうことになる。非常勤医師の人件費は共同利用に参加するクリニックで分担する。その場合，単独で雇用する場合と比較して費用負担は軽くなる。

　業務の流れとしては，患者宅で緊急事態が発生した場合に，患者もしくは家族からの電話を夜間・休日対応専用のコールセンターが受ける。コールセンターは用件をまとめて待機医師に伝える。待機医師の往診が必要と判断すれば，ドライバー兼アシスタントと患者宅に往診することになる。

2）共同運営に参加するクリニックの条件

　共同運営に参加するクリニックは下記の3条件を満たしていることが望ましい。

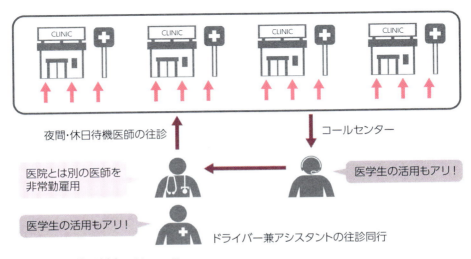

図6　夜間・休日対応クリニック

①参加するクリニックの訪問圏域が，夜間・休日対応専用の部門を置くクリニックから半径16km以内に収まっている。

②参加するクリニック同士が定期的に話し合いに参加可能である。

③同じクラウド型電子カルテを使っている。

①〜③以前の大前提として，院長同士の信頼関係も重要である。単に自院の業務負荷軽減のメリットだけでは共同運営を維持するのは難しいのだ。なぜなら，参加クリニック同士で診療圏が被ることは十分に考えられるため，お互いを競合と考えるのではなく，クリニックの得意分野で補完的な助け合いができる仲間と考えて運営する必要がある。

8 真っ当なクリニック運営の適切なマネジメント11箇条

居宅の患者が増えるにしたがい，支える地域の専門職とのやり取りも自ずと増えてくる。顔の見える地域連携ができないと一体感を持ったケアが構築できない。最近では，顔の見える連携からさらに踏み込んで，腹の見える（お互いの力量を理解した上で，もっと本音で語り合う）連携まで進化してきている。つまり，いかに濃密かつ効率的な地域連携を構築する

表3　クリニック経営の適切なマネジメント11箇条

1. いかに戦わずして目標を遂げるか
2. 何をしないかを常に考える
3. 診療報酬の仕組みはスタッフ全員で理解
4. 他職種には常にgiveの精神で接する
5. 最初からすべての機材・道具を揃えない
6. アウェイを意識する
7. できることと，しないことを区別する
8. 理念浸透は常に怠らない
9. 自身の体調管理は十分に
10. 常に朗らかに
11. ゲームメーカーをめざす

かがケアの質を左右することになる。副次的な効果として，地域の専門職からの信頼を獲得して，「まずは，○○クリニックに相談してみれば……」と認識されるようになるのだから，経営面でもメリットは大きい。

そのためにも真っ当なクリニック運営をめざさなければならない。具体的な11箇条の留意点を**表3**にまとめた。

1）いかに戦わずして目標を遂げるか

近くに強い競合がいる地域で開業してはいけない。違う地域を探すべきである。先発の競合に追いつくためには多大なリソースを投下する必要がある。余計なエネルギーを使うくらいであれば，競合不在の地域で地盤を固めることに注力したほうがコスト的にも院長のメンタルにも良いはずである。

2）何をしないかを常に考える

誰もが開業するとき，あれもこれもやりたいと思ってしまうが，そこは引き算で考える。お金も時間も，院長の身体も有限なのだ。何を"しないか"を常に考えて行動しな

いとどうしても拡散系にいってしまう。資金を有効活用してスタッフを疲弊させないように気をつけたい。

3) 診療報酬の仕組みはスタッフ全員で理解

　レセプトを担当するスタッフに全部お任せではいけない。当院では医師も含め全員が診療報酬の仕組みを勉強し，全国在宅医療テストも毎年受験している。なぜなら，診療報酬の仕組みがわからないと訪問看護師やリハビリスタッフを適切に動かせないし，介護保険の仕組みも理解していないと，患者ごとにどういったサービスを使えばよいかの判断もできないからだ。これらの知識に精通すればするほど，他職種からの評価は上がる。結果的に診療報酬に無知であると患者に迷惑がかかることになるのだ。

4) 他職種には常にgiveの精神で接する

　giveとはお金や物品だけではなく，むしろそれ以外でgiveできるものが院長の頭脳にはたくさんある。たとえば，臨床医として身につけたスキルや経験である。実は地域にとっては有益なナレッジなのだ。出し惜しみすることなく提供したい。院長自身を専門職に認知させる方策としては，最も確実であり，費用対効果に優れている。

5) 最初からすべてを揃えない

　開業の際に，理想を具現化するための最初のステップは装備を揃えることだろう。しかし，最初からすべてを揃えるべきではない。理由は2つある。1つ目は初期費用の問題である。初期費用は少しでも基準を緩めれば際限なく上がっていくものである。そしてその費用をすべて自己資金でまかなえればよいのだが，大抵は銀行などからの負債となる。この額が大きければ大きいほど，損益にボディブローのごとくダメージを及ぼしかねない。そのため単月損益が黒字化するまで高価格の買い物は待ちたい。

　2つ目の理由は，最初から揃えてしまうと創意工夫をしなくなることである。創意工夫というものは厳しい制約や欠乏があるところで発揮されるものなのである。院長にとってのマネジメントの格好の訓練（試練？）と思って取り組んだほうが，そのプロセスから得るものは大きい。

6) アウェイを意識する

　病院は医師にとってホームであるが，患者から見ればアウェイである。このホームという意識は診療の心構えにも影響する。つまり医師にとっては，「来院するから診てやる」という心構えである。在宅医療の場合，同様の心構えでは通用しない。医師は患者の家に上がらせてもらうというアウェイの意識が必要なのだ。実は，服装，挨拶の仕草，靴の脱ぎ履きの仕方などすべてを観察されていると考えてよい。患家に上がる際のファーストコンタクトから始まっているのだ。だからこそ事前の情報収集が必須であり，なぜその患者と家族が在宅医療を選択したかについても，きちんと把握しておきたい。初診前の準備を怠れば，信頼を失うのは必至なのだ。

7) できることと，しないことを区別する

「できることと，あえてやらないことを区別する」。永井康徳先生の本[2]に書かれており，筆者の在宅医療に臨む姿勢に大きな影響があった箴言である。特に病院でバリバリと高度な医療をこなしてきたような専門医が陥りがちなピットフォールである。つまり疾患しか見えておらず，患者や家族（家の事情）を見ていないのである。まずは患者や家族の意向と介護力を念頭に置き，治療計画を立てなくてはいけない。なぜなら家には24時間医療者が常駐しているわけではないのだから，無理のないセルフケアができるような配慮が必要なのだ。医師の独断で推し進めれば，面で支えるべき在宅療養が点で支えることになってしまい，継続は脆弱になる。そして，医療者への不信感を募らせることになる。その不信感は，地域の専門職に伝播して自院の評価を落としかねない。ここでも木（患者）と林（家族）と森（地域）を見ることが求められる。

8) 理念浸透の努力は常に怠らない

「理念，目的，ビジョン」。最初のうちはわからないかもしれない。開業するとはじめはクリニックの形を整えるだけで精一杯であり，抽象度の高い話は避けたくなる。しかし，2年，3年と経つうちに組織らしきものが整ってくると，組織の精神的支柱の必要性を感じるはずである。この支柱こそが理念なのだ。理念が不在な組織はしだいに統制がとれなくなってきてしまうので，理念浸透を常に怠らないようにしたい。

9) 自身の体調管理は十分に

いまやビジネスマンもアスリートも，プロフェッショナルを自認するのであれば，好不調の波を最小化する努力を怠るべきでない。つまりコンディショニングが大変重要なのだ。訪問診療は体力を必要とする。また，天候など，一定ではない外部環境が，心身に影響を与えるが，一定のパフォーマンスを発揮しなくてはならない。だから，在宅医の仕事は，アスリートの仕事に近いとも言える。そういう意味で，アスリート並みのコンディショニングを心がけたい。当院の場合，毎朝のストレッチと瞑想（10分程度）を全スタッフで行っているし，毎週1回はインストラクターを呼んでヨガ教室を開催し，コンディショニングの手助けをしている。翌日が休診日だから深酒……などもってのほか，筆者はとてもじゃないが怖くてできない。訪問診療は自分が体調を崩したら即アウトなのだから。日頃から心身を整える習慣をつけたい。

10) 常に朗らかに

院内・院外を問わず，院長は常に朗らかに振る舞いたい。開業すれば常に大変なことだらけで，自ずと表情が険しくなってしまう。だから毎朝，鏡を見ながら自分の表情を眺めて笑顔がつくれるかを意識したい。それから，1年か2年続けてある程度の成果を出してホッとすると，意外なところから「態度が傲慢」などと言われ，くじかれることがある。「あの先生，最近冷たいのよ」などと無責任な噂をたてられたりもする。そこは謙虚さで乗り切りたい。腐ることなく朗らかに。

11) ゲームメーカーをめざす (☞ p5「3. ゲームのルールを理解する」)

　診療報酬というルールは国がつくるため，我々は在宅医療というゲームのルールメーカーにはなれない。その代わり，その地域でのゲームメーカーにはなれるはずだ。地域でのゲームメーカーをめざそう。

9　心得ておきたいポイント

　心得ておいたほうがよい事柄を**表4**に列挙した。

1) まずは2,000万円を貯める

　先にも述べたが，筆者の開業時は1,000万円程度であったが，2,000万円程度は貯めておいたほうがよい。収益の目処が立たない段階で，残高がゼロに近づいてくると，かなり精神的に追い詰められる。

　1,000万円でも切り詰めればなんとかなるし，創意工夫も発揮されるが，足りなければ銀行もしくは保険医協会で1,000万円程度借りてしまうことだ。

2) 資金繰りは開業前から意識しておく。事業計画は2年目以降に必要

　最初の年は1人常勤医体制でいくが，2年目以降医師の雇用という投資の決断をすべきとき，大きな資金が必要となる。だからこそ最初の1年は節約に徹する。むしろ資金繰りは開業前から意識しておく。想定外と想定内では心理的ダメージが違う。まず，めざすべきこととして，半年以内の単月損益の黒字化が挙げられる。そして1年以内に累積損益の黒字化をめざしたい。ここをある程度黒字で乗り切ると，その後の借入額も少なくすむ。資金繰りと事業計画は密接にリンクしているが，事業計画が必要なのは高額投資（＝医師の雇用）が必要になる2年目以降となる。

3) 成長に従い，やるべきことが変化する

　1年目，2年目，3年目でやるべき様々なことについては**図4**を参照してほしい。4つの視点からみれば，クリニックの成長に従い，その時期ごとにやるべきことが変わる。

4) 事務長を早く見つける

　開業直後はまだしも，半年くらい経過して，地域に認知される頃から院長の仕事はど

表4　心得ておきたいポイント

- まずは開業資金として2,000万円貯める
- 資金繰りは開業前から意識しておく
- 半年以内に単月黒字化，1年目に決算の黒字化をめざす
- 事業計画が必要なのは2年目以降
- 成長にしたがい，やるべきことは変化する
- 早く事務長を見つける
- 欲しい人材は必要なときに都合よく現れない
- いつでも人材確保に乗り出せるよう貯金に励む

んどん増えてくる。孤軍奮闘するにも限界がある。特に内部の組織マネジメントが疎かになりかねない。だからこそ院長の片腕となってくれるような相棒が必要なのだ。つまり，事務長雇用は必然である。特にグループ診療をめざすクリニックにおいて事務長は必要条件であることを意識してほしい。運の善し悪しもあることは否めないが，日頃から意識しておかないと事務長はなかなか見つけられない。地域によっては医師を見つけるより難しく，人材紹介会社，個人的なネットワーク（特に医療の外の世界）などのアンテナを広くしておきたい。

5) 欲しい人材は必要なときに現れない

人材は，患者が増えて「まさに今，欲しい」ときに現れるわけではない。特に医師は，雇用できるほどの収益が上がっていない時期に現れることがよくある。採用基準に合致するのなら採用すべきだろう。いざという時は，たいてい医師採用の時であり，一時的な出費を強いられるわけだから，日頃から資金繰りが重要なのだ。

6) いつでも人材確保できるように貯金に励む

「お金が貯まった！」と必要スペック以上の高額な機器を買う，もしくは福利厚生と称してリゾート会員権を購入するといったようなクリニックの理念とは一致しない消費行動は慎みたい。バランススコアカードの箇所でも述べたように，往診車は新車でなくてよい。新車であることが，患者サービスには何の付加価値ももたらさないのだから，中古車で十分である。節約した分は，人材獲得の資金として確保しておくのである。

文献

1) 永井康徳, 永吉裕子：在宅医療物語 第2巻 求められる在宅医療とは. たんぽぽ企画, 2015.
2) 永井康徳：楽なように やりたいように 後悔しないように 改訂版. たんぽぽ企画, 2016.

（姜　琪鎬）

7章 組織マネジメント

2 組織力をどのように高めていくか： 3Sと4S

1 なぜ訪問診療所には組織力が求められるのか

開業医の多くはプレイングマネージャーである。つまり，診療もしながらマネジメントをしていかなければならない。忙しい外来のかたわらで，スタッフ間のトラブルの対応，採用面接や教育など不慣れな業務もこなすことが求められる。

特に訪問診療所のマネジメントは難しい。その理由は，院長が訪問診療に出かけると内勤スタッフと物理的な距離が離れるために，コミュニケーションが取りづらいことにある。院内でトラブルが生じても，即時対応は難しい。夕方に帰院した頃には内勤スタッフはすでに帰宅しているため，状況把握もままならない。

開院直後の余裕があるうちはなんとか誤魔化すことができるが，しばらくすると「壁」にぶち当たる。患者数やスタッフ数が増えていくと院長の目が届きにくくなり，問題が多発して火消しに追われる。スタッフの不満も蓄積し，離職も相次ぐようになる。そして，組織の成長をいったん止めざるを得なくなるのだ。院長の限界が，診療所の成長の限界となる。

この「壁」を打破するためには，「院長1人の力ですべてをこなす」のではなく，「スタッフの力を引き出し，任せる」ための組織づくりをしていく必要がある。マネジメントの本質は，「Getting things done through others（他者を通じて何かを成し遂げること）」，究極的には「自分がいなくても成長し続ける組織をつくるためにはどうしたらよいか？」という問いに向き合うことだ。

では，どこからスタートすればよいのか？　たとえば組織理念を示し，それを浸透させることは最も重要なステップだ。スタッフが自ら考えて動くためには，羅針盤（判断の拠り所）が必要だからだ。次項から組織づくりのポイントを詳しく見ていこう。

2 「7S」で組織を要素分解する

組織の発展のためには，組織を見立てる力を磨く必要がある。そのときに役立つのがコンサルティングファームのマッキンゼーが提唱した「7S」というフレームワーク（組織を様々な要素に分解して，自組織の課題を見出すための有益なツール）だ。7Sはハード

の3Sとソフトの4Sにわけられている（**表1**）。

　ハードの3Sは組織構造や制度など目に見えやすいもので，経営者が比較的簡単に短期間で変更可能とされる。ソフトの4Sは組織文化やスキルなど目に見えにくいもので，長期的な視点を持って取り組む必要があるとされる。

　組織は生きた有機体（living system）である。これらの7つの要素は，価値観・理念を頂点として，互いに補完・補強されるように統合されていなければならない。訪問診療経営においても，たとえば優秀な人材を採用したとしても，そのスキル・能力を引き出すための教育システムが欠落していたり，努力が認められるような評価制度がなければ，その人材が長期的に定着することは期待できない。患者満足度の高さを理念に掲げていたとしても，患者満足度を測定するためのシステムがなければ，理念はいつしか形骸化していくかもしれない。

　インドには有名なアラヴィンド眼科病院（Aravind Eye Hospital）という眼科専門の病院がある。アラヴィンドは「すべての人に視力を」という理念のもとに，マクドナルドのように低コストで大量の眼科手術ができるような組織づくりを進めた。

　この病院では1人の眼科医が年間2,000件以上の白内障手術を行うため，治療システムを徹底的に効率化している。たとえば眼科医の生産性を向上させるための工夫とし

表1　マッキンゼーの「7S」

●ハードの3S：経営者が比較的簡単に変更可能な要素

①strategy（戦略）	どのように競争優位を築いていくか？	ヒト，カネ，モノいずれも不利なため，①自院の認知度と信頼度向上，②スタッフ育成に注力
②structure（組織構造）	どのような組織体制を構築していくか	院長の下に医師，アシスタント，事務が並列。総務は3者と並列ではなく独立
③system（システム・制度）	どのような管理制度や情報共有の仕組みを構築していくか？	ChatWorkの導入

●ソフトの4S：経営者が変えていくことが難しい要素

④shared value（共通の価値観・理念）	組織の理念や価値観はどのように共有していくか？	毎朝credoを唱和する
⑤style（組織文化）	どのような組織文化をつくっていくか？	地域からの評価を重視
⑥staff（人材）	どのように人材を採用していくか	①医師募集のタイミング，②早期にマネジャーを確保，が大切
⑦skill（スキル・能力）	会社やスタッフはどのようなスキルや能力を開発していくべきか？	集合研修，ワークショップ，全国在宅医療テストの受験

※右列はみどり訪問クリニック開業時の事例

て，①1室に4台の手術台を平行に並べ，2台を1人の眼科医が担当する，②眼科医1人に看護師が4人つき，作業の70％を看護師が担当する，などが挙げられる。このように理念とそれを支えるための要素が統合されて初めて，組織全体としての強みが出てくるのである。

次項からはみどり訪問クリニックを参考に，訪問診療においてハードの3Sとソフトの4Sをどのように醸成し，統合させていくか整理したい。

3　ハードの3Sを構築する

1）戦略

戦略を一言で言えば，どのように競争優位を築いていくかに尽きる。そして競争優位を構築するためには“絞りこむ”ことが必須となってくる。経営資源が無限にあるとしたら戦略は必要ない。ヒト・モノ・カネが不十分だからこそ，リソースをどこに集中投下するか考えるのだ。

みどり訪問クリニックの場合，戦略を構築するにあたってヒト，カネ，モノに制約条件があった。

- ●ヒト：当院が開業した愛知県は，全国でも抜きん出て失業率が低い地域であったため，パート従業員ですら確保に苦労した。結局採用できたのは未経験者のみであった。
- ●カネ：手持ちの現金は1,000万円しかなかった。開業の準備期間が3カ月しかなく，東京で仕事をしながら1人で各種申請・物件選び・求人などをこなしていたため，銀行融資の交渉にかける時間がなかったこともあり，運転資金も含めて1,000万円以内でできる範囲に限定された。
- ●モノ：資金の節約が必須であり，診察器具とPC以外の物品はすべてリサイクルショップを回って購入した。リサイクルショップでは，事務机が1,000円程度で購入できたので，非常に重宝した。もちろん，往診車も自家用を兼ねた中古車であったし，オフィスも賃料の安い倉庫を借りた。

まさに，ないないづくしの開業であり，特にヒトに関しては院長が孤軍奮闘するしかない状況であるので，最初の6カ月は院長1人で実行できる2つの戦略に限定された。

①自院の認知度を上げる

この地域は在宅医療自体も認知されておらず，訪問診療自体が何をしてくれるのかも理解されていない状況であった。まずは，訪問看護ステーション，ケアマネジャーがいる事業所，病院の連携室を地道に回り，勉強会を主催した。

②スタッフの育成

せっかく自院の認知度が高まって患者を紹介してもらっても，受ける側の不手際があると信頼失墜に繋がりかねないので，スタッフ教育にもかなりの時間を費やした。全員が未

経験者で，なおかつ新卒者も含まれており，マナー教育も含めての教育が必要であった。育成は最重要事項のひとつだったので，外部講師も招聘した。

　以上の2点に絞ったのは，ヒトも十分に育っておらず，資金が逼迫していたためと言える。開業した月の患者は1名しかおらず，院長が2つの戦略にかける時間が十分に確保できていたのは幸いであった。

2) 組織構造

①組織構造

　組織構造の鍵となるのはサイズと役割分担である。

　サイズが小さいほどコミュニケーションの風通しもよく，変化にも柔軟に対応可能である。開院直後は院長の判断も変わりやすく，試行錯誤が求められるフェーズなのでサイズをむやみに拡大しないほうがよい。サイズが大きくなればなるほど，風通しが悪くなるため，制度やルール，情報システムなどを整備していかなければならない。

②役割分担

　役割分担とは，作業をどのように分解し，担当してもらうかであるが，訪問診療の場合はある程度パターンが決まっている。みどり訪問クリニックの組織図については**p89，図3**を参照されたい。

　役割分担にはデメリットがある。視野狭窄が起きてしまい，自部署のことしか考えなくなることだ。その結果，内勤スタッフと外部スタッフの協力関係が醸成できず，物事がスムーズに進まなくなる。このような事態を防止するためには，他チームを良く知る機会を持つこと，常に上位の目的を意識させることが重要だ。ジョブローテーションやチーム編成を変えることも効果的だ。

3) システム・制度

　システム・制度とは，給与制度，業績評価制度などを指し，情報システムなどもここに入れて考える。

　訪問診療は「ブラックボックス」化しやすい組織である。つまり，外勤スタッフと内勤スタッフが物理的に離れた状態で動くという事情が，コミュニケーションを難しくさせている。さらに内勤スタッフが外勤スタッフに電話で質問したいことがあっても「診療中で迷惑をかけてしまうのではないか」など躊躇してしまう傾向もみられ，結果として問題解決が遅れることになる。よって，電話などではなく即時の情報共有ができるシステムが必要で，みどり訪問クリニックでは電話に代わるコミュニケーションツールとしてチャットであるChatWorkを導入している。これはメールよりも気軽で，そして電話と異なりグループ全体で情報共有できるため，院長もクリニック全体の状況を把握しやすいというメリットがある。

4 ソフトの4S

1) shared value（共通の価値観・理念）

　理念や価値観を共有するための最もシンプルな方法は「反復」である。スポーツ選手が何度も素振りを繰り返すことで，フォームを自分のものにしていくことに似ている。みどり訪問クリニックも毎朝クリニックのcredo（理念）を唱和しており，地道にやり続けることは大切だ。

　しかし，「反復」だけでは理念はいつしか形骸化するリスクもある。それを防ぐために院長自身が理念の体現者になることが求められる。「上司が組織の理念をどのように扱うかは，部下の理念への共感や実際の行動に大きな影響を与える」ことが先行研究からも明らかにされており，たとえば日常業務において判断を迫られたとき，理念に照らし合わせて考える癖をつけることは有益である。

　ジョンソン・エンド・ジョンソンの「タイレノール事件」は理念の重要性を教えてくれる逸話として有名であろう。1982年，鎮痛薬のタイレノール®に毒物が混入され7名が死亡する事件が起きた。そのとき，ジョンソン・エンド・ジョンソンは事件早期から積極的にテレビコマーシャル等を流して消費者に注意喚起するとともに，3,000万本近くの製品の自主回収に踏み切った。損失回避よりも消費者への責任第一に考える経営陣の意思決定の背景には，この企業のcredoである「我が信条」（消費者の命を守ることを謳ったもの）への深い共感があった。そして結果的に，危機以前よりもさらに消費者の信頼も業績も回復していったのである。

　当院の場合，credoの中で，患者さんに対しては，

　「すべての人が望む場所で，その人らしい時間を過ごせるように支えます」

としている。

　この行動指針に基づけば，最期の看取りの場所は自宅にこだわらないということである。みどり訪問クリニックの場合，居宅患者比率が9割を超え，自宅での看取りができるような支援に注力している。しかし，その人らしい時間を過ごせなくなった場合，つまり，患者・家族が自宅での療養がかえって負担を感じるときは，自宅以外の療養場所を提供できるようにしている。退院時に紹介元の病院からの承諾を得ることや，ナーシングホームのリスト化などを行っている。自宅での最期を頑張って完遂して頂くことは，看取り数の実績にもなるし，ターミナルケア加算や看取り加算などで収益アップにも繋がるが，それでは本末転倒である。特に，患者本人・家族の心の揺らぎを感じ取った場合は，現場でも自宅での療養を継続すべきか迷うケースが多々あるはずだ。だからこそ，credoという行動指針の原則に戻った医療者の判断が必要なのだ。

2) 組織文化

組織文化は大きく，①成果重視型と，②人間関係重視型にわけられる。①の成果重視型組織が追求するのは文字通り成果であり，人間関係の調和は二の次になる。このような組織では成果に貢献できない人は辞めていっても仕方がないと考える傾向にある。②の人間関係重視型では成果よりも人間関係の調和を重視しているため，組織的にも変化より安定を好む傾向がある。

一般的に，クリニックでは人間関係重視型になりやすい傾向がある。専門知識やスキルが必要なルーチン業務が多く，スタッフが辞めてしまうと一から教育が必要なため安定していたほうがマネジメントしやすいためだ。人間関係を安定させる仕組みを持つことはクリニック経営のベースといってもよい。みどり訪問クリニックでも様々なイベントを企画することでクリニックの横のつながりを強化している。

ただし，人間関係を重視しすぎれば，スタッフは患者の利益よりも組織の人間関係を優先するようになってしまう。たとえば，ベテランスタッフの機嫌を損ねないように，スタッフがクライアントファーストではない対応をすることもある。それを避けるためにも，「何のためにやっているか」という理念や価値観を常に思い出す仕組みは大切だ。

最後に，訪問診療クリニックにおいて成果を定義することは簡単ではない。みどり訪問クリニックでも常に模索しているが，重視していることのひとつは地域からの評価である。クリニックは社会資源であり，地域包括ケアシステムの一端を担っている存在のため，地域のニーズに答えること，地域から感謝される存在になっていくこと，これをクリニックの指針のひとつとしている。

3) 人材

人材確保におけるポイントは2つある。

1つ目は，医師募集のタイミングである。訪問診療クリニックは通常医師1人体制（自分のみ）で開業することが少なくないが，診療面での対応を自分ひとりでこなすのは体力的にも精神的にもしんどい。しかし，立ち上げの混乱時に医師と医師以外のスタッフを両方マネジメントすることは非常に難しく，慌てて医師を採用することはあまりおすすめできない。転職会社に多額の仲介料を支払って雇うことができたとしても混乱期のクリニックのバタバタに嫌気がさして辞めていく場合もありうる。それどころか「こんなクリニックはおかしい」などと不満を公然と口にするようになってくると，医師はパワーを持つ存在のため，組織崩壊の危機にもつながりかねない。まずは受け皿をしっかりつくる，つまり信頼できる医師以外のスタッフを採用し，患者が増えたとしても診療がしっかり回る体制をつくることが大切だ。

もう1つのポイントは，組織運営をサポートしてくれるようなマネジャーをなるべく早い段階で1人確保することだ。マネジャー研究で有名なヘンリー・ミンツバーグは著書「マネジャー論」の中で，「マネジャーは，情報や影響が通過する『水路』であるだけで

はなく，その水路の『バルブ』の役割をも担い，どの情報や影響がどのように通過するかをコントロールしている。マネジャーは，影響の流れをコントロールする門番と緩衝装置の役割をはたしているのだ」と述べている。たとえば，現場で起きる様々な問題をすべて院長に判断を求めていたら組織は回らない。優秀なマネジャーは，院長に判断をあおぐべきものとそうでないものを区別し，少しずつ院長の考え方を理解して自分の裁量でできる範囲を拡大していく。みどり訪問クリニックでは，事務長がバルブとしての役割を担っている。院長やメンバーとよくコミュニケーションを取り，クリニックの状況を俯瞰的に理解した上で，日中不在の院長に代わってクリニック内の種々の問題を調整していく。

　では，このように優秀な人材はどのようにすれば集まるのか。そこには運も必要だが，それだけに頼るわけにはいかない。「優秀な人材が働きたくなるようなクリニックとはどのような組織だろう？」と逆から考えることが大切になってくる。たとえば優秀な人材は給与だけではなく，「自分の能力を伸ばすことのできるような仕事がここにあるのか？」といった視点で就職先を選ぶ傾向がある。ルーチンの仕事だけで組織を満たすのではなく，大小様々なプロジェクトが組織に内蔵され，優秀な人材がその実力を発揮できる機会があることが重要となってくる。

4) スキル・能力

　訪問診療に関するスキルや能力を高めていくことは重要な課題のひとつである。なぜなら在宅医療の経験者がほぼいない状態からスタートすることが多いためである。スキルや能力を高めるためのアプローチとしては，大きくOJT (on the job training) とoff-JT (off the job training) にわけられる。OJTとは，実際に仕事を担当してもらいながらスキルや知識を習得することであり，一方off-JTとは，仕事から離れた場所でスキルや知識を身につけることで，集合研修やワークショップへの参加がこれにあたる。

　OJTの効果を引き出すコツは難易度設定である。人は実力よりも少し難しい課題に取り組むことで，その能力を伸ばしていくことができる。「いつどのような仕事を任せるか」という見きわめが重要と言えよう。OJTは集合研修とは異なり時間を別枠で設けなくてよい利点があるが，教え手の技量に過度に依存しているという欠点もある。たとえば先輩から後輩に間違った知識が教えられたとしても気づきにくく，さらにはいったんそれに慣れてしまうと修正に時間もかかってしまう。OJTをベースにしながらピンポイントでoff-JTを上手に取り入れるとよいだろう。たとえば，みどり訪問クリニックではたんぽぽクリニック（永井康徳氏）が主催する全国在宅医療テストをスタッフ全員で受けている。これにより知識の習得だけではなく，様々な副次効果も生まれている。

　副次効果のひとつは，事務スタッフのモチベーションが上がったことである。ある年は院内の事務部門のスタッフが院内ランキングで1位と2位を獲得した。どうしても医療機関では医療スタッフに比較して事務スタッフが下位にみられる傾向があるのだが，

このことにより医療スタッフが事務スタッフをプロフェッショナルとしてリスペクトするような関係が醸成されていった。

　もうひとつは，チームとしての協働が促進されたことである。在宅医療の知識を浅くても広く学ぶことで，お互いの主張をぶつけ合うのではなく，相手の背景を理解した上での話し合いができるようになった。たとえば，医師や看護師が保険点数や制度面を知ることで，事務スタッフの要望をきちんと受け止めることができるようになったことなどはその好例だ。

5 リアクション型とビジョン型

　組織づくりの講演などで，「リアクション型アプローチ」と「ビジョン型アプローチ」という2つのアプローチについてお話しすることがある。

1）リアクション型アプローチ

　リアクション型アプローチとは，組織の中で「お困りごと（モグラ）」が出現したら，それに対応するための施策を考えるというアプローチである（図1）。たとえば医師や看護師が突然辞めたために，なんとか補充をしようと奔走するなどはその典型である。もちろん医師が辞めるのは困るので，きちんとリアクションしていくことも大切だ。しかし，このアプローチの本質は，「危険回避」なのである。航海しているときに沈没しないように「嵐をやり過ごす」ことも大切ではあるが，それだけでは目的地に近づくことはできない。必死で目の前のモグラを叩いても，別の場所に別の形で問題が発生することはよくあることだ。組織理念とフィットしない医師を雇ってしまうと，せっかく育ててきた文化が危機に瀕することさえある。

2）ビジョン型アプローチ

　一方，ビジョン型アプローチとは，まず目的地を決めてから，バックキャスティングで（≒逆算して）それを実現する方法を考えるアプローチである（図2）。先ほどの事例で言えば，医師が辞めてからリアクションするのではなく，「総合診療のバックグラウンドを持つ30代のドクターに来てほしい」などとビジョンを描き，普段から学会に参加するなどして人的ネットワークを構築しておくことなどの方法が挙げられる。当たり前のように思われるかもしれないが，開院して日々勃発する問題解決にリアクションし

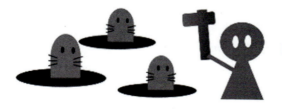

図1 リアクション型アプローチ
お困りごと（モグラ）が出現するたびに，それに対応するための「施策」を考える
（アクリート・ワークス作成）

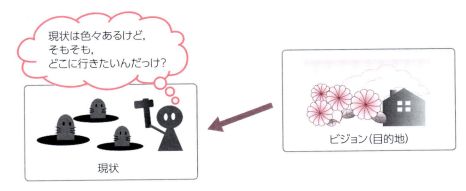

図2　ビジョン型アプローチ
まず「目的地（ビジョン）」を定めて，現状にリアクションするだけではなく，それを実現するための「施策」を考える

(アクリート・ワークス作成)

ていると，このことを忘れやすくなってしまう．目的地を常に見据えることで，紆余曲折ありながらもそこに近づいていくことができるのだ．

（守屋文貴，姜　琪鎬）

3 育成の方法：めざすべきは離職率が低い自律的な組織

1 スタッフの育成について

　スタッフの育成は難しい。病院勤務医時代に育成に関わった経験は，せいぜい研修医や医局の後輩止まりであろう。院長になれば，すべてのスタッフの育成に責任を持たなければならない。しかし通常，院長は訪問診療に追われており，院内に不在の時間が長い。すべてのスタッフと密に関わるには時間的にも空間的にも限界がある。この場合，事務長に補完的な役割を果たしてもらって二人三脚で関わるのが理想的であるし，院長が疲弊しないためにも現実的な役割分担である。

　以下に，育成の要諦について解説する。

1）育成の大前提：個性に応じた対応

　育成の大前提は1人の相手とどのような形で協力するかである。スタッフの業務遂行に影響を与えようとするとき，相手が誰か，状況がどうであるかによって，育成の介入のスタイルを変える必要がある。

2）背伸びしてできる業務

　現在の能力でできる業務と，少し無理をすればなんとかこなせる業務間のレベル差を，ストレッチ経験と言う。この考え方の理解を深めるために図1を示したい。業務を

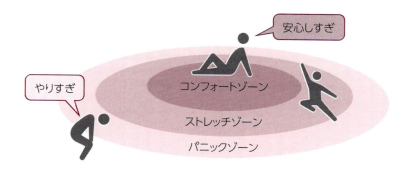

図1　スタッフの3つの心理空間

割り当てられたときのスタッフの心理状態を大きく3つにわけて表している。

まず，同心円の中央のコンフォートゾーン（快適空間）とは，その業務をしていても，さほどストレスを感じない心理状態を表す。何度も経験しているルーチンワークや，プレッシャーのない事務仕事などをしている状態がこれに当てはまる。たとえまったく新規の業務だったとしても，これまでの業務経験やノウハウに当てはめればそれほど苦労なくできてしまう仕事も，このような心理状態になる。

コンフォートゾーンのままでいられる仕事では未知のチャレンジをする必要がない。だから，「どんな結果が出るかわからなくて怖い……」という恐怖やストレスを感じることがない。仮にトラブルが起こったとしても，ある程度は予見できるので冷静に対処できる。こうした仕事をしているときは，ほんわかとした気持ちになり，心地よさすらある。

一方，同心円の最も外側にあるのがパニックゾーン（混乱空間）である。与えられた仕事の失敗するリスクが高く，強い不安やプレッシャーを感じるような心理状態である。「自分の能力よりもはるか上をいっている」「必要なスタッフの質も量も全然足りない」といった仕事を与えられたときに，このような心理状態に陥る。

コンフォートゾーンでいられる"ぬるま湯"の業務を割り当てても，スタッフは成長しない。パニックゾーンに陥るような業務を割り当てても，成長は難しい。あまりに失敗するリスクが高すぎると，よほど強靭なメンタルを持っている人でないかぎり，悪いことばかりが頭をよぎり本来の能力を発揮できなくなる恐れがある。

厳しい仕事を任せてほとんどフォローしないでほったらかしにすれば，スタッフはメンタルに不調をきたし，出勤拒否になったり，不満を爆発させて逆ギレされたりすることもある。

では，どんな業務経験を割り当てれば，着実に成長できるのだろうか？　最も現実的な方法は，コンフォートゾーンとパニックゾーンの中間に位置するストレッチゾーン（成長空間）の心理状態になるような業務を割り当てることだろう。ストレッチゾーンとは，適度にチャレンジや背伸びをしているときの心理状態のことである。できるかできないか多少の不安はあるけれど，それよりも成長している実感や，新たな仕事を遂行できる期待感がまさっている心理状態のことである。わからないことはたくさんあり，うまくいくかはわからないけれども，今まで磨いてきた能力を最大限に発揮すればなんとか太刀打ちできる。そんな仕事をしているとき，このような心理状態に入っていく。院長がスタッフの成長を願うのなら，どのような業務を割り当てればスタッフがストレッチゾーンになるのかを常に考えておかなくてはいけない。

3) 発達レベル診断

スタッフの業務ごとに発達レベルを診断するのだが，注目すべき要素は①意欲，②技能の2つである。

①意欲

自信と動機づけが合わさったものである。自信とは，指示を出されなくても業務を遂行できるという，自分に対する信頼のようなものである。動機づけとは，業務をきちんとやり遂げようとする熱意や関心があるかである。動機づけが低下する原因は様々で，努力が認められていない場合，単に飽きてしまったり，努力する価値がないと思ったりする場合などがあるので，そのようなスタッフには頻繁にコンタクトをとる必要がある。

②技能

その人が発揮する知識やスキルのことであるが，後天的に獲得可能なものである。注意しておきたいのは，"能力"とは異なることである。能力は先天的な要素が強く，いわゆる"生まれつき"備わっているものである。一方で，技能は指示や支援をもらって身につけるものである。技能で重視したいのが，問題解決，時間管理などのいわゆるノンテクニカルスキルである。この種の技能は汎用性が高いので，新しい状況に直面しても対応できる可能性が高い[1]。

③4段階の発達レベル（表1）[2]

意欲と技能の組み合わせは様々だが，この2つにより発達レベルを4段階に分類する。

- **D0：人材の原石（採用前段階）**

採用をされるために装うことができる段階である。本当の自分の姿を出さない。

- **D1：意欲満々な初心者（技能低・意欲高，図2，3）**

やる気に溢れているが，業務に対しての経験が足りない段階である。また，自分に何が足りないかもわからない。

- **D2：期待がはずれた学習者（技能低～中・意欲低，図2，3）**

知識やスキルが多少とも身について，技能は低から中の間になる。しかし，思った以

表1　4段階の発達レベル

介入段階	採用	指導型：S1	コーチ型：S2	支援型：S3	委任型：S4
分類	D0	D1	D2	D3	D4
期間	入職後3～6カ月		2～3年		3年目以降
技能	低	低	低～中	中～高	高
意欲	高	高	低	不安定	高
職務		基礎	応用	応用＋教育係	経営＋マネジメント
種類	人材の原石	意欲満々な初心者	期待がはずれた学習者	技能はあるが自信が足りない貢献者	自立した達成者
常に必要なこと	自己開示…自分の弱みを相手に見せられるか 心理的安全性…働いていて居心地の良い場所であるか				

（文献2，p98～99をもとに作成）

上に学ぶことが多いとわかり，期待したほどの進歩が感じられなくなる．特に，"何を"，"いつ"，"どうやって"といった方法論だけでなく，その背後の"どうして"を知りたくなる．自分は本当に進歩しているのか，全体像をとらえたくなる段階である．

column

ノンテクニカルスキル

　ノンテクニカルスキルは組織力をアップする源泉である．「7つの習慣」がベースとなる（図1）．「7つの習慣」とは米国のスティーブン・R・コヴィー博士が成功者に関する文献から導き出した考え方であり，個人と人間関係のあり方の原理原則を提唱している．

　実は図1中央にある三角の「7つの習慣」より上にあるスキルを身につけるような研修を何度も開催して個人のスキルは確かに向上した．しかし，部署間や個人間での連携が円滑にいかないどころか，衝突さえ生じることが多々あった．その時に気づいたのが「スキル以前の作法」であった．つまり，組織人として組織の中でどう振る舞うべきかという作法についての学びとして，「7つの習慣」を導入した経緯がある．当院では「7つの習慣」の説明会を新しいスタッフが加わる節目で5回以上行ってきた．そのおかげかお互いがwin-winになるような連携が生まれるようになったのは収穫であった．クレドやリーダーシップは最初はピンとくるものではないが，組織の理念，目的，ビジョンを理解しながら業務を遂行することによって醸成されるものと考えられるので，逆三角形となる．

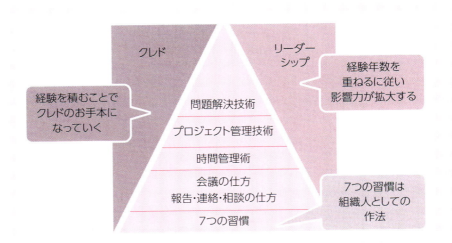

図1　当院のノンテクニカルスキルの全貌

（姜　琪鎬）

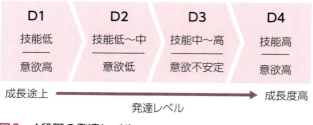

図2　4段階の発達レベル　（文献2, p98をもとに作成）

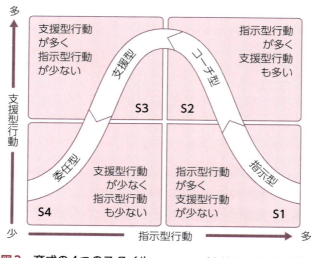

図3　育成の4つのスタイル　（文献2, p70より引用）

● D3：慎重になりがちな貢献者（技能中〜高・意欲不安定，図2，3）

　業務において一定の実力を発揮し，経験もあるが，独力で仕事をこなせるかどうか少し心配している段階である。しばしば目標や業務に飽きて，意欲を失っている場合もある。

● D4：自立した達成者（技能高・意欲高，図2，3）

　ハイレベルのパフォーマンスを発揮できる知識やスキルを身に着けた人である。自分で自分の貢献を評価し，今のやり方で良いか悪いかを自分で判断できる。

　D0は，採用前の段階である。相手は採用されるために来る。だから装うことは誰にでもできる。そこで大切になるのは採用の判断基準である（☞2章-1-2）。医療業界は人で成り立っている。だからこそ採用時の妥協はできない。採用の失敗は教育では取り戻せないからである。当院では過去の採用失敗経験を活かし一定の基準を設けている。例に挙げると，採用基準に学歴は関係ない一方で，NG項目として，服装の乱れ，喫煙者，酒癖などがある。

　D1は，新しい業務を覚えようと気持ちが昂ぶっているし，自分の熱意を認めてもらえると信じているし，自信も一流である。自身が獲得したスキルを過大評価し，業務を

遂行できると信じていることが多いのだ。しかし，その自信は幻想にすぎない。真に実力があり，自立しているとはどういうことか，完全には理解していないのだ。

たとえば，非常勤から勤務をはじめた場合，重症だったり，家庭の環境整備が必要なために対応に難渋するケースに遭遇することはほとんどない。つまり，在宅医療において本当の怖さをまだ知らない時期である。非常勤から常勤に勤務形態が変わったあと，在宅医療に携わる本当の奥深さが身をもって判るようになる。

D2は，学べば学ぶほど自分がどれだけ無知かを思い知らされ，メンタル的に落ち込む段階なので，勇気づけ，指示し，意思決定に関わるチャンスを与え，成果に対して肯定的なフィードバックを与えていけば，D2の自信は少しずつ回復していく。

在宅医療において学ぶことは年々広くなっている。技能とは，①診察，②多職種，③横串の知識が必要となる。横串の知識とは，食支援，認知症対応，緩和医療，リハビリなどである。たとえば，食支援においては食形態，口腔ケア，摂食介助，姿勢など多岐にわたり，専門職との連携のためにも，学び続ける必要がある。

D3とD4の段階になると，ほとんど指示をしなくても独力で業務を遂行できるのであるが，D3とD4で違うのは"意欲"の部分である。意欲は自信と動機づけからなると先述したが，D3で自信が足りない場合は，話を聞いてあげることが大切である。自分が話すことを自分で聞くだけでも，自分の知識やスキルを信頼できるようになることが多い。また，その際に援助や励ましも有効である。一方，D3で動機づけが低い場合は，話をよく聞いてあげなくてはならないが，さらに問題解決へと導く必要がある。実は，動機づけが低下した原因は本人自身がわかっている。何が悪かったのかを一緒に分析する過程を通じて，自分がどれだけ貢献しているのかわかってもらうのだ。

院長としては「入職して2〜3年も経つのだから自分でなんとかしろ」「俺の若い頃はそんなことは自分で乗り越えた」と相手を突き放したくなる。しかし，これは間違いなく自信喪失につながり失敗する。せっかく育て上げたのにフェードアウトしてしまうこともある。ここで院長に必要なマネジメント能力は，一緒に考えようと手を差し伸べる力だ。

D4の場合，引き続き貢献を評価する必要があるが，一方でさらなる成長のきっかけや外からの刺激も創出する必要がある。この時期に気をつけたいことは，自院からの独立だろう。大きい仕事を任せてモチベーションをあげることで新しいやりがいを見つける手伝いをする。当然任せたからには，達成した場合のリターンを用意しておく必要がある。

大きい仕事とは，たとえば院外の他職種との協働プロジェクトなどである。当院の場合，管理栄養士・歯科医・STなどと協働して，地域の食支援の啓発と介護職・看護職の知識とスキル向上を図るべく，1年を通した教育プログラムを立ち上げたことがある。

4) マッチング（表1）[2]

院長は，発達レベル診断により，スタッフがどの段階にいるのかを把握することになる。ここで注意したいのは，スタッフが抱えている業務ごとにどの段階にあるのかをお

さえておくことである。そのスタッフに対して一律の育成スタイルをとるのではなく，業務ごとに使い分けて介入すべきなのだ。

　育成スタイルは，2種類の基本行動である，"指示型行動"と"支援型行動"の組み合わせで考える。

　指示型行動のキーワードは，「決定」「指導」「観察」「フィードバック」の4つ。一方，支援型行動のキーワードは，「傾聴」「介入」「促進」「激励」である。

①D1：指示型（S1：指示型行動が多く，支援型行動が少ない）

　技能はないが，熱心でやる気のある"意欲満々な初心者"なので，指示し，頻繁にフィードバックを与えることで成長のきっかけをつかませ，実力を高めていく。

②D2：コーチ型（S2：指示型行動が多く，支援型行動も多い）

　ある程度力をつけたものの，意欲を失っている"期待がはずれた学習者"に用いる。まだ経験が足りないので，指示も支援も引き続き必要である。さらに支援し，評価することで自信と動機づけを高め，意思決定に参加させて意欲を取り戻させる必要がある。

③D3：支援型（S3：指示型行動が少なく，支援型行動が多い）

　技能はあるが自信と動機づけが足りない"慎重になりがちな貢献者"に用いる。スキルがあるので指示は不要だが，自信をつけさせ，動機づけを高めるための支援が必要である。

④D4：委任型（S4：指示型行動が少なく，支援型行動も少ない）

　技能も意欲もある"自立した達成者"に用いる。指示や支援がほとんどなくても，1人でプロジェクトに取り組む能力と意欲を備えている。

　どの発達レベルにどのスタイルがふさわしいかを考えるときは，スタッフがその時点で独力では行えないことを一緒に手伝うということである。

　D1は，技能はないが意欲があるのだから，院長・事務長は指示を与えて実力アップを助けなければいけない。D2は，技能も意欲も足りないのだから，指示と支援を同時に与えて気力を取り戻させ，指導を繰り返してあげなければいけない。D3は，技能はあるが意欲にムラがあるのだから，支援を与えて自分の実力に自信をもたせなければいけない。そしてD4は，技能も意欲もあるのだから，貢献を称え，自分で自分自身に指示や支援を与えることを認めてあげなければならない。

5）自己開示と心理的安全性[3, 4]

　ここまでスタッフの育成について体系的に伝えたが，その大前提として2つの要素が必要になることを記載しておきたい。それは指導側の自己開示と，心理的安全性だ。

　自己開示とは，文字の通り自分を開示することだ。特に指導する側が陥りがちなのは，相手に弱みを見せまいと常に完璧でいようとすることだ。院長として，年上として，指導者として，様々な役割に紐づくプライドがマネジメントの邪魔をする。弱みを見せること＝負けた感覚になるためである。常に失敗が許されない医療の場では完璧なことは必要だ

が，マネジメントをする上では別物だと考えたい。在宅医療は苦手分野を開示することが良い医療を提供することに繋がる。専門分野が違うもの同士，苦手な部分はある。だから補完しあえる信頼関係が必要なのだ。自己開示された相手は，「こんなことを話してくれたのだから，こちらも何か話そう」と感じる。自己開示の度合いによっては自分のプライベートも明かしてくれるようになる。さらに「個人的なことを打ち明けてくれたのだから，私はこの人から信頼されているのだ」という気持ちになる。これは心理的安全性の構築にもつながる。チームを1つの目的に向かわせるためには1人ひとりの信念や価値観に基づいた目標設定が必要になる。それを引き出すために，心理的安全性を築くことがチーム医療の一歩だと考えておきたい。

実は，心理的安全性が高い職場は雑談が多い。自己開示ができる環境にあるからである。多くの医療機関は雑談が少ないと感じる。仕事モードに入ったらその日の業務連絡や進捗確認しかしない。これではコンフリクトしかうまれない。雑談はチームの生産性を低くするという見方があるが，在宅医療のような専門職の連携が必要な場合は，雑談からヒントを得ることは少なくない。そのため，生産性の低い行為として排除すべきではないのだ。

6）医師以外の職種の採用

他職種の場合，ドクターと大きく違う点はD1段階である。在宅未経験者が圧倒的に多いため技能は低い。それに加え意欲が不安定なことが挙げられる。指導に加え必要なことはコーチング的な指導である。自信がない状態から1つずつ小さな成功体験を積ませてあげることが自信につながるのだ。

当院でも在宅未経験者で，アシスタントや事務として採用したスタッフがおり，最初は失敗の連続であった。自信を喪失したのか泣いてしまうときも多々あったが，コーチングを通して，自分の現在の状態を振り返る機会を意図的に作り，対話によって自信をつけてもらった。そのスタッフはD1→D2へと成長を遂げ，今では主任的なポジションに就き，指導する側になっている。まさに"人材"から"人財"に成長を遂げてくれた。

文献

1) 稲盛和夫official site：フィロソフィ 人生方程式 人生・仕事の結果＝考え方×熱意×能力.
   [https://www.kyocera.co.jp/inamori/philosophy/philosophy03.html]
2) ケン・ブランチャード, 他：新1分間リーダーシップ どんな部下にも通用する4つの方法. ダイヤモンド社, 2015.
3) ピョートル・フェリークス・グジバチ：0秒リーダーシップ. すばる舎, 2016.
4) ピョートル・フェリークス・グジバチ：世界一速く結果を出す人は, なぜ, メールを使わないのか. SBクリエイティブ, 2017.

（姜　琪鎬）

column

かもめマネジメントに注意！

　せっかく目標設定をしても，スタッフをほったらかしにして，ミスをするとすぐに飛んできて院長自らぎゃあぎゃあと騒ぎ立て，誰彼構わず叱りつけたあげく，さっと飛んで行ってしまう。このような"かもめマネジメント"は危険である。次にミスをしたとき，いつ院長から怒られるのだろうとスタッフたちはビクビクしながら行動するようになり，自発的な行動ができなくなってしまう。

（姜　琪鎬）

7章 組織マネジメント

4 フィードバックの仕方

1 耳の痛い話を伝えるには

クリニックにはビジョンがある。ビジョンをめざしてスタッフが足並みを揃えて，組織全体が進まなくてはいけない。しかし，スタッフの中には，同じ方向に進むことができない者も出てくる。その人の行動の癖，認識の偏りなどで行動にひずみやバイアスがかかっていることにより，問題行動が起き，成果を上げることができない。その場合，院長や事務長は，スタッフに正しくまっすぐ進んでもらうために，常に角度をみて調整をしつづける必要がある。また本人には，フィードバックをしっかりと受容してもらいながら，それをもとに自身を立て直してもらう必要がある。

いつかは，スタッフに「自律」してもらわなければならないが，その前にはどんなスタッフでも「他律」の時期が必要なのだ。人は「他律」を通して「自律」を獲得する。スタッフに「自律」的な職業人に育ってもらうためにも，耳の痛いことをしっかり伝えて，その成長に付き合うフィードバックは，組織を健全化するためにも重要な仕事なのだ。

院長にとっては日々の業務が忙しい中で，フィードバックの時間を確保しなくてはならないのは非常に大変ではある。しかし，フィードバックは適切なタイミングで行う必要がある。理想的なのは，問題が起きたら「即」行うことである。なぜなら，何か問題が起きたとき，時間が経ってから指摘しても，当該のスタッフはどのような行動が問題だったのか，その詳細を思い出すことができない。また，対人関係のトラブルの場合は，時間が経つほどこじれて元に戻りにくくなるのだ。しかし，きちんと事実確認をしないままフィードバックをすると事態はより悪化しかねないので，以下の留意点をふまえて行いたい。

2 情報収集

的はずれなフィードバックをされれば，スタッフはまともに話を聞いてくれない。そんなつまずきを避けるためにも事前の情報収集は欠かせない。相手に刺さるようなフィードバックをするためには，"できるだけ具体的に，スタッフの問題行動を指摘する"必要がある[1]。

1）悪い例

　積極性が感じられないスタッフに，「最近やる気ないんじゃないか？」「もっと気合いを入れてよ！」などというフィードバックをする。

2）悪い例の解説と改善点

　こんなあいまいなことを伝えても，相手の問題行動がよくなることはない。言われたスタッフからすれば，自分のどの行動がどう問題なのかが具体的に見えず，何を改善すべきなのかがまったくわからない。

　院長が，「スタッフの仕事に対する真剣度が足りない」と思っているのなら，そのことを「具体的な行動」などに嚙み砕いて伝える必要がある。焦点を当てるべきは相手の"具体的な行動"であり，"具体的な行動が起こったときの事実"なのだ。それらを観察することで，事前に情報収集しておくことが求められる。

3　SBI (situation behavior impact) 情報（表1）

　フィードバックをするときに必要になるデータとして，SBIに沿って情報収集しておくとよいことは，実践知としてよく知られている[1]。この場合に注意しておきたいのは，院長の主観や解釈や評価をなるべく排して，行動の観察に徹することである。SBI情報はたくさん集めるほど，スタッフの問題行動について多角的に検証することができ，フィードバックの説得力が増す。

　そのため，常日頃からスタッフを行動観察し，SBI情報を収集しておくのに欠かせないのが1 on 1ミーティング，すなわち院長もしくは事務長とスタッフが1対1で行う面談である。面談にて最近の仕事の報告をしてもらい，「何がよくて，何がよくなかったのか」，「問題が起きたとしたら原因は何か」，「どのように解決するのか」などを聞いておけば，ある程度のSBI情報は入手できる。

1）SBIの頻度

　最も重要なのはその頻度である。大部分のクリニックでは，この種のミーティングは年に1〜2回ほどは行われていると思われる。しかし，多くの院長が既に実感されていると思うが，それではスタッフの悩みなどを把握することは難しい。たとえば，半年前のミーティング内容などは双方が忘れてしまっていることが多いし，その間に問題行動が起こっていても放置されてしまうのだ。情報には賞味期限があるので短時間でよいの

表1 SBI

S：situation	どのような状況で，どんなときに問題があったか
B：behavior	どんな振る舞い・行動が問題であったか
I：impact	問題行動がどんな影響をもたらしたのか

で頻繁に行うことである。1回にかける時間は15分程度で十分であり，最低でも月に1回は行いたい。

1 on 1ミーティングは，スタッフが話したいことをしっかり聞き取ることを意識したい。自戒を込めて言えば，院長は，「hear（意識しなくても聞こえてくる）」はできても，「listen（意識して聞こうとする）」ができないのだ。相手が話していることを遮らず，関心を示しながら，最後まで聞き切るような能動的な聞き方ができるようになるには，何度も経験を積む必要がある。

2) SBIの正しい活用方法

スタッフと1 on 1ミーティングをすると，そのミーティング相手以外のスタッフに関する情報も入ってくる。「Aさんは仕事のミスが多くて困っている」「Bさんは頼んでおいた仕事をちゃんとやってくれない」などの，他者を批判するような話も入ってくる。しかし，こうした話を鵜呑みにするのは危険である。情報のソースは複数持ち，常にその真偽を検証していくことが求められる。つまり院内の情報は，常に裏とりが必要なのだ。たとえば，「仕事をちゃんとやってくれない」のは，その人を批判しているスタッフの頼み方に問題があるかもしれない。だから，その話だけで断定して，批判の槍玉に挙がったスタッフをいきなり叱ったりすれば，身に覚えのないことで突然叱られたスタッフを深く傷つけ，信頼関係を損なう結果になりかねない。もしくは，「院長は，早とちりが多くないですか？」と返り討ちにあう恐れもある。こうした失態を防ぐためにも，そのスタッフの周囲の人にも話を聞いてみるのだ。いわゆる情報の裏とりのための三角測量である。

第三者に話を聞いてみたとする。「そうですね，最近，ミスが目立ちますよね」とか「家族の問題でいろいろと悩んでいるみたいですよ」などと様々な情報が入ってくる。その中で，3人くらいが同じことを言えば，それは限りなく真実に近いと考えられる。反対に，皆が違うコメントをすれば，それは，誰かが思い込みなどで間違ったことを言っている可能性が高い。こういうときはいきなり当事者を呼び出すのではなく，様子をみたほうが無難だろう。

このように，正しくSBI情報を収集していれば，スタッフの情報を入手できるだけなく，軌道をその都度修正できるので，スタッフの成長過程に安定感をもたらすことができる。また，問題が小さなうちに対処できるので結果的に効率的と言える。深刻化しないので厳しいフィードバックも必要なくなるかもしれない。

①密閉性の高い空間で行う

場所は，個室がベストである。厳しいことを言われているのを仕事仲間に聞かれると，羞恥心が先に立ってしまい，内容がまったく頭に入らない恐れがあるため，他の人に聞かれない環境を選ぶのが鉄則である。ここでも，相手の感情の安定性に気を遣うべきなのだ。

②相手をリスペクトする態度で臨む

　フィードバックを成功させるためには，耳の痛い話であるからこそ，相手が受け容れることのできる感情の安定性への配慮が必要である。院長としても心がざわつくところだが，相手の成長を願い，相手の意志をリスペクトする態度で臨みたい。

③主観を入れず，事実にフォーカスして伝える

　これらをふまえていよいよ本題に入る。その場合，フィードバック面談の目的を伝える。たとえば，「ところで今日は，Ａさんの普段の行動で，僕が少し残念に思っていることを話したいと思います。長くなるかもしれないけど，一緒に話し合って改善策を考えていこう」といった切り出しで，趣旨を述べる。

　ここで大切なことは，この話し合いの目的を最初にストレートに述べてしまうことと，「一緒に話し合っていこう」「一緒に改善策を考えよう」と述べることである。相手を傷つけたくないからといって，目的をはっきり言わず，回りくどい言い方をしても，結局，フィードバックにおいては痛みを避けることはできない。むしろ，回りくどい言い方をしたほうが，「何が言いたいのかわからない。はっきり言ってほしい」と，スタッフの不信感が募るだけである。言いにくいことはストレートに言う，ただし言いにくいときにこそ表現に気をつけるべきである。

　目的を伝えたら，収集したSBI情報をもとに，どのような行動に問題があるのかを伝える。ここで重要なのは，なるべく具体的に把握した問題行動を，主観や感情を排除し，起きている事実を起きている通りに伝えることである。

　相手が反発するのは，指摘した人の主観や感情が混ざっているときである。指摘されたほうは，「それは院長の勝手な思い込みじゃないか」と思ってしまいかねない。そうならないためにも，事実をありのままに伝えることが必要である。その場合の伝えるコツは，「○○のように見える」というように話すことである。たとえば，「私には，先日のあなたの行動は○○のように見えるけど，どう思う？」といった具合である。こういう言い方だと冷静に聞こえるだけでなく，相手も頭ごなしに言われたときと異なり，自分の言い分を主張する余地があるので，追い詰められることなく指摘を受け止めてくれる可能性が高い。とにかく大切なのは決めつけないことである。

4 問題点を腹落ちしてもらう

　客観的な問題行動の情報を伝えれば，相手に届いたと思いたいところである。しかし，相手からすると，院長から突然通知された情報は，解釈するにも時間がかかる。

　院長であるあなたは，情報を伝えたあとはこう思っているはずだ（図1）。

● said（言ったことは）＝heard（聞かれている）

● heard（聞いたことは）＝understood（わかっている）

院長は

said=heard（言ったことは，聞かれていて当然）
heard=understood（聞かれたことは，わかっていて当然）
understood=acted（わかったことは，行動されて当然）

問題行動を指摘されたスタッフは

said ≠ heard（言ったけど，聞いていない）
heard ≠ understood（聞いてはいるけど，わかっていない）
understood ≠ acted（わかっているけど，行動していない）

図1　認識の違い

しかし，これはスタッフの視点からは，以下のようになっている。

● said（言われたけど）≠ heard（聞いていない）

● heard（聞いてはいるけど）≠ understood（わかっていない）

　要するに，院長は自分の行動が即相手の行動変容につながると思っているが，実際のスタッフ側ではそうならない。だから院長は，"≠"を"="に変えるべく，相手に問題点を認識してもらうための"腹落ちのための対話"が必要なのだ（**図2**）。たとえば，両者が円錐を見ていたとする。院長の視野が広い場合は，立体と認識し円錐であることもわかっている。一方で，スタッフは視野が狭いので円錐を一方向からしか見ることができず，三角形と思い込んでしまう。つまり，スタッフには円錐の真実の姿が見えていないのだ。そこで，"腹落ちの対話"をすることにより，スタッフに他の方向から眺めてもらうようにして，立体であることに気づいてもらう。そして，双方がこれは円錐であることをすり合わせできるようにする。

　何事もその人なりのものの見方が存在するため，スタッフ自身の物事の見方によって"真"を見ている気になっているものである。このときに院長にできることは，いったん相手の見方を認めつつも，別の見方を相手に発見させることである。そのために，先に述べた"腹落ちの対話"が必要になる。"腹落ちの対話"とは，相手と向き合い，投げつけた事実に対して対話を行って，相手の理解を得ることである。院長とスタッフの考えていること・思っていることが違うことを前提として，理解が一致する段階まで対話を行うことが求められる。

　具体的には，「私には，先日のあなたの行動は○○のように見えるけど，どう思う？」というように，まず相手の思いや考えを話してもらうことである。そして，相手が話しはじめたら，話の腰を折ることなく傾聴に徹するのだ。ここで大切なことは，相手の話を「聞き取る」ことである。そうすることで，院長とスタッフとの考え方の違いなどが見えてくる。そして，話を聞き取ったら，「△△さんはこのように思っているようだけ

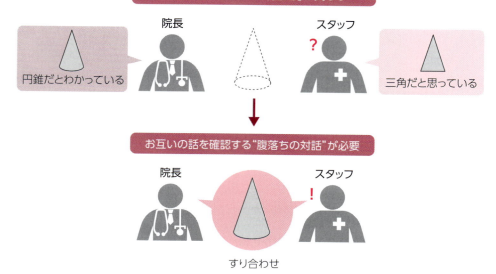

図2 腹落ちの対話

ど，私はこう思うな」というように，違いを伝えていくのだ。現状が，めざすべき目標と相当かけ離れていることをしっかり認識するために必須のこのステップを省くと，フィードバックは何の意味も持たなくなってしまうので，長時間もしくは複数回になることを覚悟しておく。

5 ギャップを明らかにする（図3）

対話によって相手の問題点を認識させる際のポイントは，問題のある現在の状況とめざす方向とのギャップを明らかにすることである。このギャップを数字で表すことができればよいが，示しにくい仕事の場合は，「本来ならば，その仕事の先にどんな光景が広がっているのか」を問いかけてみる。外部の専門職との連携に対する意識が乏しく協力的ではない医師には，「在宅医療のあるべき姿として，患者と家族を支えるにはどうあるべきか」を問いかけてみてもよいだろう。そうすれば，相手も現状と目標とのギャップを意識しやすくなる。その上で相手が今後何をしていくか"決定"に持ち込むことが重要である。大切なことは，対話を通して決定に持ち込むことである。徐々に対話の量を減らして，決定＝共通認識をつくりあげていくのだ。

6 「何をすべきか」を自己決定してもらう

問題点が腹落ちしたと感じたら，次は「何をすべきか」を自己決定してもらう。このよ

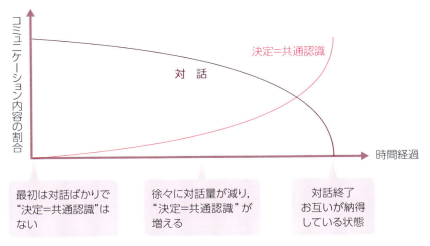

図3 対話と決定のバランス

うな自己決定は,スタッフ1人ではなかなか難しいので,院長のサポートが必要である.

ポイントは,相手自身に,自分の過去や現在の状況を再び言葉にしてもらうことである.院長が言葉にするだけでは相手の記憶に残らないので,スタッフ自ら言葉にしてもらうことで,客観的にみられるようになり,次の仕事に気づきを得ることができるのだ.そうは言っても,自ら起こした問題行動を,スタッフ自身が客観的に分析するのは非常に難しい.実際,しばらく経っても自分の行動を正当化したいと考えがちである.そこで院長は,適切な質問を投げかけることにより,狭くなっていた視野を広げてあげる必要がある.

質問のポイントは,相手の過去と現在の状況を振り返り,今後の行動計画につながるようなものにしたい(**図3**).

1) 何が起こったのか?

問題行動の場合,「自分は,過去・現在にどのような状況で,どのような行動をとり,それがどんな問題を引き起こしたのか」を,スタッフに言葉にしてもらう.なるべく具体的に,問題発生のプロセスを再現してもらう.これが再現できないうちは,院長の指摘が腹落ちしていない可能性が高い.ここで,院長とスタッフの認識の違いを明らかにしておく.

2) それは,なぜなのか?

スタッフの行動や認識のうち,何がよくて,何がよくなかったのか.本当の原因が何であったのかを,スタッフに言語化してもらう.自身の力で原因を明らかにすることで理解が深まるし,問題行動の改善につながる.ここは院長にとっても,スタッフが言葉にできるまで忍耐が必要だが,院長からはヒント程度にとどめて待つことに徹したい.

表2 SMART

S：specific（具体性）	目標は具体的か？
M：measurable（測定可能性）	数字で示せるか？
A：achievable（達成可能性）	達成できる目標か？
R：realistic（現実性）	現実的か？
T：time（時間）	期限内にできるか？

3）これから，どうするのか？

　問題行動と原因が明らかになったら，めざすべきゴールに向かって，どのように問題行動を改めるのかについてスタッフ自身に決めてもらう。ここでも，「このように変えるべき」と院長に押し付けられても，相手のモチベーションは上がらないのだ。

　この段階では，スタッフに新たな行動計画や目標を立ててもらう。この場合，"SMART"に従うと立てやすい（**表2**）。この後，すぐに問題行動が改善しなかったとしても，ここでの行動計画と目標が次回以降のフィードバックの素材となる。

7 サポートの明言と再発予防策

　以上でフィードバックは完了であり，その後に院長から2つの働きかけを行う。

　①困ったときには最大限のサポートをすることを伝えておく。

　これにより，フィードバックを受けたスタッフの孤独感が和らぎ，彼らが自らのあり方を立て直すときに大きな助けとなる。

　②問題再発を前提に予防策を立てて，スタッフと話しておく。

- 今抱えている問題は，どのような場合に再発してしまうのか？
- 再発しそうになったら，自分としてはどうするのか？

8 事後フォロー

　フィードバック後にそのまま放置してはいけない。その後も，行動改善ができているかの確認が不可欠である。声掛け程度でもよいので，隔週に1度はフォローの機会をつくりたい。フィードバックが「いかにスタッフを立て直すか」だとすれば，フォローは，「いかに伴走するか」だと言える。

9 備忘録としてのメモ

　フィードバックの最中にはスタッフからも様々な話がある。場面にもよるが，フィード

バックでスタッフが話した内容，院長とスタッフで合意した内容については，なるべくメモに残しておく。この場合，スタッフに議事録のようなメモを書いてもらってもよい。そうすると，備忘録になるだけでなく，スタッフが面談での話をどのように受け取ったかが確認できるので，認識のギャップをダブルチェックすることが可能になる。

　行動を変容してもらうためには「手間暇」をかけ，かつ「あの手この手」を尽くさなくてはならない。院長はできる限りあきらめず，スタッフの変化を信じることこそが重要である。

文献

1)　THE 21 online:「耳の痛いこと」を伝えて部下と職場を立て直す技術 [https://shuchi.php.co.jp/the21/detail/3618?p=2]

（姜　琪鎬）

7章 組織マネジメント

5 エンゲージメント

1 地域と自院を活性化させるための，これからの組織のあり方

　近年，組織の形は変わりつつある。かつては，意思決定権を一部に集約する，ピラミッド型の階層のある組織が一般的であった。実際，ほとんどの病院はいまだにそのような組織で運営されている。インターネットの登場以降，フラットな組織形態，オープンな組織形態が模索されるようになった。特に最近は，階層を意識的に排除してフラット化し，意思決定権を個々にゆだねる分散型の組織が注目されるようになってきている。

　階層や指示系統がはっきりしていて，内側で閉ざされた組織においては，上下関係がきわめて大きな意味を持つ。そのほうが効率的だからである。しかし，訪問診療の場合，院外での繋がりが業務の中で大きな役割を占めるようになるので，よりオープンでフラットな組織が求められてくる。なぜなら，在宅での療養者は医療だけを求めているのではない。むしろ生活支援が占める割合のほうが大きい。生活支援を担うのは地域の専門職であり，彼らや彼女らとの繋がりのほうが問題となる。医療者が病院と同様の階層的な繋がり方をする限り，医療者はチームの一員として迎え入れられず，一体感のない支援になってしまう。これは，院外のみならず，院内にも求められるようになってくる。ケアの一貫性を保ちたいのなら，院内においても階層型の組織を見直して，よりフラットな組織形態に近づけるべきである。スタッフ同士においても質の異なる関係性をつくっていかなくてはならない。地域包括ケアの時代とは組織のありかたにも影響を及ぼすのだ。

　そのような変化に直面したとき，一番戸惑うのはスタッフ自身かもしれない。しかし，"スタッフ同士の心理的なつながり"や，"組織への貢献意欲"が支えとなれば，新たな組織の形に前向きに適応していくことができるであろう。逆に，指示系統や役割定義によって成立していた組織では，その関係性が弱まった途端に，個々人が拠り所のない不安な状態に陥ってしまい，組織不全に陥りやすい。つまり，組織のあり方が時代・環境に合わせて進化できず，十分に機能しなくなってしまうのだ。

　インターネットの登場は，その自律，分散，協調といった特徴によって，多くのサービスの形を劇的に変化させた。たとえば訪問診療の世界においては，それぞれの職種が同じ時間・場所に居なくても，インターネットによる連携の簡便化により協同が可能に

なった。そうした手段の進化に合わせて，組織のあり方も，自律を軸にしたものへと変わっていくことが期待される。

　これから求められていくのは，人が楽しくいきいきと働き，力を発揮でき，成果を上げることができる組織である。これらが好循環で回っていくような自律的な組織をめざしたい。そして自律へのカギが「エンゲージメント」である。

2　エンゲージメントとは何か

1) エンゲージメントの定義

　エンゲージメントを定義すると，「従業員の1人ひとりが組織の掲げる戦略・目標を適切に理解し，自発的に自分の力を発揮する貢献意欲」となる。

　この定義では「関係性」を重視している。「関係性」とは，

- 個々人が組織の戦略・目標を理解しているという関係性
- 自発的に組織に貢献するという関係性

のことであるが，両者が揃っていなくてはならない。組織が戦略や目標を掲げるだけ，個人が力を発揮するだけでは，エンゲージメントは成り立たないのだ。構成要素としては表1 [1] に示すものとなる。これらの構成要素はお互いの要素に影響を及ぼし合って，総体としてのエンゲージメントを決定づけている。

3　エンゲージメントと類似の概念との違い（表2）

　エンゲージメントと類似の概念に，従業員満足度，モチベーション，ロイヤルティ（loyalty）がある。似た面もある一方で，本質的な違いもあるが，エンゲージメントの意味合いをより深く理解してもらうために整理しておく。

1) 従業員満足度との違い

　従業員満足度は「従業員がどれだけ職場に満足しているか」を定量化したものである。主に給与，福利厚生，職場環境，人間関係について振り返って評価する。しかし，個々の従業員が「満足している」状態と，「主体的・自発的に仕事に取り組む」状態は必ずしもイコールではない。従業員満足度が上がったとしても，収益や個人の生産性が高まるとは限らない。むしろ，従業員満足度を高めるための施策はコストの増加につながり，業績を圧迫する要因になる。

　一方，エンゲージメントは，熱意や活力など，個人の意欲が組織や仕事にどれだけ向かっているかを測定する。自己の成長につながっているか，やりがいはあるか，承認を得られているか，方針に納得できているかなど，組織と仕事に対する個人の感覚や状態を評価する。そのため，従業員満足度とは異なり，仕事上のパフォーマンスに影響をも

表1 エンゲージメントの9つの構成要素

① 職務	やりがい	職務を通じてやりがいを感じられているか
	裁量	職務を遂行する上で必要な裁量を与えられているか
② 自己成長	達成感	仕事を通して，達成感を得られているか
	成長機会	仕事を通して，能力やスキルを高められているか
③ 健康	仕事量	任されている仕事量は適切か
	ストレス反応	頭痛，焦燥感などのストレス反応は出ていないか
④ 支援	職務上の支援	職務を遂行する上で必要なサポートはあるか
	自己成長への支援	自身の成長の手助けをしてくれているか
	使命や目標の明示	部門や個人の使命や目標をわかりやすく伝えているか
	同僚からの困難時の支援	自分が困っているときに，同僚は助けてくれるか
⑤ 人間関係	リーダーとの関係	自身の上司とは良好な関係を築けているか
	仕事仲間との関係	仕事仲間とは良好な関係が築けているか
⑥ 承認	成果に対する承認	成果を認められたりしているか
	発言・意見に対する承認	自分の意見や発言を周囲が聞いてくれているか
	評価への納得感	成果や貢献に見合った評価がされているか
⑦ 理念と戦略	理念への共鳴	クリニックの理念に共感しているか
	ビジョンと戦略への納得感	めざす方向とやり方に納得できているか
	経営陣に対する信頼	院長・事務長を信頼しているか
	クリニックの業績への誇り	クリニックが築いてきた実績に誇りを感じているか
⑧ 組織風土	キャリア機会の提供	意欲的であれば，キャリアアップの機会を与えてくれているか
	チャレンジする風土	失敗したこと以上に，チャレンジしたことを讃えてくれるか
	部署内での協力	目標を達成する上で，他部門は協力的か
	称賛への妥当性	院内で誰かが称賛されたとき，適切だと感じられるか
⑨ 環境	職場環境への満足度	働きやすい職場環境か
	ワークライフバランス	必要に応じてライフスタイルにあった働き方ができるか
	給与への納得感	働きに見合った給与・賞与が支払われていると感じるか

（文献1より引用）

表2 エンゲージメントと類似の概念との違い

エンゲージメント	主体的・意欲的に取り組んでいる状態	相互の対等な関係に基づくもの
従業員満足度	職場環境や給与，福利厚生などへの満足度	組織が与えるもの
モチベーション	行動を起こすための動機	個人が感じるもの
ロイヤルティ	組織に対する帰属意識，忠誠心	上下関係が生み出すもの

たらすのだ。

2) モチベーションとの違い

モチベーションの高さとエンゲージメントの高さはしばしば相関するが，モチベーションが個々人の"動機づけ"であるのに対し，エンゲージメントはその語源からもわかるように，個々人と仕事・組織の"関係性"を表す。この違いは重要である。モチベーションが高くても，個々人がばらばらな方向を向き，協働することができなければ，組織としての生産性は高まらないのだ。つまり，モチベーションは個人としての主体的な行動を促すことはできても，それが組織としての成果につながるとは限らない。

3) ロイヤルティとの違い

ロイヤルティは，忠誠，忠義，忠実，誠実などの意味を持つ言葉である。社会においては，従業員の組織に対する帰属意識，忠誠心などを指す。関係性に基づく概念である点では，エンゲージメントに似ているが，ロイヤルティには，主従関係，上下関係が前提にあることが大きな違いである。つまり，院長が上に立ってスタッフを従える，という前近代的なニュアンスがある。一方，エンゲージメントには，組織と個人はあくまで対等な存在として関係をつくることが前提とされる。

モチベーションや忠誠心というと，しばしば取り沙汰される，やりがいを強く意識づけることで劣悪な条件での労働を強いる"やりがい搾取"を思い浮かべる人もいるかもしれない。しかし，これが問題になるのは，未成熟な若者をだまして搾取するような場合や，そもそも労働条件が違法な場合である。また，そのような問題がなくても，個人が組織への盲目的な忠誠心によって自身を犠牲にして働くことも健全ではない。一方で，個人が"自発的な貢献意欲"によって仕事に打ち込んでいるのだとしたら，労働時間が長くても（違法なレベルを超えないかぎり）大きな問題ではないだろう。自発的な貢献意欲であるエンゲージメントがあるかという視点が大切なのだ。

4 組織にエンゲージメントが求められる背景

この十数年で，仕事選びにおいて，安定性や待遇だけでなく"やりがい"や"意義"が重視されるようになった。こうした傾向はますます強くなっていくと考えられる。

1) 人材の流動化

もともと終身雇用の文化が強かった日本の企業だが，バブル崩壊後の長期不況の頃から，人材の流動化は進んできた。このトレンドは医療界にも及び，今後は病院の統廃合によりベッド数が減るため，病院に勤務している医師人材の流動化がこれからますます進むだろう。つまり，医局に所属して関連病院に派遣されることが当たり前だった時代ではなくなり，医師の転職が普通のことになっていく。医師が愛着を持てない，働きがいを感じられない職場からは人が去っていく。医局が一個人の医師を一生囲い込んでい

た時代から，一個人が職場を選び，渡り歩く時代になるということである。雇用する側の組織が生き残るためには，患者獲得以上に人材獲得競争に勝たなくてはならない。そのためにも，組織は従業員のエンゲージメントを高め，ここで働きたい，ここに居続けたいと思ってもらわなければならない。

2) 求められる創意工夫

もう1つの背景は，地域包括ケアシステムが推進された結果，医療機関は来訪する患者を待つ従来のスタイルのみではなく，もっと地域に出かけて繋がりを求められるようになったことがある。しかし，地域包括ケアシステム自体における医療機関のサービスのあり方がそもそも新しい概念であり，誰も"正解"を知らない。だからゼロから生み出す創意工夫が求められる。

そのためには院内の医師とスタッフに限らず，地域で携わる多職種が意欲的に地域に向き合い，知恵を絞らねばならない。創意工夫は上からの命令に従うことで生まれるものではない。自発的・自主的に考え，自由に発想するときにこそよいアイデアは生まれるものだ。つまり，創意工夫を積み重ねて，地域にイノベーションを生み出すためには，自発的な貢献意欲としてのエンゲージメントが原動力になるのだ。

3) 真の「働き方改革」

多くの職場に蔓延する長時間労働を是正すべしという声が高まり，「働き方改革」の議論では長時間労働の是正が大きな論点となった。しかし，時短などの量的側面ばかりが注目され，幸福，信頼などの質的向上についてはいまだ手付かずの状況と言える。つまり，この問題を表面的なワークライフバランスや働き方の問題に矮小化しているのだ。

働き方の問題は，労働時間（労働の量）だけではなく，エンゲージメントの強さ（労働の質）も併せて考える必要がある。この2つを軸としたマトリックスで考えることにする（図1）。

「働き方改革」で槍玉に挙げられているのは，図1右下の疲弊層である。エンゲージメ

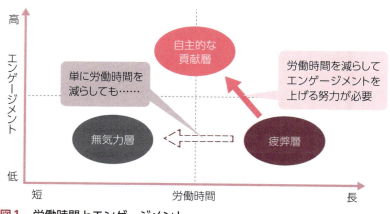

図1　労働時間とエンゲージメント

ントが低く，労働時間が長い人たちである。しかし，単に労働時間を削減するだけで，その層のエンゲージメントを上げない限り，対症療法に終始する。結果として図中・左下の無気力層に陥るだけである。相変わらず組織への貢献は低く，生産性の高い組織にはならない。よって，労働時間の短縮を図ると同時に，エンゲージメントが高まるように，人と職務，人と組織の関係性の改善が必要なのだ。

5 エンゲージメントがもたらす効果

1) ケアの質との相関（図2）

クリニックがスタッフを大事にすれば（それによってエンゲージメントが高まれば），スタッフは院外の多職種に対して親切な対応をし，患者・家族には質の高いケアを提供する。すると，院外の多職種はさらにそのクリニックに患者を紹介するようになり，クリニックの収益が増加する。クリニックはその利益を使ってさらにスタッフを大切にすることができる。このような好循環をもたらすのだ。ちなみに，スタッフのエンゲージメントが高まると患者・家族の満足度も高まるという相関は「鏡面効果」と呼ばれる。ケアの提供者と利用者は，合わせ鏡のような関係ということである。

2) イノベーション創出

地域包括ケアシステムにおいて，地域の事情に即したイノベーションを生み出すことが求められている。なぜなら，地域の社会資源が潤沢にあることは稀であり，創意工夫を積み重ねる必要がある。創意工夫を高めるためには，1人ひとりが主体的に職務に関

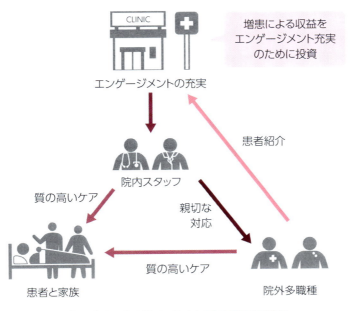

図2　エンゲージメントがもたらすケアの質の好循環

わることが重要である。決められた手順を正確にたどる，業務をこなすタイプの仕事であれば，基本的には"管理"によって進めることができる。しかし，アイデアを生み出す仕事は管理では限界がある。能動的・主体的に課題に向き合い，貢献しようと知恵を絞ることが求められる。

たとえば，アイデアを生み出す拡散思考の代表的手法であるブレーンストーミングの成否は，エンゲージメントの成否によって左右される。ブレーンストーミングがうまくいくためには，参加者を公平に取り扱う（上下関係がない），否定しない，アイデアと人とを切り分けるなど，いくつかの前提条件がある。しかし，この前提条件のさらに前提となる，隠れた前提条件があるのだ。それが，十分なエンゲージメントがあること，参加者がお互いを十分に信頼しあっていることである。

つまり，エンゲージメントが高い組織は心理的に安心・安全な場を提供できるため，ブレーンストーミングがクリエイティブになり，結果としてイノベーション創出に貢献するのだ。

在宅医療においては，エンゲージメント重視の経営は親和性が高いと思われる。なぜなら，共感力や関係性をつくる力に基づく人間性を重視しているからである。つまり，論理と感情，左脳と右脳のバランスをとることができる考え方なので，地域で従事する医療者と多職種にも受け入れやすい考え方と言える。

3）当院のエンゲージメントの実践

表1の9つの要素にはスタッフごとに2つのばらつきがある。1つ目は要素ごとのばらつきである。「職務」の満足度は今ひとつだが「支援」や「人間関係」が非常に高い，というように9つの要素の影響が重なり合ってエンゲージメントを決定づけている。2つ目のばらつきは，組織では様々なイベント（入職，退職，院内業務の大幅な変更など）が発生するため，その影響を受けて要素にも変動が起きることである。

これまで，当院では不定期にスタッフの満足度調査のようなものを実施していたが，そのような調査の結果はそのときのスナップショットにすぎない。特に2つ目のばらつきの推移は，調査ごとの間隔が長くなると何も把握していないに等しくなる。実際，把握できないまま後手に回ることが多々あり，不満を溜め込んだスタッフに去られたことがしばしばあった。定期的・継続的にモニタリングする必要性を感じていたが，これまでの調査は双方に負担が大きかったので，手軽にできるツールを模索していた。

その矢先，wevoxという9つの要素をモニタリングするためのツールを知り，2019年春より本格的に導入した。wevoxはweb上で使えるエンゲージメントを測定するツールで，スタッフ自身が組織の状態を9つの要素から定期的にチェックし，改善のために日々活かしていくように設計されている。また，管理職が閲覧できる管理画面では，各要素についてスコアの推移も確認できる。何らかのイベント（入職，退職，新規システムの導入，院内業務の変更など）があった後も，スコアの推移を確認して個々

のイベントの影響・効果を把握できる。また，良い結果を示している要素を強化したり，悪い結果を示している要素について対策をとることも可能である。これまでエンゲージメントを改善しようと努力をしてきたが，弱い根拠で散発的な施策を打ったりしていた。また，施策に対する効果測定さえも曖昧であった。このような継続的に測定できるツールで各要素を時系列で可視化できるようになったのは大きい。今後は，エンゲージメントを高めるための施策を，院内のみならず，院外の関係者にも広げていけたらと考えている。

文献

1) 新居佳英, 他：組織の未来はエンゲージメントで決まる. 英治出版, 2018.

（姜　琪鎬）

7章 組織マネジメント

6

事務長学

1 事務長とは何か？

　当院（たんぽぽクリニック）が，他にほとんど例のなかった在宅医療専門の診療所としてスタートした頃（2000年10月開業）は，「在宅医療」のカテゴリーがいまだ存在しない時代で，たとえば患者紹介をめざして病院の連携室を訪問しても，「訪問診療って！？」といった反応が常で，患者確保はもちろん，診療所運営の方法もほかに例がないこともあり，暗中模索を続ける毎日であった。その頃の印象的な思い出を1つ紹介したい。

　あるとき，院長が患者・家族の集まりで講演したことがあった。話が終わり「なにか質問はありますか？」と会場に投げかけたところ，隣県から来たという1人の男性が立ち上がり，「先生，私の町にはいつ出て来てくれるのですか？」と発言されたのだった。続けて「私は難病を抱え不安な毎日を過ごしているので，先生のように自宅まで来てくれ，そして24時間対応してくれる医療機関を待ち望んでいるのです。」と言われたのである。集患もままならない時期だったので，それはなにか筆者らへのエールのように聞こえ，「自分たちのような存在を必要としてくれる人がいるのだ。これからもっと頑張ろう！」と，院長と手を取り合って喜んだ記憶がある。そして，自分たちの取り組みは，今はまだ誰も行っていないけれど，これから必ず世の中に必要とされるものだと確信したのだった。

　それ以来，患者確保，業務システム構築，職員の確保や教育研修，事業の拡大，そして組織風土の形成など，様々な課題との格闘の連続だった。その山々を院長と力を合わせ1つひとつ乗り越えてきた（つもりだ）。

　事務長と院長は，いわば二人三脚のパートナーのような存在だ。足並みが揃わなければ組織はすぐに歩みを止めてしまう。もちろん，時には追従するだけでなく，苦言を呈する役割も担わなければならない。意見が合わないときだってあるだろう。しかし，それは組織を成長・発展させるためだ。すなわち事務長の役割とは，院長の在宅医療や組織運営に対する思いや理念を組織に落とし込み，それを具体的な姿に体現し，関わる患者・家族に安心を，働く職員にやりがいと幸福をもたらすことであると考える。事務長も，院長と同様に高い志を持ち，その実現に向けて粉骨砕身の努力と働きができる人物でなければ務まらない。

2 なぜ必要か？

　24時間対応を不可欠とする在宅医療クリニックでは，院長はほとんどの時間を診療や患者対応に割かざるをえず，また当然日中の多くは患家を訪問しているため，日々起こる様々なできごとに対して適宜の判断やひとまずの対処が行いづらい。たとえば，新規患者の紹介や問い合わせ，患者・家族からの連絡，連携先や関係業者との折衝，来訪者への対応等々，そのときどきで対処・解決をしていかなければならないことも多く，これを院長が後々改めて対応していると後手後手の感は拭えず，集患や連携に支障をきたすケースも出てくるかと思う。

　もちろん，診療所（事務所）に残る職員が対処すればよいのだが，内容によっては事務員では処しきれない場合も多く，院長の意を汲む者がひとまずの判断と対応をする必要があるだろう。そのような意味で，事務所の留守を安心して任せることのできる事務長の存在は大きいと言える。

　また，院長はいわば大所高所から物事を判断しなければならず，場合によっては現場の実情とズレがあることや，事前の説明が不十分で受け入れに抵抗がある場合もあるかと思われるが，それでは進むものも進まないことになるので，現場への浸透や円滑な実施のための潤滑油的な存在が必要になってくる。また同時にときどきの状況や現場の意見を把握し，院長の物事の判断そのものをより妥当なものにしていくアドバイザー的役割も負わなければならない。

　併せて，院長と職員，医師と看護師，医療者と事務員など，立場や経験の異なる人たちが相互を理解し，気持ちよく働ける組織風土をつくりあげていくのも事務長の重要な仕事であると考える。

　事務長に求められる役割は大きい。

3 リクルーティング

　全国の名だたる在宅医療クリニックには，必ずと言ってよいほど「できる」事務長がいる。小さな診療所から大きな医療法人まで，規模は違えども成長・発展するところには，院長の下，陰となり日向となり，それを支える事務長の存在がある。院長の思いを汲み，それを体現するために必死で働く，信頼に足る事務長がいれば，診療所運営も随分と心強く，楽になるのではないだろうか。

　よく「最初から事務長を雇うべきか，一定の規模になってから確保すべきか？」という質問を受けることがあるが，その本質は時期ではなく人物に拠ると思われる。募集して，良い人に巡り合えれば問題ないが，1，2回程度の短時間の面接でその人の本質がわかるわけでもないので，事務長という性質上，知己の人物に白羽の矢を立て，確保に

動くほうが間違いがないのではなかろうか。あるいは，雇用した若手職員の中で，その能力や勤務態度を見きわめて登用するのも1つの方法かと思う。

ただ，一定期間後に確保する場合，開業時から苦楽をともにした事務職員にとってはある日突然事務長が降って湧くことになるので，入職時には十分な配慮と留意，また事務長自身の自覚と配慮も必要と思う。

なお，仮に事務長の経験者がいたとして，それがベストかと問われると必ずしもそうではないだろう。経験は貴重だが，新しいクリニックをつくりあげていくので，むしろ未経験のほうが自分色に染めやすいのではないだろうか。

全国の知己の事務長には，院長が前職時代に知り合った製薬会社のMR，医療機器会社の営業マン，あるいは開設準備や支援に関わった住宅メーカー社員，コンサル会社社員等などからの転職者がいるが，いずれもあくまで事務長が先生にほれ込んだという側面もあり，院長自身の思いや人柄が問われる部分でもあろうかと思う。いずれにせよ相思相愛でなければ降りかかる幾多の難関をともに乗り越えて進んでいくことは難しい。

4 役割分担

それぞれのクリニックでその役割は千差万別であろうが，院長との関係性で言うなら，「経営」と「運営」を分担することになるだろう。

経営とは，その理念を体現し，組織を発展させ，利益を出し，社会に貢献し，職員を幸せにすること，とも言えるだろうか。そして運営とは，そういった経営の目的を実現するため，ヒト，カネ，モノを最大活用して，効率的にそれを達成していくこととも言えるのではないだろうか。表裏一体の2つの目的を，院長と事務長が経営者と運営者となって力を合わせて成し遂げていくのだ。

経営者である院長に求められるのは，理念（フィロソフィー，credo）をつくりあげ，その浸透を図ること。さらに，事業の目的や意義を明確にし，自分たちがめざす方向や具体的な目標を職員に指し示すことだろう。それを成し遂げるには，その理念や目標をともに仕事をする職員に語りかけ，理解を得て，いかにやる気にさせるかということに尽きる。経営者1人だけが頑張っても，できることには限界がある。組織が発展するためには自身の思いを受けて，それと同じ気持ちで仕事に取り組む職員が不可欠だ。その先頭に立つのが事務長であり，職員のやる気を結集することこそ事務長が担うべき役割である。

したがって，職員の最大出力を引き出すには，事務長にこそ，理念や事業の目的，意義などを十二分に理解させていくことが必要と思われる。そこに少しでも疑問や不安があれば，エンジンの回転数は上がらないし，そもそも動かない。いくらガソリンを沢山入れようと（給与を上げようと），車体を磨こうと（働く環境を整えようと），決してエ

ンジンは出力を上げない。

　事務長以下，職員が力を合わせることこそ，組織の原動力である。両者がそれぞれの役割を果たしつつ相互に機能し合っていくことができれば，組織は必ずや最高出力を出すであろう。

5　任せ方

　まず，任せるにあたって，院長が事務長に対し心を決めてほしいのは以下の2点である。

1) 共同経営者のつもりで

　自分のパートナーとして，ともに組織運営の責任を負う，いわば共同経営者ぐらいのつもりで事務長を迎え入れること。

　人間は必要とされるとき，信頼されるときに責任を感じ，大きく成長する。もちろん実際には共同経営者でなくても，売り上げ，支出，収益といった財務情報の共有を含めて，運営の中心に位置づけられれば，その責任を果たさんと獅子奮迅の働きをするものと思われる。

2) 院長が先頭に立つ

　たとえ運営を事務長の分担としても，院長自らが常に先頭に立ち，働く職員を幸せにしようと心から願い，必死で仕事に打ち込むことが肝要だ。そうすれば，事務長はもちろん職員は皆，院長に心底惚れ，必ずついてくる。院長が「背中で引っ張って行く！」くらいの気概を見せれば，事務長は仕事を自らどんどん引き取り，その気持ちに何としてでも報いようとして，大きく成長すると思われる。

3) 院長は常に状況を把握する

　事務長を信頼し仕事を任せることの重要性とともに，その状況を常に把握し，時々の判断や対応が遅れないようにすることも重要だと肝に銘じる必要がある。そのためにはやはり，報告・連絡・相談（ほう・れん・そう）を徹底することが必要だ。初歩的なことだが，それがチェック機能として最も有効だと考える。

　「ほう・れん・そう」が自然のこととして行える状況を確実につくっていくこと，定例の報告を求めること（それを上の空で聞くと定例でなくなってくる），適宜の連絡がしやすい環境（メール，ライン，メッセンジャー，ウェブの情報共有ツールなどで）を整えること，気軽な相談ができる雰囲気をつくること（忙しいから後で……というようなことが続くと事務長は相談しなくなる），といった体制をつくることも，「報・連・相」を有効化する地道な工夫と思われる。

6 事務長の存在とは

　事務長という存在はクリニックにとって必須ではないが，しかし逆にその存在が最大効果を上げれば，院長にとっては何よりも心強く，組織の成長・発展にとっても欠くことのできない存在になることは明白だ。

　冒頭で開業時の講演でのエピソードに触れたが，男性の「先生，私の町にはいつ出て来てくれるのですか？」の質問に対し，そのとき筆者らは，「遠く離れたその男性の住んでいる街に診療所を出すことはできないが，これから自分たちが在宅医療の分野を切り拓き，発展して，その普及・拡大に力を尽くすことができれば，その人の思いに応えることになるはずだ！」と誓った。それ以来，事務長として数々の挫折，失敗そして多くの出会いと喜びを経験してきた。その経験が，この書を手にされた医師がまだ見ぬ事務長に思いを巡らせる際のヒントになれば幸いである。

　事務長や職員と力を合わせ素晴らしい医療機関をつくりあげ，患者・家族そして地域に安心と信頼が広がっていくことを心より願い，エールとしたい。

（木原信吾）

7章 組織マネジメント

7 「チーム全体」で考える働き方

1 学びとやりがいのある仕事環境

　我々が仕事に求めることとはなんだろう。1日の大半，つまりは人生の多くの時間を仕事に費やしているからには，その時間をいかに面白くし，かつ個人や組織の成長を高めていけるようにするかが，メンバーの人生の生きがいや充実感にも関わる重要なことであるのは言うまでもないだろう。一方で，医療やケアはルーチンワークに陥りがちな仕事でもある。それでもなんとかなるからと「それなり」の仕事をダラダラ続けているだけでは，早晩飽きてしまうのは自分自身にほかならない。

1) 高齢者医療における新たな価値基準

　特に在宅医療の中心をなす高齢者医療は，身体機能や病状もだんだん低下していくことが避けられない過程にあり，その先は看取りに向かっていくという宿命を持っている。よってこれまでの「治癒」をめざす医療のあり方とはまるで異なる価値基準でとらえなければならず，提供者にも利用者にも大きなパラダイムシフトが求められている。それはQOLという新たな価値を受け入れること，言い換えれば個別性・多様性を許容しつつ，当事者の満足度を最大化していくという複雑で答えのない世界である。そこにやりがいや面白さを創造していくというダイナミックな転換は，まさに在宅医療の本質的な部分ともつながるように思う。

2) チーム全体での結果の必要性

　低下していく病状や体調と向き合うことは，医療者にとってはストレスがかかること。その分，そこに面白さを見いだせないと続けられないし，質も上がらない。自分自身が笑顔でいられないと他者に優しくなどできない。在宅医療においては，院内院外の多職種チームで関わることが多いため，構成するメンバー全体のスキルや目標設定がうまく整っていなければ十分なパフォーマンスを発揮することが難しいだろう。そのような意味で，学びややりがいは個人にとどまらず，ともに仕事をするチーム全体がそれを感じつつ，喜びや達成感のある結果につなげていけるような取り組みが必要と思われる。

　本項では，当院で取り組んでいる働き方や組織づくりについて述べてみたい。

2 ライフステージに合わせた働き方を受け入れる柔軟性

　当院（桜新町アーバンクリニック）は世田谷区にある在宅療養支援診療所で，訪問看護ステーションも併設している。在宅患者数は400名を超え，看取りの9割は自宅で行い，年間120件に及ぶ。それを支えるのは在宅医療部専属の医師11名（常勤医5名）と看護師12名。これに薬剤師，作業療法士，管理栄養士，医療ソーシャルワーカー（medical social worker：MSW），ケアマネジャーが加わり，多職種チームを形成している。事務スタッフも含めると約7割が女性で，その大半は30代であるため，出産や育児などによる長期的な休職や急な欠勤もしばしば発生する。またお子さんが小さい時期は遅めの出勤や早めの退社など時短勤務も可能としている。急な欠勤などをスタッフ間で互いにカバーし合うために，少し余裕を持てるようなスタッフ数を確保している。

1）潜在看護師による在宅ワークのための新たな仕事

　さらに在宅ワークによる働き方もできるように，新たな仕事も創設した。在宅医療において，ICT（information and communication technology）活用による情報共有は欠かせない要素であるが，そのためには診療記録を電子化する必要がある。患者宅でノートパソコンを開いてキーボード入力することの違和感や，ナラティブな情報を多く含む在宅医療の診療記録をより確実に作成するために，当院ではディクテーション（口述筆記）という方法を採っている。その仕組みはこうだ。

　1件の往診が終了したら，往診車内でその往診記録を口述しボイスレコーダーに録音する。定期の往診ならおよそ1〜2分，初回だと7〜8分くらいで録音が完了する。録音した音声ファイルはインターネットを経由してクラウドサーバに転送される。当院にはそのファイルをテープ起こしするための専用スタッフが居て，音声からテキストへと変換する。この専用スタッフのほとんどは潜在看護師と呼ばれる方たちで，看護師としてのキャリアはあるが，現在子育てなどで現場を離れて休職中もしくは専業主婦になっておられる。日本には70万人以上居るという潜在看護師ならば，医療用語やカルテの書き方がわかるので，よりスムーズなディクテーション作業が可能となる。この看護師の方たちに在宅ワークをして頂いているという仕組みだ。クラウドサーバーから音声ファイルをダウンロードして翌日までにテキストを作成するという締め切りさえクリアできれば，いつどこで作業してもかまわないことにしているため，子育てなどと両立しながらの就労を可能にしている。

2）分担の不公平感を少なくする

　在宅医療や訪問看護で求められる24時間対応は，それが欠かせないこととは理解しながらも，体制を整え維持していくことは大変である。複数名のスタッフを抱える当院でさえも，たとえば授乳中のお子さんを抱えていて夜間の出動が無理など，個々の事情があり，均一な分担は難しい。そこでコール当番と臨時出動待機をわけて，出動が難し

い方にはコール当番を主に受けて頂くこととした。一方，臨時出動には1回ごとに手当てを設定するなどして，その分担に不公平感が少なくなるように配慮している。

3 多職種の雇用によるチームワークと機能強化

1）薬剤師

　当院では，医師，看護師以外にも様々な多職種が在籍しており，院内外でのチーム医療の可能性が拡がっている。たとえば当院では開業して3年目，患者数が100名を超えたあたりでは，訪問服薬指導に対応頂ける院外薬局は地域で3箇所しか連携していなかった。徐々に在宅でのがん緩和ケアも増えてきたため，2012年から院内薬剤師を雇用し，院内での薬剤関連業務の一元化や院外薬局との連携強化を図っている。手術など高度な医療処置ができない在宅医療では，医療的な介入は薬物治療が中心となる。また在宅緩和ケアに必要な麻薬の処方や管理，モルヒネの持続注射に使用する自己調節鎮痛法（patient controlled analgesia：PCA）ポンプの調達などは，取り扱う薬局も限られている。院内薬剤師によってそれら地域のリソースを収集整理したりすることで看護師など他の職種の業務軽減を図ることができた。

　さらには地域の薬局との連携を強化し，在宅医とのカンファレンスや往診への同行見学体験の機会を設定するなど，在宅未経験の薬局薬剤師たちが訪問を始めることを支援する活動を行っている。その結果，現在では20箇所を超える薬局が在宅対応を行うようになり，麻薬やデバイスの調達や24時間対応の薬局も複数箇所に増えている。地域の薬局の在宅対応力が高まることで，当院の業務が軽減されたばかりでなく，在宅緩和ケアに求められるスピード感や質的な向上も得られているように思う。

2）作業療法士

　当院ではその他の専門職種として，作業療法士を雇用している。作業療法士は食事や移動，排泄，入浴などの日常生活動作における作業動作における障害を分析し，機能や能力の改善を図るためのスペシャリストで，当院では主に認知症の方の生活支援を中心に活動している。特に認知症初期集中支援事業に対しては，2012年度の研究事業を受託して以来，2019年度まで連続8年間継続している。支援チームの中心となるのは認知症ケアの経験に富む訪問看護師や作業療法士たち。特に作業療法士の視点は，認知機能の障害と生活動作の不具合との関連を分析し，「どうすればできるようになるか」を検討することでできるだけ自立を支援することにある。チーム内でそうした専門職のコメントが得られることは，スタッフ全体への教育的効果もあり，在宅ケアの質の向上につながっていくだろう。

3）在宅緩和ケアサポートパス

　また，こうした各スペシャリスト（医師の専門科目も含めて）の経験やスキルを，チームや地域の連携先との協業に活かすべく，当院では在宅医療ケアパスの取り組みも行っている。その1つに「在宅緩和ケアサポートパス」の取り組みがある。進行がんにより在宅緩和ケアを希望される患者の平均在宅日数は，当院の場合2カ月間程度である。在宅緩和ケアの難しさは，この2カ月間に病院からの在宅移行に始まり，本人やご家族の不安を最小化しつつ，刻々と悪化する進行がんの症状緩和を遅滞なく進めていくことにある。また同時に当事者にとっては残された最期の時間でもある。この2カ月間を導入期，維持期，看取り期の3つの期間にわけて，それぞれの時期に治療や介護，環境整備，教育的支援などで行うべきこと，意思決定支援や説明しておくべきことなどをカテゴリごとに分類・整理してチェックできるようにしたのが「在宅緩和ケアサポートパス」である。

　パスというとクリティカルパスのようなイメージを持たれるかもしれないが，これは工程管理というよりも，そのタイミングごとに行うべきことをまとめたケアマップのようなものである。たとえば，導入期にはがん告知の有無や予後の認識，本人と家族それぞれのこれからの希望についてや，在宅看取りの希望，バックベッドの有無などを確認する。パスの中には予後予測スコアも埋め込まれているので，それを付けることで介護者でもおおよその予後を予測できるようになるなど，既知のエビデンスや知見を集めて，どの医師でも看護師でもケアマネでも，同じように在宅緩和ケアを実施できるように標準化をめざした。

　このパスと連動する形で患者に説明するための資料も当院の看護師たちが作成してくれた。麻薬の用い方や坐薬の入れ方といった手技的なことから病状説明に至るまで，誰もが同じように説明できるための資料である。口頭での説明とともにご覧頂きながら，後からこの資料で振り返ることでより深い理解につながることを期待している。

　また，院外の多職種がこのパスを確認し，在宅緩和ケアの全体の流れや現在の状況を見える化することで，それぞれの職種が行うべきことがわかり，方針に一貫性が生まれ，自律性が高まるだろう。それによりケアの質や効率性が上がるなどの効果を期待している。

4　互いに尊重し合えるフラットなチームビルディング

1）職種間の壁を取り除くために

　これらはすべて院内のスタッフからのアイデアで生み出されたものである。日常の診療や看護から感じた問題意識をもとに，興味を持った仲間を集めてプロジェクトチームを作り，アイデアを形にしていく。それを現場で使えるところまで落とし込んでいくには，様々な職種からの意見や使い勝手を調整していく必要がある。そうした職種や経験年数に拠らないフラットな議論ができるカルチャーを組織に根付かせるためには，ある

程度トップダウンでその環境づくりをしていくべきだろう。

当院ではまずすべての職種をワンフロアに集めて，なおかつ職種ごとではなく，ランダムに席を配置して，多職種が自由にそして自然に交流が持てるようなオフィスをつくった。さらには，半年ごとに全スタッフが平等にくじ引きをして席替えすることにしている。とても単純な発想だが，これだけでもかなり職種間の壁がなくなり，お互いの仕事ぶりが見えるようになるようだ。この席替えシステムは現在のワンフロア・オフィスに移って以来ずっと続けている。

2）15分間の勉強会

もうひとつ続けているのが，毎朝15分間の勉強会である。全職種が1人ずつ自分の興味の持てるテーマでみんなの前で話をするというもので，医師，看護師，薬剤師，作業療法士，ソーシャルワーカー，経営担当者など，職種や年齢の区別なく平等にプレゼンをする機会を持ち，1〜2カ月に1度くらいのペースで順番が回ってくる。年末にはその中で印象に残ったプレゼンを投票し合い，最も票を集めたプレゼンを最優秀賞として表彰するアワードを実施している。こうした自由で学びに溢れる雰囲気づくりは，全体のチームワークやモチベーションに大きな影響をもたらすと感じている。

3）分担と協働

地域包括ケアシステムにおける医療と介護の連携には，それぞれの職種のスペシャリティを尊重した役割分担とともに，1つのチームとして最大限パフォーマンスを発揮するための協働が求められる。多職種・多事業所が関わる連携においては，従来のピラミッド型の組織図ではなく，フラットな協働チームへの意識改革が欠かせない。特に従来型の関係性が染みついた医師たちには，なかなかそこからの脱却が難しく，結果的に地域連携に支障をきたしてしまうおそれもあるだろう（その当事者である医師が，協働の困難さが生じていることすら自覚できないところに最大の問題があるのだが）。よってまずは院内における多職種間のヒエラルキーを崩壊させ，生活やQOLを支えることが最大の目標である地域ケアにふさわしい関係性を，院内のチームワークの中で体感・実践できるような組織作りをめざしていくとよいだろう。

（遠矢純一郎）

8章 労務マネジメント

8章 労務マネジメント

1 労務管理のポイント

　労務に関する法律は多岐にわたるが，最も基本的かつ重要なのが労働基準法である。労働基準法とは，「労働者が人たるに値する生活を営むための必要を充たすべきものでなければならない」との精神に則った法律である。組織を活性化させるためには，労働基準法を遵守するだけでは不十分である。筆者がクリニックの事務長として取り組んでいる労務管理と組織活性化のための活動を紹介したい。

1 組織は人なり

　「組織は人なり」と言われる通り，いくら経営者や管理者が優秀であっても，労働者の旺盛な意欲と行動が組織の発展のためには必要不可欠である。そもそも組織とは，「ヒト」「モノ」「カネ」「情報」の4つの経営要素から成り立っており，その中で，最も重要な「ヒト」を活かすための管理活動が「労務管理」と言える。上述の通り，一部の管理職の能力が秀でていても組織全体の能力向上には繋がりにくいし，継続性に乏しい。よって，いかに労働者にパフォーマンスを発揮させるかが組織の発展を左右する。

2 健康維持管理と労働時間管理

　組織の活性化には，雇用者・被雇用者という立場にかかわらず，各々が正しい労働法規の知識をもとに，適正な対応・行動を行い，組織内での両者の信頼を構築する必要がある。一方で，雇用者は被雇用者にとって働きやすい環境を整備することが求められる。特に，「健康維持管理」と「労働時間管理」に関しては，組織と従業員の相互のリスク回避に大きく影響すると言える。

1）健康維持管理

　健康維持管理では，患者さんの健康を預かる立場として，職員も健康でなければならないことは当然であり，上述の通りスタッフのパフォーマンスを最大限に発揮してもらうためにも必要な取り組みである。当クリニックスタッフの健康診断は毎年4月頃に行っており，その受診率はほぼ100％となっている。これは，院長が提唱した「訪問診療従事者＝アスリート」仮説に基づき，心身のコンディションを整えてこそプロフェッショナル

という日頃からの意識づけの成果と考えている。以下に、心身のコンディションを整える取り組みを紹介する。

①市営スポーツセンターの利用

当クリニックの取り組みとしては、「マッスルクラブ」と銘打った健康維持に取り組む活動が常勤医から主体的に始まり、近隣にある市営スポーツセンターに定期的に通っている。施設利用料金に関しては、福利厚生の一環としてクリニックが負担している。熱心な取り組みによって、診療アシスタントや内勤スタッフも参加するようになり、職種の垣根を超えた交流の場としても機能している。

コスト面では、公営の場合、チケット制のことが多く利用の度に費用が発生する。つまりコストは変動費となる。民営の場合、月間もしくは年間の契約となるため、利用頻度に関係なく費用が発生する。つまりコストは固定費となる。福利厚生における変動費と固定費の差は大きく、変動費化によりムダを抑制できるのはありがたい。

②院内での取り組み

毎朝の会議後のルーチンとして、ストレッチと3分間の瞑想（図1）も行っている。ストレッチはヤマハが開発した「Revストレッチ」の映像と音楽に合わせて行っているが、特に冬季の関節が硬くなる時期には有効だと、スタッフからも好評である（図2）。院内

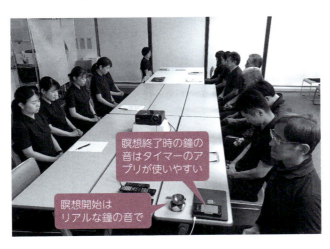

図1　3分間の瞑想
現場で常に平常心を保つための訓練の一環。呼吸に意識を集中すると気分が落ち着くという効果を実感してもらっている

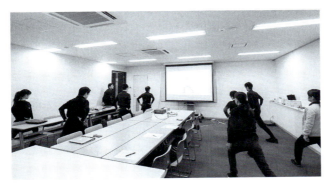

図2　Revストレッチ
ヤマハが開発したプログラム「Revストレッチ」は映像と音楽が素晴らしく、身体だけでなく心もわくわくするので飽きずに取り組んでもらっている

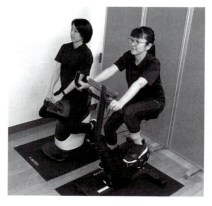

図3　エアロバイクと乗馬マシン
内勤の事務職の運動不足解消と気分転換のために，気軽にできる有酸素運動を用意。乗馬マシンは腰痛予防にも役立っている

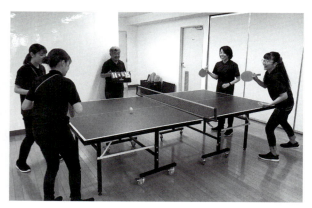

図4　卓球台

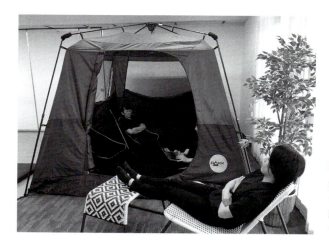

図5　アウトドア用テント
疲労回復のための仮眠スペースや思考に集中したいときの気分転換のスペースとして利用してもらっている

環境についても，エアロバイクや乗馬マシン（図3）などの健康器具を設置しているほか卓球台（図4）も設置し，定期的にスタッフがダブルスでの卓球大会も行っている。優勝者には賞品も出されている。また，院内にはアウトドアで使用されるテント（図5）が常設されており，オフィス内で仕事モードからリラックスモードにスイッチしやすいような環境も整えている。短めの仮眠（パワーナップ）が疲労回復に効果があることがわかってきたので，このテントを利用しスタッフが仮眠をとることも推奨されている。

2）労働時間管理

①残業時間の把握

労働時間管理では，不要な残業時間の圧縮に取り組むほか，ワークライフバランスの確保に向けて取り組んでいる。慢性的な長時間労働が続くと，疲労が蓄積して脳・心臓疾患などの健康障害を引き起こし，過労死等の労災事故をまねくとされている。1991年に発生した電通事件[*1]や，1995年に発生したオタフクソース事件[*2]があったことも

記憶に新しい。そのような中で管理者が採るべき措置として，年次有給休暇の取得促進やスタッフの労働時間（残業時間）は適正に把握するなどが挙げられる。労働時間（残業時間）の把握と取り組みに関しては，他項（☞ 8章-2）に詳細を述べたい。

＊1：電通の社員が過労により自殺した事件で，この社員の長時間労働について使用者である電通に安全配慮義務違反が認定された。同社では2015年にも同様の事件が発生している。
＊2：オタフクソース株式会社の社員が過労により自殺した事件。

②有給休暇の取得促進

　年次有給休暇の取得促進については，当クリニックの年次有給休暇消化率は90％程度と比較的高い水準を維持している。管理者が積極的に年次有給休暇を取得するよう励行してこともあり，有給休暇が取得しやすい環境整備にも取り組んでいる。具体的には，スタッフごとの業務負荷を見える化して平準化するようにしている。仮にあるスタッフが休暇を取ったとしても全体の仕事に穴が空くことはなく，他スタッフで補填できる体制が構築されている。

3 エンゲージメント

　上述の健康維持管理と労働時間管理を実践しつつ，当クリニックではエンゲージメント向上に繋げている。エンゲージメントとは，従業員の1人ひとりが組織の掲げる戦略，目標を適切に理解し，自発的に自分の力を発揮する貢献意欲である。詳細は☞ 7章-5を参照してほしい。組織とスタッフの関係性においては，かつてはスタッフがサービス残業で組織に尽くすような，極端な面が目立った。その点，スタッフのエンゲージメントを向上させるという試みは，従業員と企業の関係が対等になり，お互いが同じ方向に向かって成長できるというメリットが見込まれる。組織に対する愛着心を持った従業員が増えれば，企業は優秀な人材の離職を防ぐことができ，組織力を強化できるのである。

　その取り組みのひとつとして，インターネット上でスタッフの状態把握を行っている。具体的には，毎月1回スタッフ宛に質問メールが送られ，その質問内容は「職務」「自己成長」「健康」「人的支援」「人間関係」「承認」「理念・戦略」「組織風土」「環境」などにリンクする内容となっている。その回答データを抽出しスコアとして表示される仕組みとなっており，結果をふまえた上で，各部門のリーダーが個別にフィードバック面談を行うための材料としている。

　このサービス運用については，スタッフから直接上長に相談できないような事柄でもスムーズに意思疎通が可能な窓口を設定した。このシステム導入は最近で，まだ試行的段階ではあるものの，スタッフへのサービス定着も徐々に進んでおり，"心の声"も反映されつつあることから，今後の効果に期待したい。

（堀田　豊）

8章 労務マネジメント

2 残業ゼロへの取り組み

1 "残業ゼロ"は可能か

　"残業"は管理者の頭を悩ませる課題のひとつであろう。結論から述べると，残業をゼロにすること，あるいは減らしていくことは十分可能である。そのために最も重要なのは，①役割の明確化と，②共通認識を持ちつづけるシステム構築ではないだろうか。本項では，残業多発時代から残業ゼロ仕組み化までの当院における取り組みを紹介したい。残業が当たり前となり，何か打開策をと考えている方にお役立て頂ければ幸いである。

1）職種の役割を明確化する

　以前は，スタッフが自身の仕事か，役割を理解しないまま抱え込んでしまうことが目立った。そこでまず医師から，そしてすべての職種において業務の線引きを明確にした。たとえば，FAXを誰が返信するかについて，医師がするのか，事務スタッフが代行してよいものかといった具合である。1つずつの業務を，誰が責任を持って遂行するのかはっきりさせるだけで，診療がスムーズになる。

2）共通認識を持ちつづけるシステム構築

　すべてのスタッフが同じ方向を向いていないと，いくら数人が頑張ってもなかなか物事は進まない。「何のためにそうしたいのか」「なぜそうするのか」といった認識を全員が共通のものとして持ちつづけることが不可欠である。特に訪問診療は管理者が現場にいないことも多く，問題点に気づけないこともある。だからこそ現場のスタッフの声を大切にしてほしい。ミーティングの際も独断で采配するのではなく，問題を全員で考えて解決しようとする姿勢を持つことが重要である。当院ではミーティングの質を高めてきた結果，KAIZEN会議（☞ p210「2 KAIZEN会議のすすめ」）に至ったので参考にしてほしい。

2 取り組み開始前の状態

　開業して1年経過した時点を振り返ると，"残業ゼロ"とは程遠い状態であった。当時は，医師3名（院長，常勤医師1名，非常勤医師1名），事務職4名，アシスタント職3～4名（看護師，看護助手）の，全10名ほどの体制であった。開業当初は患者数も少なかっ

たので，残業といえるものはほぼなかった。しかし患者数の増加に伴い，本来の終業時間は18時であったが，22時頃まで残業するスタッフが出てきたのである。クリニック内のルールは不明確，システムも整備されていなかったことが原因であった。

1）残業の内容

どういった業務が残業に繋がっていたのかを以下に示す。

- 診察後の物品整理
- 事務処理のパソコン入力作業
- 翌日の物品準備
- FAX対応

FAXの返信ひとつとっても定型文等がなかった。スタッフ個人が文言を考えて記入するという形式であった。また当時のカルテは，患者宅からクリニックに戻って同期するタイプのものを使用していたため，最新の情報がすぐに得られないことや，即座に入力が反映されずタイムラグが出るという事象が起きていた。当時の内勤と外勤のスタッフ間の連絡手段は電話のやりとりがメインだった。これも業務の後ずれを招いた一因であろう。

2）"残業ゼロ"に踏み出したきっかけ

"残業ゼロ"を意識しはじめたのは，職種間の労働時間の差があまりに大きくなってきたからである。患者数が増えてきても，事務職に限っては定時退社ができていた。一方，医師やアシスタントは終業時間に対する問題意識が希薄であった。医療人ならではの「患者さんのために何かしたい」という，尽くす気持ちがまさることもあったからかもしれない。特に病院勤務が長いスタッフは，「残業は当たり前」という感覚を持っていることもあった。特に，雑務を引き受けるアシスタント職の業務負荷が過大となり，残業が重なる状況が起きていたわけである。最初は「患者さんのために」という気持ちも手伝って残業に耐えてくれていたが，長期間にわたったため，スタッフたちの疲弊していく姿がみてとれた。代替案としてスタッフ数を増やしても，根本的な解決にはつながらなかったのである。アシスタント職の業務負荷に上限を定める目的で，「17時以降の往診はアシスタント職の同行なし」とした。また往診車内でも雑務がこなせるように，ドライバーを入れることにした。これが"残業ゼロ"への大きな一歩であった。

3　役割の明確化による反発への対処

何かを変えようとすると変化を嫌う人間もいる。残業ゼロに取り組もうとすれば，すべてが全員同じ方向を向くかというとそうでもなかった。当院もその例外ではなく，残業ゼロの取り組みに対して，スタッフの中からは反対意見も出た。

たとえば，物品準備を外勤チームから内勤チームの事務職へ任せるようにした。そう

すると事務職からは「ミスをしたら自分たちのせいにされてしまう」という懸念や，自分たちの仕事が増えるという不満が出てきたのである。当時を振り返ると，外勤チームの一員であるアシスタント職とのコミュニケーションが不足していたこともあるが，「仕事を押し付けられた」というニュアンスに近い印象を持たれてしまった。

　そこで，原点回帰をし，今一度，内勤チームの事務職の「役割」について話をした。各々の職種は上下関係で成り立っているのではなく，相互に補完しあい支えあっているという，組織で仕事をする際の原則を伝えた。それから話し合いを重ね，まずは各々の携わっている業務を見直すこととした。まずは各部門で1人が主となって他のスタッフへ声かけをし，1つの業務にかかる時間を洗い出した。その後は時間配分の見直し，業務の整理，そしてどのくらい時間に余裕ができるかを分析した。分析した結果をもとに事務職の中で分担をルーレット式で作り，平等に仕事が分配されるようにした。

　この過程を経てわかったことは，アシスタント職の仕事量が膨大になっていることだった。客観的事実を見える化することにより，事務職のスタッフも徐々に状況を受け入れるようになった。

4　残業を減らすための効率化

　残業を減らし，業務を効率化していくために当院が取り組んだのは，物品準備を任せることであった。その具体例を紹介する。

　アシスタント職の残業を減らすための取り組みとして，まず着目したのが物品準備の委託である。物品準備とは翌日の訪問診療に向けて，必要と思われる物品を診察バッグにセットすることを指す。業務内容の見直し以前は，担当医師によって持参する物品が異なったり，アシスタント職によって物品の個数が違ったりということが起きていた。内勤チームの事務職にこの業務を委託する上で大きな課題となったのが，医療の専門性の高さである。用意した物品に間違いがあっては現場が回らなくなるというリスクを孕んでいる。しかし，あえてそれを任せることにした。医療分野をバックグラウンドに持つ専門職でなくてもできる仕事を誰でも・いつでも・確実にできる状態にすればよいと考えた。

　その際に意識したのが，「目で見えるシステム」であることと，「共通言語を使用する」ことの2点である。具体的には以下のような方法をとった。

- 物品の定数は外勤の職種が明記する
- 商品名を明記する（注射器やシリンジという，人による名称違いを防ぐため）
- 必要な物品をあらかじめセットできるよう視覚化する（図1，2）。

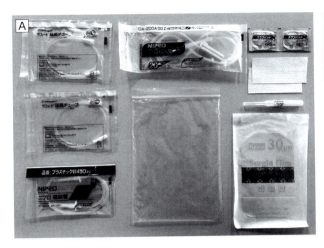

- 連結管
- サージフィルム
- ニプロ輸液セット
- 延長チューブ(2本)
- 粘着シート(2枚)
- スワブパッド
- サーフロ留置針 24G×3/4

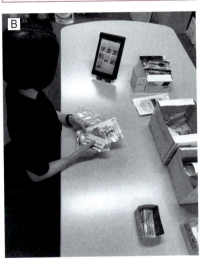

図1 視覚化の例
使用頻度が高いものはセットをつくっておき，誰でもマニュアルを見れば作れるようにしている
A：採血セットのマニュアル
B：皮下点滴セットを「Teachme Biz」内にあるマニュアルに従って準備している

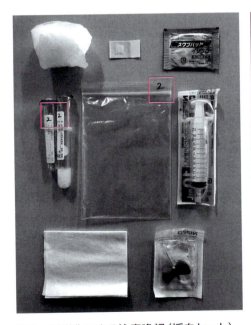

採血セット
※スピッツが輪ゴムで留められているか確認
- 処置シート(小)
- スピッツ(赤)(紫)
- ニプロシリンジ10mL
- ニプロPSVセット23G×5/8
- スワブパット
- 注射パット
- プラスチックグローブ

図2 視覚化による注意喚起(採血セット)
採血スピッツの期限月とセット用の袋の番号を一致させ，間違いを防止している

5 取り組み開始後の変化

　内勤チームの事務職もいざ自分たちの業務となると，効率を上げる方法を主体的に考えてくれるようになった。たとえば当初は何の疑問も持たずにセットにしていたものも，「この物品だけがいつも残っているけれど，本当に必要なのですか？」といった声が上がるようになったり，往診車内にある薬の使用歴を確認し最小限にするというような工夫があった。こういった地道なカイゼンの積み重ねが，診察バッグの50％ダイエットにもつながっていった。

　語弊があるかもしれないが，当院では「猿でもできる」ような状態をつくっていくことを1つの目標としている。経験の差にかかわらず，誰でも，あらゆることが，一定の水準を保ちながら，業務を遂行できる状態をつくっていくという意味である。医療専門職が非医療出身のスタッフに業務を任せることには，任せる側も任せられる側も漠然とした不安を抱えている。どうしたらその不安を払拭できるのかというと，相手を信頼することも必要だが，安心して任せられる環境，つまり仕組みを整備する必要がある。そのために重要なのが本項冒頭で述べた，①役割の明確化，②共通認識を持ち続けるシステム構築である。

　日ごろからスタッフには，「考えなくていい仕事を，わざわざ考えてやらないように」と伝えている。頭を使うなというのではなく，ルーチンの仕事は頭を使わなくてもすむ仕組みをつくることが不可欠である。ひいてはそれが業務の効率化，そして"残業ゼロ"につながっていくと考えているからである。

1）在庫整理

　物品の在庫整理も内勤チームの事務職に依頼することとなった。これはトヨタのカンバン方式を取り入れた（☞p117，図5）。つまり何がどの程度なくなったら発注する，という発注点を統計を取りながら決めていくのである。

2）クラウド型在宅医療対応電子カルテの導入

　当院は開業当初から電子カルテを導入していたが，開業から1年半が経過した時点で，在宅医療対応電子カルテ「モバカルネット」[1]に変更した。クラウド型電子カルテは，インターネット接続が前提になるので，接続の安定性などで抵抗を感じている医師も少なくないようだが，在宅医療にとってクラウド型電子カルテはもはや必須であると言える。クラウド型のおかげで，院外・院内を問わず，どの端末からもアクセス可能となった。そのため，すべての職種が同時間帯に並行して作業ができるようになったことは大きなメリットである。連絡手段として使用していたG-mailやChatWorkもリアルタイムで反映されるので，訪問先で得た情報に対して即座に対応できることがあり，情報共有のタイムラグも減った。もちろん，雑務も並行で片づけられるようになったので，残業削減にも貢献している。

3）ドライバーの採用

今まではアシスタント職か医師が運転していたが，専門のドライバーを採用することにした．その結果，アシスタント職は多職種連携移動時間を送付されてきたFAXの確認や入力作業などの雑務処理に充てられるようになり，移動時間を効率よく使えるようになった．

4）定期的なKAIZEN会議（☞ p210「2 KAIZEN会議のすすめ」）

週に1回，外勤チームと内勤チームの代表者で定期的に話し合う時間（15～30分間）を設けることにした．問題を後回しにしない体制づくりや，他人事にせずみんなで考えながら解決していくスタイルにした．その甲斐もあって，職種間のコミュニケーションが活発になり，スタッフに主体性が芽生えた．

5）FAX送付のルール整備

当院はペーパーレスを徹底するようにしているが，ゼロにするのは難しい．緊急を要するFAXに関してはMOVFAXを利用し，往診車内で閲覧・返信をしている．緊急度が低いが重要なFAXはクリニックに戻ってから閲覧してもらうようにしている．この場合，周知徹底が必要な内容に関しては専用のボードを作成し，いつまでに・誰が・何を見る必要があるのか，期日を過ぎた書類はどこにしまうのかを明確にした（図3）．

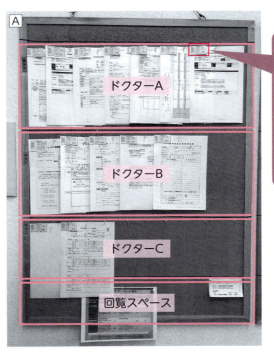
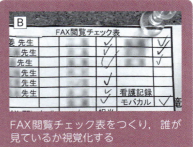

FAX閲覧チェック表をつくり，誰が見ているか視覚化する

図3　医師に必ずFAXを閲覧してもらうための工夫
A：FAX掲示板．医師ごとに必要な情報がわかるようにスペースを分けている
B：FAX閲覧チェック表．以前は誰が見ているかわからない状態だったが，チェック形式にしたことで確認漏れが減った

本書を手にとってくださった方へ包み隠さず言うと，実際にこれらの仕組みが浸透するまでに，開院からおよそ4年間もの時間を要した。最初からすべてがうまくいっていたわけではなく，試行錯誤の上でこの仕組みができあがった。改善に次ぐ改善，その積み重ねが残業の減少という結果につながったのである。

　残業が当たり前の状態では。崇高な大義があろうと，職場としての魅力は低下する。医療の世界だけが例外というのはあり得ない。残業ゼロに取り組むことは働き方改革の第一歩にすぎないが，真っ当な経営をめざすのなら，取り組む価値は大いにあるし，院長のリーダーとしての試金石とも言える。

文献

1）　モバカルネット：[https://movacal.net/]

(鈴木愛子，姜　琪鎬)

9章 マネジメントの推薦書

9章 マネジメントの推薦書

書籍から学ぶ，院長が身につけておくべきスキル

　在宅医療の診療現場に備えて習得しておくべき知識は，臓器別の専門領域を超越して横断的である。家庭医療や総合診療を専門としている医師にとっては当たり前かもしれないが，図1[1]に示すように，在宅医に求められる診療スキルは多岐にわたる。臓器別の専門医が在宅医療に足を踏み入れようとすると，戸惑う可能性が高い。包括的な知識を習得しようと思えば，在宅医療分野で定評のあるクリニックで，一定年数を経験するのが最もよい。しかし，開業までにそのような準備時間を満足に確保できない医師もいると思われるので，机上で効率的に学べる教材を挙げておく。経営に関する良書も併せて紹介する。

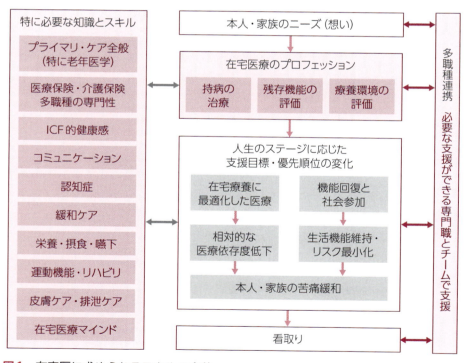

図1　在宅医に求められるスキルの全貌　　　　　　　　（文献1より引用）

1 訪問診療全般

● 「在宅医療バイブル」

（川越正平，著，日本医事新報社，2018年）

　かなりのボリュームで書籍名通り"バイブル"であり，悩んだときに紐解きたい辞書的な教科書。家庭医療学，老年医学，緩和医療学の3領域からアプローチして，俯瞰的に学べる。

● 「事例で学ぶ　在宅医療のコツとピットフォール」

（矢吹　拓，木村琢磨，編，南江堂，2018年）

　「在宅医療バイブル」のボリュームに圧倒されるようなら，まずはこちらから手にとって，訪問診療全体のイメージを把握したほうがいい。章立ても，診断・治療・処置から多職種連携・医療機関連携まで，訪問診療で必ず遭遇する落とし穴が簡潔に書かれている。そんなに厚くないので，気後れせず通読が可能である。

● 「楽なように　やりたいように　後悔しないように」

（永井康徳，著，愛媛新聞社，2011年）

　まずは，上記書籍の第2章13に書かれている「あなたは在宅医に向いているか」の10項目の質問に○か×で答えてほしい。これこそが，訪問診療を志す上で医師に求められるコンピテンシー（人事管理・人材評価の戦略的概念であり，高い業績をマークする人材の行動特性）である。このコンピテンシーこそ，在宅医療に求められる"作法"である。この"作法"を自覚しない限り，現場で戸惑うばかりであるし，訪問看護師や病院に存在しなかった介護系の専門職からの信頼を得ることも難しい。在宅医療に真摯に取り組みたいのなら，この10項目を肝に銘ずるべきだろう。

● 「在宅医療をはじめよう！　非がん患者の自宅での看取り」

（永井康徳，他著，南山堂，2016年）

　前出の書籍と同じ著者により書かれたもの。前出書籍のメッセージをさらに掘り下げて解説している。特にエピローグ「家で看取ると云うこと」を読めば，看取りにのぞむ姿勢を，こしのりょうさんのリアリティある漫画で疑似体験できる。訪問診療医にとって最も頼りになるパートナーである訪問看護師との連携の仕方も学べる。

● 「在宅医療をはじめよう！　医療を変える，地域を変える，文化を変える」

（永井康徳，他著，南山堂，2017年）

　開業を考えているのなら必ず読んでおきたい。永井先生が提唱しておられる「理念」，

「システム」，「制度の知識」という在宅医療のマネジメントの集大成を，対話形式でこしのりょうさんの漫画とともに学べる。

● 「たんぽぽ先生の在宅報酬算定マニュアル　第4版」
　（永井康徳，著，日経ヘルスケア，2016年）

　訪問診療のクリニックを開業後，最初の大きな関門のひとつが，在宅医療の診療報酬制度の理解だろう。著者の永井先生は，制度に無知のままだと結果的に患者さんに不利益をもたらすことに警鐘を鳴らしておられる。診療報酬制度は開業を決断した時点で勉強を始めたほうがよいと言えるほど重要な分野なので，院長が率先して事務スタッフとともに自ら学んでいくべきである。

　筆者が開業した当時は，診療報酬制度の何が幹で，何が枝葉であるかを明示してくれるようなテキストは皆無であった。そこに暗闇を照らす灯台のごとく現れたのが本書である。もはや，在宅の診療報酬制度のバイブルと言っても過言ではない。2年ごとの改定のたびに制度が複雑化しているため，本書も版を重ねるごとにボリュームが増えているが，読者に制度の重要度をS・A・Bというランクづけで明示してくれているのは親切である。それでも何も知識がない人にとってはハードルが高いので，まずは「在宅医療をはじめよう！」シリーズに漫画などで解説されている診療報酬の項目を先に読んでから取り掛かったほうがよいだろう。

　なお，本書は，毎年秋に開催される「全国在宅医療テスト」に準拠したテキストでもある。テストは，通常版に加えて，2017年からビギナー版も受験できるようになったので，事務スタッフのみならず全職員で受験し，院内一丸となって制度の理解を深めたいところである。実際，多くの一流と言われるクリニックが参加しているようだ。ちなみに，受験を本格的に考えているのなら，同じシリーズの問題集「たんぽぽ先生のQ＆Aで身につく在宅報酬の仕組み　改訂版」（永井康徳，江篭平紀子，著，日経ヘルスケア，編，日経BP社，2018年）も併用すると効率よく学習できる。

● 在宅医療学会のテキスト＋在宅医療学会の動画

　在宅医療学会に入会すると送られてくるコンパクトな教科書。前出「在宅医療バイブル」のボリュームに圧倒されてしまうのなら，こちらのテキストに目を通しておきたい。ミニマムなエッセンスを効率的に学ぶことができる。また，在宅医療学会の会員限定で，在宅医療学会総会の生涯教育プログラムを動画で閲覧することができる。講師は，自身の専門性を発揮しながら在宅の現場で活躍されている医師ばかりなので，最新の活きた知識を学べる。

● 「はっぴーえんど」

（魚戸おさむ，著，大津秀一，監，小学館，2017年）

　名作「家栽の人」を描いた魚戸おさむさんと緩和ケアの第一人者である大津先生との絶妙なコラボで生み出された在宅医の漫画。主人公は医療漫画にありがちなスーパードクターではなく，地域で地道に取り組んでいる在宅医なので，とてもリアル。

● 「在宅医療マネジメントQ＆A」

（太田秀樹，他編著，日本医事新報社，2018年）

　疾病管理・運営・法的問題まで，在宅医療の経営全般に関わる問題が現場の第一人者によって詳細に網羅されている。1ページ目から読み進めるのではなく，手元に置いておき，悩んだときに目を通すための辞書的なQ＆A集。

● 「在宅医ココキン帖」

（市橋亮一，他編著，へるす出版，2019年）

　ここまで本音ベースの実践経験に基づいた心得と禁忌が網羅されている臨床マニュアルは初めてである。在宅医療をはじめたばかりの医師にとっては，少なくとも1年分の臨床経験をショートカットできる。

2 老年内科全般

● 「『老年症候群』の診察室　超高齢社会を生きる」

（大蔵　暢，著，朝日新聞出版，2013年）

　高齢者医療を最も効率よく俯瞰できる良書。老衰終末期における代理決定は必読。

● 「高齢者診療で身体診察を強力な武器にするためのエビデンス」

（上田剛士，著，シーニュ，2014年）

　高齢者診療に関するエビデンスに乏しく，診察をしていても掴みどころがなく難渋するケースが多々ある。総合診療の教育者として定評ある上田先生が，診察で遭遇するコモンな症状に対して，豊富な図表とともに，できるかぎり有用性が高いパールを解説し

ている。たとえば肺音において，「生理的なcracklesか？　病的なcracklesか？」など
が紹介されている。

● 「ポリファーマシーで困ったら一番はじめに読む本」
　（吉田英人，著，じほう，2018年）

　この2～3年，ポリファーマシーへの関心が高まってきているが，著者の指摘するよ
うに依然として「elephant in the room（全員が事の重大さを認識しているにもかかわ
らず，あえて触れようとしない話題）」な状況である。要因分析から始まり，多職種連
携や地域全体の関わりまでコンパクトに網羅されており，地域での研修会に活用できそ
うな事例も豊富である。

● 「高齢者のための感染症診療」
　（岩田健太郎，監著，丸善出版，2017年）

　自分がこのテーマで執筆依頼するのなら，まずはこの先生という夢想？　が本当に
実現している超実用的なテキスト。執筆者は，相変わらずキレッキレの「イワタ節」炸
裂の岩田健太郎先生，日本でも稀有なグローカル（グローバル＋ローカル）な視点を持
つ論客の高山義浩先生，在宅でのOPAT（外来静注抗菌薬治療）に造詣が深い馳 亮太
先生，というラインナップである。構成も各論，応用編と読みやすく，「difference
point」，「real point」は肝に銘じておくべきポイントが簡潔にまとめられている。在
宅医療十勇士などは，院内に掲示したくなるほどの実用的なイラストである。単に診療
だけでなく，制度とリンクした記述も現場としてはありがたい。

3　緩和ケア

● 「病院で死ぬのはもったいない」
　（山崎章郎，他著，春秋社，2012年）

　在宅ホスピスの先駆者である山崎先生と二ノ坂保喜先生により，在宅における緩和
ケアが語られている。診療に即効性があるわけではないが，看取りの経験を積むうちに
メッセージの奥深さを実感する，するめイカのごとき名著。

● 「Dr.大津の世界イチ簡単な緩和医療の本」
　（大津秀一，著，総合医学社，2015年）

● 「間違いだらけの緩和薬選びVer. 2　世界一簡単な緩和薬の本」
　（大津秀一，著，中外医学社，2015年）

　大津先生の書籍2冊。緩和医療を，どこから入ってよいのか悩む初学者にはおすす

め。痒いところに手が届くような知識が簡潔に書かれている。テキストのボリュームもコンパクトなので，ざっと目を通しておきたい。

● 「たのしい緩和ケア・面白すぎる在宅ケア」
 （宮森　正，著，カイ書林，2014年）
　一読すれば宮森ワールドに引き込まれてしまうほどの，本当に楽しい本。とにかくユニークなネーミングのセンスに脱帽してしまう。家庭医療の泰斗である藤沼康樹先生との対談は必読。

● 「『平穏死』10の条件 胃ろう，抗がん剤，延命治療いつやめますか？」
 （長尾和宏，著，ブックマン社，2012年）
　在宅医療のご意見番である長尾先生の数ある著作のひとつ。長尾先生の守備範囲は広い。あまりに広すぎて，読むほうが追いつかないほどである。歯に衣着せぬコメントでマスコミを賑わす印象があるが，患者や家族と真摯に向き合う町医者としてのスタンスは一貫しておられる。長尾先生のユーモアのセンスは在宅の現場でのコミュニケーションに非常に役立つので，メルマガを購読する感覚で新刊を購入してしまう。

● 「患者から『早く死なせてほしい』と言われたらどうしますか？」
 （新城拓也，著，金原出版，2015年）
　在宅で終末期のケアを開始するとモヤモヤ感が募ってくる。看取り経験を積めば積むほど，解のない世界に挫けそうになるかもしれない。そんな悩める時期になってから手にとってほしい，ノウハウ本とは一線を画す指南書。と言っても，初学者向けのクリニカルパールも豊富に散りばめられているので，最初から通読する前にクリニカルパールの拾い読みから入ってもよい。

● 「看取り先生の遺言―がんで安らかな最期を迎えるために」
 （奥野修司，著，文藝春秋，2013年）
　在宅緩和ケアを立ち上げられたが，自身もがんで亡くなられた岡部健先生の聞き取りを文章化した本。「日本人の死の迎え方」を考える上で欠かせない名著。在宅患者が死の前に見る「お迎え」については必読。

● 「医療者のための実践スピリチュアルケア―苦しむ患者さんから逃げない！」
 （小澤竹俊，著，日本医事新報社，2008年）
　全人的苦痛の中で，日本人にとっては最も厄介なスピリチュアルケアについて，わかりやすく定式化されている。攞みどころのない領域ではあるが，これなら自分でもやれ

るかもという気分にさせてくれる。

● 「トワイクロス先生のがん患者の症状マネジメント」
（Robert Twycross，他著，武田文和，監訳，医学書院，2010年）

　末期がん，進行がん患者の諸症状管理のためのバイブル。非常に網羅的であり，症状緩和に悩む時は必ずこの本を手にとりたい。なぜなら，症状緩和のスタンダードを把握可能なのだ。

● 「エビデンスからわかる患者と家族に届く緩和ケア」
（森田達也，著，医学書院，2016年）

　エビデンスをなるべく検証し，日本人にとってのgood deathについて深い考察がある。緩和ケアの具体的なコツも多数掲載されている。終末期の緩和ケアについてより深く学びたいのなら，同じ著者の「死亡直前と看取りのエビデンス」（森田達也，著，医学書院，2015年）も読んでおきたい。

● 「チャレンジ！ 非がん疾患の緩和ケア」
（平原佐斗司，著，南山堂，2011年）

　がん患者の緩和ケア書籍はコンテンツが充実しているが，非がん患者に対応した知見はまだ乏しく，在宅医も苦手意識を抱きがちである。なぜなら，非がん疾患は，予後予測が困難で症状も多彩なため，対応法もより複雑になるからだ。本書は，在宅医療に携わる医療者向けに初めて出版された。出版年はやや古いが，コンパクトに俯瞰するための最初の1冊である。最新の情報をより深く学びたければ，同じ著者が分担執筆している「非がん性呼吸器疾患の緩和ケア」（津田　徹，他編，南山堂，2017年），「心不全の緩和ケア」（大石醒悟，他編，南山堂，2014年）などがよい。

● 「大切な人との別れシリーズ3部作」
（総合在宅医療クリニック）

● 「家で看取ると云うこと―人生の旅立ちは家族の声に包まれて」
（ゆうの森，著，たんぽぽ企画，2016年）

　在宅で終末期を迎える場合，家族にとっての最大の不安は，"今後どうなっていくのか"である。その不安はゼロにはならないが，なるべく最小化する努力は，在宅医にとっては必須である。特に，水分や食べ物への興味が減る，社会への関心が薄くなる…など，今後肉体や感情，魂や精神におとずれるサインや変化，それにどのように対応したらよいのかは，口頭の説明だけでなく，わかりやすいリーフレットを併用したほうが伝わりやすい。この種のリーフレットは，既に様々なクリニックで独自に作成されているので，

是非とも取り寄せて，お手本にするとよい。

4 認知症ケア

● 「Gノート（増刊 vol. 3 no. 6）もっと踏み込む　認知症ケア」
　（井階友貴，編，羊土社，2016年）

　認知症は薬剤のみでコントロールできる病態でないことは，在宅医にとっては常識である。同じ病態であっても，居宅と施設では対応法は違うし，居宅であっても患者をケアする家族の介護力で介入の程度は変わってくる。また，多職種で連携して支えることは必須であるし，さらには地域ぐるみでのケアも重要になってくる。認知症こそキュアよりケアなのだ。そういった意味で，在宅医は常に全体像を俯瞰しなくてはならない。実は俯瞰しようとすれば，認知症の世界の広さに茫然とさせられる。だからこそ，教科書的に順に通読するよりも，頻度の高い事例で学んだほうが効率がよい。本書は，そのような事例をレシピ集として患者・家族・地域として分類しているので，自身の悩みどころから開始できるのがありがたい。

● 「科学的認知症診療 5Lessons」
　（小田陽彦，著，シーニュ，2018年）

　認知症関連の知識について，エビデンスをこれほどまでに検証して教訓までに導いた本はなかったと断言できるほどで，まさに科学的。単なるファクトの網羅にとどまらず，著者の豊富な臨床経験も踏まえ，精神症状への対応なども実践的にまとめられている。向精神薬に関する製薬会社のパンフレットの読み方はぜひとも目を通しておきたい。

● 「認知症の緩和ケア」
　（平原佐斗司，他編，南山堂，2019年）

　認知症の緩和ケアにはかなり高度なスキルが要求される。終末期の身体的苦痛への対応，合併症による急性期の適切な医学的マネジメントと緩和ケア，BPSDへの対応，発症後の葛藤や診断後のスピリチュアルな苦痛に対しての心理的ケアや教育的支援，アドバンスケアプランニング，さらには家族の支援も必要で，包括的なアプローチが求められる。本書はこの包括的なアプローチが体系的に書かれた骨太な実用書である。平原先生は在宅での認知症ケアの第一人者であり，関連の著作も豊富である。在宅医なら必ず1冊は所有しているはずであるが，この最新作も手元に置いておきたい。

5 整形系・外科系

●「THE　整形内科」
（白石吉彦，他編，南山堂，2016年）

　訪問診療では，整形外科的な痛みやしびれにスタンドアローンで立ち向かわなければならないケースに遭遇することが少なくない。しかし，在宅医の大半は内科系の医師であるので，手数が限られてくる。筋膜リリース，漢方，鎮痛剤update，神経ブロック，ボトックス注射など，筋骨格系の愁訴に自己完結で応えるための対応法が伝授されている。同じ著者の「離島発　いますぐ使える！外来診療　小ワザ　離れワザ」（白石吉彦，他著，中山書店，2014年）も実戦的なコツが満載なので，手元に置いておきたい。

●「在宅整形が得意技になる本」
（飯島　治，著，南山堂，2013年）

　訪問診療を実践している整形外科医直伝のコツが，惜しみなく披露されている。トリガーポイント注射や膝関節注射の手技も，豊富な写真を駆使してわかりやすく解説されている。刺入の痛みの程度の比較，骨折や靱帯損傷の有無の見分け方なども大いに参考になる。

●「褥創治療の常識非常識—ラップ療法から開放ウエットドレッシングまで」
（鳥谷部俊一，三輪書店，2005年）

　在宅における褥創治療の第一選択となったウエットドレッシングを，ラップ療法として提唱した鳥谷部先生による渾身の1冊。著者自らの動画解説はケアネットDVD「褥創治療最前線！　Dr.鳥谷部の超ラップ療法」（鳥谷部俊一，ケアネット，2007年）で視聴することも可能。実は，鳥谷部先生の講演会は本の10倍は面白いので（そこまで言っちゃっていいのという感じで！），機会があったら是非とも聴講しておきたい。

6 リハビリテーション

●「Rehabilitation × Life—7つの新常識」
（池田由里子，他著，gene，編，紀伊國屋書店，2018年）

　病院から在宅に復帰する場合，生活者の視点が重要である。その場合，住環境の整備は必須となるが，訪問診療医で住環境の整備にアドバイスできない場合が多い。アドバイスはできずとも，せめて評価ぐらいできるようになりたい。この本はリハビリテーションを専門とする方に向けた本であるが，実は，リハビリテーション職以外にも役立つ構成となっている。なんといっても写真とイラストが豊富なおかげで，現場を疑似体験で

きる。多職種連携においてリハの視点を理解するためにも，格好の本である。

● 「在宅リハビリテーション栄養」
  （若林秀隆，編著，医歯薬出版，2015年）

　在宅でのサルコペニア・フレイルの評価など，包括的に学べるテキスト。ICF（国際生活機能分類）の活用法にも触れられている。併せて，著者の「高齢者リハビリテーション栄養」も読んでおきたい。

● 「Gノート（増刊 vol. 4 no. 2）これが総合診療流！　患者中心のリハビリテーション」
  （佐藤健太，羊土社，2017年）

　リハビリテーションが苦手な医療者に向けて包括的に書かれている。どこからでも入りやすい構成になっている。各論はICF（国際生活機能分類）の枠組みで書かれているので，ICFに慣れるよい機会となる。また，リハビリテーションに関わる専門職種の視点の項目は，在宅でのサービス担当者会議で役立つ。

7 摂食嚥下支援

● 「口から食べる幸せをサポートする包括的スキル」
  （小山珠美，著，医学書院，2017年）

　本来は経口摂取できるはずの患者に嚥下造影検査や嚥下内視鏡検査などの一方向のみのアセスメントで，経口摂取は困難という評価が下され禁食となって退院するケースはよくある。実は，退院して自宅に戻ると，食べられるようになってしまうことはよくある。しかし，食べられるようになるためには，包括的な評価に基づく戦略が必要である。1つの要因だけで対策を施してもうまくいかないのだ。本書はKT（口から食べる）バランスチャートを利用しての包括的な評価と，具体的な対策法を豊富な事例で紹介している。第2版になって，KTバランスチャートの信頼性・妥当性の検証もされている。

　このカテゴリーでは，「**多職種で取り組む食支援：急性期から看取りまで　僕なら私なら『こう食べていただきます！』**」（古屋　聡，編，南山堂，2017年）もおすすめである。

● 「Dr.野原のナルホド！　摂食・嚥下障害マネジメント　キュアからケアへ」
  （野原幹司，著，ケアネット，2014年）

　摂食・嚥下障害に関して言えば，歯科医師から大いに学ぶ必要がある。摂食・嚥下は機能が非常に動的であるので，静的な写真の羅列だけではピンと来ないことが多い。やはり，動画のほうが理解しやすいのだ。このDVDは豊富な動画による事例をアニメキャラクターと一緒に学べるようになっている。特に関西弁丸出しのおばちゃんキャラクターに

ツッコミを入れられながらのDr. 野原の解説はまったく飽きない。1話が10分前後なので，スキマ時間学習にも最適である。当院では朝の会議で時間に余裕ができると，必ず全員で視聴するようにしている。

同じ著者による「認知症患者さんの病態別食支援：安全に最期まで食べるための道標」（メディカ出版，2018年）も，食からみた4大認知症の特徴が豊富な図表と写真で解説されていて，非常にわかりやすい。

8　救急

● 「高齢者救急─急変予防＆対応ガイドマップ（JJNスペシャル）」
（岩田充永，著，医学書院，2010年）

高齢者診療におけるアセスメント・初期対応についてのポイントがシンプルな図表とともに簡潔に書かれている。看護師向けに書かれているため読みやすい構成になっており，院内外研修にも活用できる。特に「高齢者の身体的・生理学的特徴」は概要をおさえるのに最適である。

● 「在宅で出会う『なんとなく変』への対応法」
（家　研也，編，医学書院，2017年）

「訪問看護と介護」の好評連載の書籍版。対象は訪問看護師であるが，実は駆け出しの在宅医にも役立つ"あるある事例"が豊富に収載されている。各事例も訪問看護師と在宅医の問答形式で展開されているので，非常に読みやすい。また，地域での訪問看護師との勉強会にも最適と思われる。本書の購入特典のフローチャートはまとめとして重宝するので，是非とも手元に置いておきたい。このカテゴリーでは「医療職のための症状聞き方ガイド　"すぐに対応すべき患者"の見極め方」（前野哲博，編著，医学書院，2019年）も危険な症状を逃さない聞き方，判断，伝え方がコンパクトにまとまっておすすめである。

9　地域包括ケア

● 「本人の意思を尊重する意思決定支援：事例で学ぶアドバンス・ケア・プランニング」
（西川満則，他編，南山堂，2016年）

2018年度診療報酬改定で，臨床現場でアドバンス・ケア・プランニング（ACP）が必須となった。インフォームド・コンセントが，病院時代の医療者からの一方的な同意形成であるために，今後の高齢化社会にはフィットしないことが明らかになってきた。なぜなら，治癒しない疾患を持った患者や，意思決定能力がない患者に対して，家族

や医療者が医療上の方針決定に苦慮する機会が増えているためである。そのような状況でも，「患者の意思決定」を支援するために，医療やケアに携わるチームと相談を繰り返しながら治療や療養の合意を形成していくコミュニケーションの技法が「アドバンス・ケア・プランニング（advance care planning（ACP）」である。その決定版が本書である。理論編では，用語の理解に加え，倫理的意義や人材育成にも触れられており，41にも及ぶ豊富な事例も掲載されている。また，巻末の編者座談会では，なぜACPなのか腹落ちする理由を得ることができる。

● 「がん患者のケアマネジメント　在宅ターミナルをささえる7つのフェーズ・21の実践」
（市橋亮一，著，中央法規出版，2015年）

　介護保険制度の黎明期は，看護師出身のケアマネジャーが大半を占めていたが，現在は逆転している。そのため，医療的に重症度の高い利用者，特にがん患者のケアマネジメントを苦手としているケアマネジャーは多い。著者は，自らケアマネジャーの資格を取得して，医療者でない職種の苦手とするポイントを洗い出した上で，対策を「7つのフェーズ・21の実践」にまとめ上げた。7つのフェーズとは，在宅準備期から亡くなってグリーフケアに至る期間を7つにわけたものである。本書を読むことで，医療者側も，がん患者を担当するケアマネジャーとの連携の際に，適切な助言をすることが可能になる。

● 「破綻からの奇蹟～いま夕張市民から学ぶこと～」
（森田洋之，著，南日本ヘルスリサーチラボ，2015年）

　まさに，目からウロコが落ちる衝撃的な内容。夕張市で実際にあった"病院がなくなっても市民は幸せに暮らせる"という事実から，それはなぜなのかを知ることにより，地域における在宅医としての立ち位置を再確認できる。経済学部を経て医師になった森田先生は多才な方で，在宅医を描いた映画「ピア～まちをつなぐもの」（2019年）の企画協力もしている。

● 「ヘルプマン！」
（くさか里樹，著，講談社，2004年）

　病院の世界から在宅の世界に飛び込んで不安に感じる要因のひとつが，介護系職種との付き合い方である。不安を減じるためには，自ら介護系職種の集まりに参加することが大切なのだが，予備知識を入れておくと百戦錬磨である。介護現場を漫画でリアルに体験できるのはありがたい。くさか里樹さんの徹底した取材力と筆力の賜物だろう。

● 「あおいけあ流　介護の世界」

　（森田洋之，他著，南日本ヘルスリサーチラボ，2016年）

　介護の世界は，あるべき姿と現実のギャップが大きいのが現状である。至らない現実を見て，介護とはそういうものと思わないためにも，本来の介護の理念と仕事の本質を知っておきたい。あおいけあ代表・加藤忠相さんが監修を務めた映画「ケアニン」（映画「ケアニン」製作委員会，2017年）も併せて観ておきたい。

● 「100のチャートで見る人生100年時代，『幸せな老後』を自分でデザインするためのデータブック」

　（大石佳能子，著，ディスカヴァー・トゥエンティワン，2019年）

　もはやコンサルタントを超えて，政府にも医療・介護のあり方を提言しておられる，元マッキンゼーの大石氏による地域包括ケアの解説書。見開き式のレイアウトと豊富な図表のおかげで非常に読みやすく，何が問題かをファクトベースで把握できるのはありがたい。海外の事例も豊富に紹介されているので，視野を拡げるのに役立つ。

● 「治療（2017年6月号）多角的に考えるアドバンス・ケア・プランニング」

　（南山堂，2017年）

　アドバンス・ケア・プランニング（ACP）において，非がん（心不全・認知症・神経難病・膠原病）の記述が充実しているので，目を通しておきたい。総論も読みやすい。

10 経営・マネジメント

　お勧めしたい書籍はたくさんある。特にビジネス書の古典ともいうべき，ピーター・ドラッカーの本は必読と言いたいところだが，哲学に近いところもあり最初はピンとこないので，初学者にはお勧めできない。以下の本を読んでマネジメントに関心が出てきたら，ドラッカーも是非読んでおきたい。

1) まずは手にとってほしい

● 「診療所経営の教科書　第2版」

　（大石佳能子，他著，日本医事新報社，2017年）

　開業を志したのなら，開業というものの全体像を把握するためにざっと目を通しておきたい。図表と文字のバランスがよく，非常に読みやすい。

2) マネジメント全般を学ぶために

● 「研修では教えてくれない！　医師のためのノンテク仕事術」

　（前野哲博，著，羊土社，2016年）

　医師は，医療行為に限らず，様々な組織の中でメンバーをまとめ，目的を共有して高

い成果を上げることが期待されている。特に，ある程度卒後年数が経つと，医師はリーダーシップやチームビルディングなどの管理業務を要求されるようになる。このような組織人としてのスキルを「ノンテクニカルスキル」と呼ぶが，医学的な専門知識や技術などの「テクニカルスキル」の向上には熱心な医師も，組織力を向上させるスキルである「ノンテクニカルスキル」の修得に時間を割く人はきわめて少ないのが現状である。しかし，開業した院長にこそ，「ノンテクニカルスキル」が最も重要なスキルと言っても過言ではない。本書は数少ない「ノンテクニカルスキル」の入門書である。実際に「ノンテクニカルスキル」の導入で成果を収めている筑波大学附属病院総合診療科の事例が紹介されている。特に認知システム理論（MBTZ）は，目を通しておくと対人コミュニケーションに幅が出る。執筆者の1人は，本書の共著者である守屋文貴氏。医師の経験談も取り上げているので読みやすい。

● 「医療現場で働く管理職1年目の教科書」

　（小西竜太，著，メディカル・サイエンス・インターナショナル，2018年）

　対人関係，組織行動，課題達成，病院経営，自己管理などを，医療現場で想定される問題に当てはめながら，医療現場特有のケースを用いて学べる入門書。

● 「医療機関・介護施設のリハビリ部門管理者のための実践テキスト」

　（三好貴之，甘利秋月，他著，ロギカ書房，2018年）

　マネジメントスキルだけでなく，リーダーシップも学べる好著。執筆者の熱気が伝わる内容であり，医療現場でも十分に応用可能。リハビリ職だけで共有しておくのはもったいない。

● 「医療職が部下を持ったら読む本」

　（裴 英洙，著，日経BP社，2014年）

　問答無用でマネジメントと対峙しなくてはいけない医療者の中間管理職向けの入門書。初学者でもスムーズに読めるよう，医療現場で起こりがちなケースをもとに管理職としての実践的なスキルがまとめてある。また，ドラッカーの経営哲学やSWOT分析などの基本的な経営理論にも触れている。

● 「志水太郎の愛され指導医になろうぜ」

　（志水太郎，著，日本医事新報社，2014年）

　病院の指導医向けに，リーダーとしてどう振る舞えば研修医がついてきてくれるかが書かれている。在宅医療においても，リクルーティングのターゲットは後期研修修了後の医師に移ってきているので，若手医師への接し方に悩むのなら是非とも目を通しておきたい。

3）ロジカルに考えるために

● 「病院経営を科学する！」

（メディカルクリエイト，他著，日本医療企画，2003年）

　医療の世界で経営分析を精緻に行いたいのなら，筆頭に来るほどの名著。「論理」と「ファクト」をベースにした科学的な経営を行うためのマッキンゼー仕込みの問題解決型手法が解説されている。"病院経営"と書かれてあるが，クリニック経営にも使える知見が豊富にある。MECEなどのフレームワーク思考やロジックツリーの作り方を徹底的に学びたいのなら，是非とも入手しておきたい。

4）組織を学ぶために

● 「7つの習慣」

（スティーブン・R・コヴィー，著，キングベアー出版，2013年）

　自己啓発書の古典である。組織人として備えておかなくてはいけない心構えが書かれている。特に，入職者のオリエンテーションに活用しやすい。職場を超えて，家庭内などのプライベートにも応用可能なのはさすがである。また漫画などの周辺教材が豊富に入手可能なので，入門者にとって敷居が低いのはありがたい。だから原著から始めるよりも，まずは漫画から軽く始めたい。ちなみに，自己啓発系の学習を続けるコツは，独りでやらず，皆で読書会などをしながら進めることである。自己啓発系の指南書特有の言語をお互いが理解していくと，組織にも考えが浸透しやすくなる。

　ビデオ講義を視聴するのなら，上條富彦氏の講義がおすすめ。メリハリの効いた話術に引き込まれてしまう。

● 「世界最高のチーム　グーグル流『最小の人数』で『最大の成果』を生み出す方法」

（ピョートル・フェリクス・グジバチ，著，朝日新聞出版，2018年）

　新しい組織の在り方やトレンドをおさえておきたいのなら，本書をすすめる。チームの生産性を上げるには"心理的安全性"が重要だと説いており，新しい組織開発のためのマネジャーの心構えが書かれている。ただし，小規模の組織で実践するための具体的なメソッドに乏しいのが残念。著者は，グーグルの人材育成と組織開発，リーダーシップ開発の分野で活躍しており，日本の会社組織にも精通している。

● 「ティール組織」

（フレデリック・ラルー，著，英治出版，2018年）

　病院や医局によくみられる管理をメインとする組織に限界を感じて，自律的な組織を模索する旅に出たいのなら，是非とも読んでおきたい。医療者にとっても馴染みやすい事例［ビュートゾルフ（Buurtzorg）］*もあるし，よく知っている起業の事例も関心を引くだろう。組織モデルの発達段階を押さえておくだけでも，組織を俯瞰的に眺められる

ようになる。ちなみにイラスト解説版もあり，こちらのほうがハードルは低いのでおすすめである。

＊：オランダから広まった，自律型チームによる新しい介護システム

5）業務設計を学ぶために
●「トヨタ生産方式」
（大野耐一，著，ダイヤモンド社，1978年）

　トヨタ生産方式は，米国のビジネス・スクールのケース・スタディで必ず取り上げられ，その始祖である大野耐一氏は米国ビジネス界でもはや偉人である。当然，この書籍も世界中で読まれている古典であり，ここから派生したトヨタ生産方式関連で読みやすい本（中には漫画も！）があるので，いろいろと読み比べてみるとよい。ちなみに，製造現場の生産管理の手法を描いたベストセラー小説「ザ・ゴール」（エリヤフ・ゴールドラット，著，ダイヤモンド社，2001年）も，源流はトヨタ生産方式である。

6）リーダーシップを学ぶために
●「ビジョナリー・カンパニー2」
（ジム・コリンズ，著，日経BP社，2001年）

　客観的な調査から実用的で深遠なアイデアを導き出した名著。ビジョナリー・カンパニーは1から4まで書かれているが，この2冊目が出色の出来である。大きな反響を呼んだためか，2だけは特別編があるほどである。

　本書に書かれている6つの原則は以下である。

　①成功するリーダーの共通した性格

　②まず，適切な人材を選んでから目標を決める

　③厳しい現実を直視する

　④針鼠の概念を理解する

　　•情熱をもって取り組める

　　•自社が世界一になれる

　　•経済的な原動力になる

　　の交わるところを攻める

　⑤規律の文化をつくる

　⑥促進剤としての技術

　特に，①②④は非常に突き刺さるものがある。本書で紹介されている名言，「うまくいった時は窓の外を見，失敗した時には鏡を見る」はリーダーにとって必須の習慣であろう。

● 「インテル経営の秘密─世界最強企業を創ったマネジメント哲学」

（アンドリュー・S・グローブ，著，早川書房，1996年）

インテル社の創設者の思索に富んだ不朽の名著。著者は組織経営において，ミドル・マネジャーが果たす役割を重要視しており，ミドル・マネジャーが高いアウトプットを出すための具体的な仕事の方法について，著者の経験をもとにまとめられている。30年以上前に書かれたものでありながら今日読んでもその内容は色褪せず，読み直すたびにハッとさせられる。「マネジャーが決定をしないことはネガティブな決定をするのと同じである。」は肝に銘じておきたい。

なお，同じ著者の「ハイアウトプット マネジメント」（日経BP社）は，本書のタイトルを変えただけで，内容も翻訳者も同じである。

● 「ビジネスで失敗する人の10の法則」

（ドナルド・R・キーオ，著，日本経済新聞出版社，2014年）

ビジネス書で読む価値のある本を選ぶコツは「こうやれば成功する」という類の本を避けることである。そういう意味で，本書は，「こうやれば成功する」系の真逆を行く。著者の主張は，経営に限らず人生そのものに対する真摯な倫理感にもとづいたものであり，自身の行動を見直すためにも，座右に置きたい箴言書である。

経営というものは，「リスクをとるのを止め，柔軟性をなくし，部下を遠ざけ，自分は無謬だと考え，反則すれすれのところで戦い，考えるのに時間を使わず，外部の専門家を全面的に信頼し，官僚組織を愛し，一貫性のないメッセージを送り，将来を恐れていれば，必ず失敗する」のだ。

文献

1） 医療法人社団悠翔会，編：在宅医療 多職種連携ハンドブック. 法研，2016.

（姜　琪鎬）

あとがき

　最後まで本書をお読み頂きありがとうございました。本書が，「関係する人たちが楽しくいきいきと働き，そして成果を上げることができるクリニック」をつくるための入口になれば幸いです。

　私の在宅医療との出会いと，今後のクリニック経営のあるべき姿について書かせて頂きます。

在宅医療との出会い

　私が在宅医療を初めて体感したのは2002年でした。新宿ヒロクリニックの英裕雄先生，事務長の松本豊正さんとケアネット社の取材で知り合ったのがきっかけでした。当時はまだ在宅医療の認知が乏しい黎明期で，英先生と松本さんのオープンな人柄もあり，新宿ヒロクリニックはとびきりユニークな人材が集まる梁山泊のような場でした。診療が終わってから彼らと深夜まで熱い議論を交わすたびに，各自が描く在宅医療の未来像に興奮したものでした。そんな熱気と，Apple社のプレゼンテーションで知り合った「Team 医療3.0」の仲間の後押しもあり，12年間務めたケアネット社を卒業して2012年に故郷の名古屋で開業することにしました。

　開業にあたって見学したのが愛媛のたんぽぽクリニックですが，ここでも永井康徳先生，事務長の木原信吾さんとの出会いは衝撃的でした。単なる医療機関にとどまらず，地域社会を再構築されようとする永井先生の構想を聞いて，自身の方向性が定まりました。また，木原さんの利他的な立ち振る舞いに大いに感銘を受けたものです。おかげで，クリニックを健全に成長させるためには，院長と事務長が二人三脚で取り組む必要があると確信しました。

クリニック経営とマネジメント

　いよいよ開業し，何もないところからのスタートでしたが，かえって創意工夫に頭を使ったものです。もちろん，失敗もたくさんありましたが，不思議と落ち込まず，むしろ失敗を面白がっていました。そんなトライアンドエラーの毎日でしたが，なぜか，クリニックの経営で相談に乗ってほしいと医師の皆さんがよく来てくれるようになりました。特に訪問診療を専門とするクリニックの場合，開業後数年で停滞してしまうようで，彼らの悩みを聞いているうちに共通の問題点が浮かび上がってきました。それが，マネジメントの問題でした。

　実はこの7年間，当院もマネジメントに関しては，格好悪いことだらけでした。日本医事新報社の磯辺栄吉郎さんから執筆の依頼を頂いたときも，本当に自分でよいのかと迷いました。しかし，自身が失敗から得た教訓を，マネジメントに馴染み

のない皆さんに共有してもらえれば，少しはクリニックの健全経営に貢献できるのではと思い，本書の執筆を引き受けました。

管理からサポートへ

ご存知のように，人口動態や疾病構造が大きく変化しているために，求められる医療も大きく変わろうとしています。特に在宅医療は急速に拡大しているので，余計に影響を受けやすい領域です。変化に対応するためには，トップダウン型の業務管理だけでは限界があります。関わる人たちすべてがボトムアップ式に創意工夫を重ねる必要があります。これは制度やマニュアルだけで生み出せるものではなく，スタッフそれぞれが意欲を持ち，能動的に現場に向き合うことで発揮されるものです。ですから，マネジメントも，ミスが出ないよう「管理」するスタイルから，スタッフが意欲を持ち，知恵や創造性をいかんなく発揮するための「環境づくり」や「サポート」へと変わっていかなくてはなりません。「時間」という限られた貴重な資源を投資して働くスタッフの存在はきわめて貴重です。そのスタッフが幸せになれないようなクリニックは，そもそも存在する意味がありません。逆に，スタッフが当事者意識を持っていきいきと，能動的かつ自律的に仕事に取り組む組織こそ，社会に存在する価値があり，変化に柔軟に対応する力を持ち，継続性を担保しうると思います。

院長のリーダーとしての資質

今後，地域包括ケアシステムがもっと進化すると，院内と院外という垣根もなくなり，在宅医療に関わる人たちすべてが幸せになるための仕組みがつくれるかもしれません。そうなれば，訪問診療を行うクリニックの院長に求められるリーダーとしての資質も変わってくると思います。

特に，

• ビジョンを持ち続ける
• 深い共感力と対話ができる
• 信頼関係を築ける

といった，人としての「器」が大切になるのだと思います。

本書を著すにあたり，自分だけでは独善的な内容になりかねないので，第一線で活躍されている方々に執筆をお願いしました。医療法人ゆうの森専務理事の木原信吾さん，桜新町アーバンクリニック院長の遠矢純一郎先生，総合在宅医療クリニック理事長の市橋亮一先生，アクリート・ワークス代表取締役の守屋文貴先生の皆さんに，執筆をご快諾頂いたことは感謝の念に堪えません。

日本医事新報社の磯辺さんにも大変お世話になりました。実は執筆途中で組織マ

ネジメントに自信を失い，執筆を断念しかけたことがありました。そんな時でも辛抱強く寄り添って，編集して頂いたことにあらためて御礼申し上げます。

　また，超遅筆な私の伴走者として支援してくださった株式会社まるの島田菜々絵さんと鎌形忠史さん，執筆の一部を担ってくれた当院事務長の堀田豊君と看護師の鈴木愛子さん，校正を手伝ってくれた常勤医の森盟君，そして執筆しやすい環境をつくってくれたクリニックの仲間たちにも感謝です。

　最後に，執筆を応援してくれた娘の利沙には大いに励まされました。本当にありがとう！

2019年9月　　姜　琪鎬

索引

【 数 字 】

3者営業　36, 159, 187, 249, 263

5C分析　163

7S　261

15歳未満の超・準超重症児　6

24時間体制　185, 253

【 欧 文 】

A

AIDMAの法則　62

C

CarPlay　147

CF（cash flow statement）☞
　キャッシュフロー計算書

F

FAX　113, 126

I

ICT（information and
　communication technology）
　192

IoTタグ　143

ITリテラシー　192

K

KAIZEN会議　210

KPI（key performance indi-
　cator）☞ 重要業績評価指標

P

PC　113

　──バッグ　131

PL（profit and loss statement）
　☞ 損益計算書

S

SBI（situation behavior impact）
　情報　280

SNS　99

SWOT分析　252

W

web制作会社　99, 102

Z

Zスペック　112

【 和 文 】

あ

アームカバー　136

アイデア　211

アウトソーシング　215

アシスタントチーム　38

アシスタントの育成　253

アプリケーション　119

雨具　129

安全運転意識　154

い

インテイク　189

意見集約　195

医業収益　224, 233, 235

医師以外の人材確保　84

医師会活動　173

医師確保のロードマップ　68

医師採用　61

医師紹介会社　52, 239, 242

医療収益　232

移動時の体力消耗　136

院長　28, 43, 89, 261

院内基本情報　144

院内システム　181

う

売り上げ　71

腕時計　126

運転資金　15

え

エリア選定　4

エンゲージメント　288, 311

お

オフィス　13, 108

オリエンテーション　64, 74

往診 *191*

—— 車 *113, 139*

—— 料 *17*

大型テレビモニター *152*

大部屋方式 *206*

か

カイゼン *197*

カイロ *142*

カネ *23, 220, 224, 263, 308*

カメラ *147*

カルテ *14*

カンバン *116*

加算点数 *17*

価値観 *265*

会計知識 *220*

開業後 *19, 187, 194, 197, 235*

開業資金 *16, 259*

開業前 *12, 176, 220*

開設要件 *6*

介護報酬 *16*

外勤部門 *90*

外来の利用需給 *2*

鏡 *130*

鍵 *127*

環境 *162, 290*

看護師 *14, 84, 88, 90, 249*

患者 *249*

—— 依頼シート *187*

—— 紹介 *187*

—— 数 *2, 37, 71, 236*

—— 1人当たりの訪問回数 *16*

間接費 *71*

き

キャッシュフロー *12*

—— 計算書 *248*

器材の洗い場 *110*

軌道修正 *214*

機能強化型 *9, 17, 18*

競合 *4*

業務カイゼン *200*

業務フロー *38, 181*

業務プロセス *251*

業務マネジメント *253*

緊急コール *185*

く

クーラーボックス *149*

クラウド型カルテ *206, 316*

クレド *65, 87, 265*

グループ診療 *37, 44*

靴 *125*

繰越できる資金 *224*

け

ケアマネジャー *249*

経営企画部門 *89*

経営計画 *20*

経営判断 *223*

健康 *290, 308*

研修会 *173*

限界利益 *224, 225, 232, 235,
236, 237, 240*

—— 率 *225, 236, 237, 240*

こ

コア・コンピタンス *216*

コストダウン *12*

コピー *113*

コンピテンシー改善 *47*

顧客 *158*

固定費 *224, 225, 232, 235, 238,
241*

個別指導 *216*

雇用 *237, 240*

広告宣伝費 *14*

広報活動 *40*

光熱費 *15*

効率化 *314*

さ

作業スペース *114*

作業療法士 *303*

採用 *48, 91*

—— プロセスの見直し *40*

—— マーケティング *52*

間接 —— *52*

直接 —— *53*

在宅医療 *2, 246*

在宅患者訪問診療料 *18*

在宅緩和ケアサポートパス *304*

在宅時医学総合管理料 *6*

在宅専門診療所 *6*

在宅療養支援診療所（在支診） *6,
9, 17, 18, 253*

財務 *250*

—— 指標 *220*

—— の黒字化 *19*

—— マネジメント *220*

三定 *205*

残業 *310, 312*

し

シュレッダー *127*

支援 *290*

資金繰り *259*

施設基準 *6*

施設入居時等医学総合管理料 *6*

時間 *23*

事業計画 *259*

事故 *154*

事務職　84

事務長　259, 296

事務ワークスペース　108

自己成長　290

自動車工場　114

次年度医業収益目標の算出　231

社会保険労務士　78

主作業　202

収益モデル　3

収支構造　227

重要業績評価指標　248

初回訪問　190

初期投資　12

紹介時　187

紹介手数料　71

承認　290

消耗品　113

常勤医師　20, 41, 70, 71, 73, 76,
　　81, 237, 239, 242

情報　23, 308

　　―― 収集　188, 279

職務　290

新規患者紹介　6

診察室　110

診察セット　113

診察バッグ　132

診療報酬　16, 164

　　―― 改定　5

進捗　214

人件費　14, 71, 224, 238, 240

人材　5, 40, 260, 266

　　―― 紹介会社　91

す

スキャナー　152

スキル　267

スタッフの育成　270

スプレーボトル　136

スマートフォン　113, 145

せ

生産性　203, 226

成長　259

　　―― 停滞パターン　36

整理整頓　205

税金　224

税引き後利益　224, 226, 235

潜在看護師　302

戦略　263, 290

そ

ソーシャルワーカー　249

ソフトウェア　14

ソフトの4S　265

組織　76, 251, 261

　　―― 構造　264

　　―― 図　88

　　―― の構築　55

　　―― 文化　92, 266, 290

　　―― マネジメント　246

損益計算書　248

損益分岐点　239, 241

　　―― 患者数　236, 238, 241

　　―― 収益　236, 238, 241

損失　79

た

タブレット　113, 121, 146

多職種　249

　　―― 連携　95, 216

退院　185

退職　79, 82

単月損益　71

ち

チーム　301

地域　76

　　―― 連携　94

駐車場　5, 13, 110

つ

通信費　16

て

適性　47

転職潜在層　54

点滴　113, 135

電話　113

と

トヨタ生産方式　116

ドライブレコーダー　154

都市部と都市部以外　4

投資　224, 233

動機づけ　56

動線　114, 115, 204

同行研修　74

な

ナビ　145

内勤部門　89

に

入職　65

人間関係　290

ね

ネットワーク　23

年間計画　194

の

ノートPC　119

ノンテクニカルスキル　273

能力　267

は

ハードの3S　263

バランススコアカード　247

繁忙期　195

ひ

ヒト　23, 263, 308

ビジョン　87, 220

非常勤医師　42, 73, 76, 240

氷嚢　137

病院連携室　249

ふ

フィードバック　279

プリンター　113

付加価値　203

付随作業　202

負担　81

服装　124

物品庫　110, 114

　　── からの動線　114

へ

ペルソナ　58

返済　224

　　── 見込み年数　227

変動費　224, 235

ほ

ホームページ　99

ホワイトボード　113, 150

ボトルネック理論　94

保冷剤　149

保冷バッグ　149

募集　62

訪問看護ステーション　9, 90

訪問診療　191

　　── の利用需給　3

訪問同行　62

防寒着　138

防寒ブーツ　138

ま

マーケティング　158, 170

　　── フレームワーク　162

マニュアル作成　38

マネジメント　25, 32, 256

み

ミーティング　152

看取り実績　6

む

ムダ　203, 204

め

面接　74, 92

も

モノ　23, 119, 263, 308

　　── の移動　114

モバイルバッテリー　121

モバイルプリンター　113, 122

目的　87

や

薬剤師　303

役割分担　181, 264, 298

ゆ

有給休暇の取得促進　311

り

リーダーシップ　28, 32

リクルーティング　73, 297

リュック　113, 130

利益　224, 225, 232

理念　55, 87, 99, 176, 265, 290

る

累積損益　71

れ

レセコン　14

レセプト業務　253

例外作業　203

冷感タオル　137

冷凍庫　150

ろ

労働基準法　308

労働時間管理　310

労働分配率　226

労務管理　308

● 編著者紹介 ●

姜　琪鎬（かん　きほ）
医療法人みどり訪問クリニック理事長

〈略歴〉
1990年3月　名古屋市立大学医学部卒業
1990年4月　名古屋市立大学泌尿器科学教室にて研修
2000年5月　米国・エモリー大学経営大学院卒業（MBA取得）
2000年6月　株式会社ケアネット入社（執行役員）
2003年4月　新宿ヒロクリニックにて都市型在宅医療研修
2012年4月　みどり訪問クリニック開院
2014年4月　名古屋市立大学医学部非常勤講師
2015年4月　名古屋市立大学医学部臨床教授
2016年7月　藤田保健衛生大学（現・藤田医科大学）医学部客員教授

〈役職〉
名古屋市医師会在宅医療・介護連携委員

1人でイチから始めたい先生のための
訪問診療 マネジメントガイド

定価（本体4,800円＋税）

2019年 10月15日　第1版
2022年　1月18日　第1版2刷

編著者　　姜　琪鎬
発行者　　梅澤俊彦
発行所　　日本医事新報社

　　　　　〒101-8718東京都千代田区神田駿河台2-9
　　　　　電話　03-3292-1555（販売）・1557（編集）
　　　　　www.jmedj.co.jp
　　　　　振替口座　00100-3-25171
印　刷　　日経印刷株式会社

ⓒ姜　琪鎬　2019　Printed in Japan

ISBN978-4-7849-4850-5　C3047　¥4800E

・本書の複製権・翻訳権・上映権・譲渡権・公衆送信権（送信可能化権を含む）は
（株）日本医事新報社が保有します。
・**JCOPY**　＜（社）出版者著作権管理機構　委託出版物＞
本書の無断複写は著作権法上での例外を除き禁じられています。複写される場
合は，そのつど事前に，（社）出版者著作権管理機構（電話 03-5244-5088，FAX
03-5244-5089，e-mail:info@jcopy.or.jp）の許諾を得てください。

電子版のご利用方法

巻末の袋とじに記載されたシリアルナンバーで，本書の電子版を利用することができます。

手順①：日本医事新報社Webサイトにて会員登録（無料）をお願い致します。
（既に会員登録をしている方は手順②へ）

日本医事新報社Webサイトの「Web医事新報かんたん登録ガイド」でより詳細な手順をご覧頂けます。
www.jmedj.co.jp/files/news/20170221%20guide.pdf

手順②：登録後「マイページ」に移動してください。
www.jmedj.co.jp/mypage/

「マイページ」

マイページ中段の「会員限定コンテンツ」より
電子版を利用したい書籍を選び，
右にある「SN登録・確認」ボタン（赤いボタン）をクリック

表示された「会員限定コンテンツ」欄の該当する書名の
右枠にシリアルナンバーを入力

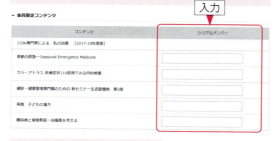

下部の「確認画面へ」をクリック

「変更する」をクリック

会員登録（無料）の手順

1 日本医事新報社Webサイト（www.jmedj.co.jp）右上の「会員登録」をクリックしてください。

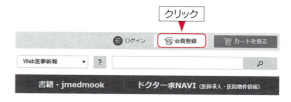

2 サイト利用規約をご確認の上（1）「同意する」にチェックを入れ，（2）「会員登録する」をクリックしてください。

3 （1）ご登録用のメールアドレスを入力し，（2）「送信」をクリックしてください。登録したメールアドレスに確認メールが届きます。

4 確認メールに示されたURL（Webサイトのアドレス）をクリックしてください。

5 会員本登録の画面が開きますので，新規の方は一番下の「会員登録」をクリックしてください。

6 会員情報入力の画面が開きますので，（1）必要事項を入力し（2）「（サイト利用規約に）同意する」にチェックを入れ，（3）「確認画面へ」をクリックしてください。

7 会員情報確認の画面で入力した情報に誤りがないかご確認の上，「登録する」をクリックしてください。